Aplicação do processo
de enfermagem

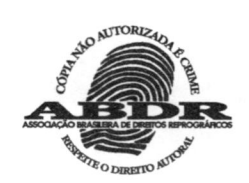

A385a Alfaro-LeFevre, Rosalinda.
        Aplicação do processo de enfermagem : fundamentos para o raciocínio clínico / Rosalinda Alfaro-LeFevre ; tradução: Regina Machado Garcez ; revisão técnica: Maria Augusta M. Soares, Valéria Giordani Araújo. – 8. ed. – Porto Alegre : Artmed, 2014.
        271 p. : il. ; 25 cm.

        ISBN 978-85-8271-082-1

        1. Enfermagem. I. Título.

                                                                CDU 616-083

Catalogação na publicação: Ana Paula M. Magnus – CRB 10/2052

Aplicação do processo de enfermagem

FUNDAMENTOS PARA O RACIOCÍNIO CLÍNICO

Rosalinda Alfaro-LeFevre, RN, MSN, ANEF
President
Teaching Smart/Learning Easy
Stuart, Florida
www.AlfaroTeachSmart.com

8ª EDIÇÃO

Tradução:
Regina Machado Garcez

Revisão técnica desta edição:
Maria Augusta M. Soares
Mestre em Enfermagem pela Universidade Federal do Rio Grande do Sul (UFRGS).
Enfermeira e Coordenadora da Comissão Multiprofissional de Ensino-serviço
e Pesquisa (COMESP) do Hospital de Pronto Socorro de Porto Alegre (HPS).

Valéria Giordani Araújo
Professora aposentada da Escola de Enfermagem
Universidade Federal do Rio Grande do Sul (UFRGS).
Mestre em Educação pela Pontifícia Universidade Católica do Rio Grande do Sul (PUCRS).

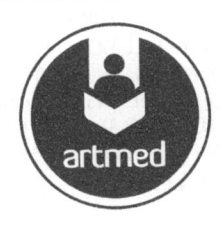

artmed

2014

Obra originalmente publicada sob o título *Applying nursing process: the foundation for clinical reasoning*, 8th Edition

ISBN 9781609136970

Copyright(c)2014 Lippincott Williams & Wilkins, a Wolters Kluwer business. Lippincott Williams & Wilkins/Wolters Kluwer Health did not participate in the translation of this title.

Published by arrangement with Lippincott Williams & Wilkins/Wolters Kluwer Health Inc. USA

Gerente editorial
Letícia Bispo de Lima

Colaboraram nesta edição:
Editora
Dieimi Deitos

Capa
Maurício Pamplona

Leitura final
Maísa L. dos Santos

Editoração eletrônica
Armazém Digital Editoração Eletrônica – Roberto Vieira

NOTA

Assim como a medicina, a enfermagem é uma ciência em constante evolução. À medida que novas pesquisas e a própria experiência clínica ampliam o nosso conhecimento, são necessárias modificações na terapêutica, onde também se insere o uso de medicamentos. Os autores desta obra consultaram as fontes consideradas confiáveis, em um esforço para oferecer informações completas e, geralmente, de acordo com os padrões aceitos à época da publicação. Entretanto, tendo em vista a possibilidade de falha humana ou de alterações nas ciências médicas, os leitores devem confirmar essas informações com outras fontes. Por exemplo, e em particular, os leitores são aconselhados a conferir a bula completa de qualquer medicamento que pretendam administrar, para se certificar de que a informação contida neste livro está correta e de que não houve alteração na dose recomendada nem nas precauções e contraindicações para o seu uso. Essa recomendação é particularmente importante em relação a medicamentos introduzidos recentemente no mercado farmacêutico ou raramente utilizados.

Reservados todos os direitos de publicação à
ARTMED EDITORA LTDA., uma empresa do GRUPO A EDUCAÇÃO S.A.
Av. Jerônimo de Ornelas, 670 – Santana
90040-340 – Porto Alegre, RS
Fone: (51) 3027-7000 Fax: (51) 3027-7070

É proibida a duplicação ou reprodução deste volume, no todo ou em parte, sob quaisquer formas ou por quaisquer meios (eletrônico, mecânico, gravação, fotocópia, distribuição na Web e outros), sem permissão expressa da Editora.

SÃO PAULO
Av. Embaixador Macedo Soares, 10.735 – Pavilhão 5
Cond. Espace Center – Vila Anastácio
05095-035 – São Paulo, SP
Fone: (11) 3665-1100 – Fax: (11) 3667-1333

SAC 0800 703-3444 – www.grupoa.com.br

IMPRESSO NO BRASIL
PRINTED IN BRAZIL

A autora

Conhecida por facilitar o entendimento de conteúdos difíceis, Rosalinda Alfaro-LeFevre, RN, MSN, ANEF, é uma apresentadora dinâmica. Entre seus prêmios, constam o AJN Book of the Year e o Sigma Theta Tau Best Pick sendo membro da National League for Nursing Academy of Nursing Education Fellow. Emigrou da Argentina para os Estados Unidos, via Canadá, aos 10 anos, sendo conhecida nacional e internacionalmente. Seu trabalho está disponível em sete idiomas. Tem mais de vinte anos de experiência na área e ensina tanto na graduação como em especializações em enfermagem Atualmente é presidente do Teaching Smart/Learning Easy, em Stuart, Flórida, empresa dedicada a auxiliar as pessoas a adquirirem habilidades intelectuais e interpessoais necessárias para lidar com os desafios pessoais e profissionais. Você pode saber mais sobre ela em www.AlfaroTeachSmart.com.

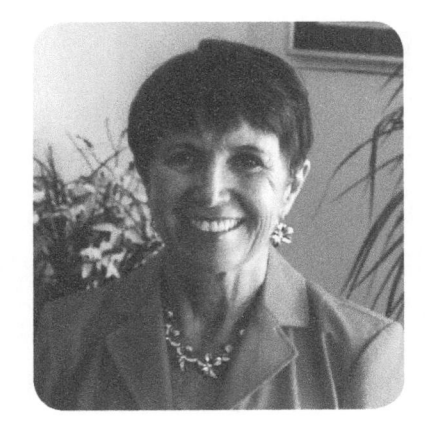

Dedicatória

Aos enfermeiros, em todos os lugares e de todas as gerações, anteriores e futuras... bênçãos em minha vida

Louise Kelley Rochester (31 de dezembro de 1925 a 30 de janeiro de 2010). Foi Louise quem me ensinou a vencer a distância entre gerações antes que isso se tornasse popular. Escrevi a vários editores deste livro de sua casa em Duxbury, Massachusetts. (Cortesia da Família Pape.)

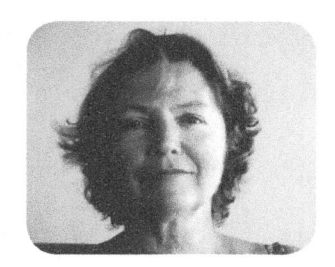

Jim, Reid, Grant e Alex LeFevre, Kitty Hawk, Carolina do Norte, 2011. (Cortesia da Família LeFevre.)

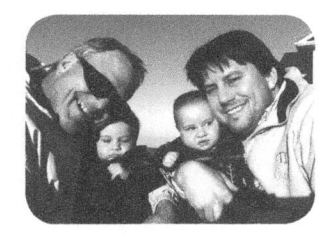

Alex, Reid, Grant e Hillary LeFevre, New Bern, Carolina do Norte, 2011. (Cortesia da Família LeFevre.)

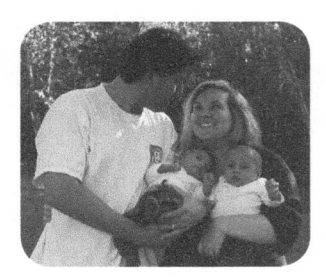

Revisores e Consultores da Edição Norte-americana

NOTA DE AGRADECIMENTO

Se não fossem as revisoras oportunas e sábias, bem como o conselho dos especialistas listados nestas páginas, este livro não teria sido possível. A autora também agradece o conhecimento e o trabalho aplicado das tradutoras das edições anteriores.

ESTADOS UNIDOS

Barbara Gillman Lamping, RN, MSN, MEd
Instructor
Good Samaritan College of Nursing and Health Sciences
Cincinnati. Ohio

Bonnie Carmack, MN, ARNP
Adjunct Faculty
Seminole State College Oviedo Campus
Oviedo, Florida

Brent W. Thompson, RN, PhD
Associate Professor, Department of Nursing
West Chester University of Pennsylvania
West Chester, Pennsylvania

Carol Bashford, RN, MSN, ACNS-BC, APRN
Associate Professor, Nursing
Miami University
Hamilton, Ohio

Carol R. Taylor, RN, PhD, MSN
Professor of Nursing and Medicine
Georgetown University
Washington, DC

Catherine Pearsall, PhD, FNP, CNE
Associate Professor
St. Joseph's College
Patchogue, New York

Cecelia E. Isales, RN, MSN
Assistant Nursing Professor
Carroll Community College
Westminster, Maryland

Charlotte Connerton, RN, MSN, FCN, CNE
Assistant Professor
Lakeview College of Nursing
Danville, Illinois

Cheryl Herndon, ARNP, CNM, MSN
Director Aesthetic Services
Women's Health Specialists
Jensen Beach, Florida

Claudia Mitchell, RN, MSN
Associate Director UC BSN Program
University of Cincinnati-Clermont Campus
Batavia, Ohio

Cynthia O'Neal, RN, PhD
Assistant Professor
Texas Tech University, Health Sciences Center
Lubbock, Texas

Deanne A. Blach, RN, MSN
Nurse Educator
DB Productions
Green Forest, Arkansas

Diana White, RN, MS
Assistant Professor
School of Nursing and Allied Health
Tuskegee University
Tuskegee, Alabama

Elizabeth E. Hand, RN, MS
Acute Care Education Specialist
Hands-on Nursing, PLLC
Tulsa, Oklahoma

Elizabeth M. Tsarnas, ARNP, BC
Clinical Director
Volunteers in Medicine Clinic
Stuart, Florida

Heidi Pape Laird
Systems Designer
Partners HealthCare
Boston, Massachusetts

Hilda Brito, RN-BC, MSN
Director of Special Programs/Staff Development UHealth Bascom Palmer Eye Institute/ABLEH
Miami, Florida

Jan Nash, RN, PhD, MSN, NEA-BC
Vice President/CNO Patient Services
Paoli Hospital
Paoli, Pennsylvania

Janice Eilerman, RN, MSN
Course Coordinator/Instructor
James A. Rhodes State College
Lima, Ohio

Judith C. Miller, RN, MS
Nursing Tutorial & Consulting Services
Henniker, New Hampshire

Ledjie Ballard, CRNA, MSN
Kalispell, Montana

Loretta Quigley, RN, MS
Associate Dean
St. Joseph's College
Syracuse, New York

Lori A. Brown, RN, MSN, CCRN
Lecturer
Department of Nursing
Gonzaga University
Spokane, Washington

Martha B. Lyman, RN, MSN, MPH
Nurse Navigator/Coordinator
Bryn Mawr Breast Center
Bryn Mawr, Pennsylvania

Jacquelyn P. Mayer, RN, MS
Associate Professor in Nursing
Good Samaritan College of Nursing and Health Sciences
Cincinnati, Ohio

Melani McGuire, RN, BSN
Staff Nurse, Emergency Department
Paoli Hospital
Paoli, Pennsylvania

Nancy Konzelmann, MS, RN-BC, CPHQ
Nursing Professional Development Specialist
Port St. Lucie, Florida

Rebecca S. Frugé, RN, PhD
Director, Graduate Nursing Program
Universidad Metropolitana
San Juan, Puerto Rico

Rochelle Nelson, RN, MS
Assistant Clinical Professor
College of Nursing
University of Wisconsin-Milwaukee
Milwaukee, Wisconsin

Rose O Sherman, RN, EdD, NEA-BC, CNL, FAAN
Director, Nursing Leadership Institute
Associate Professor
Christine E. Lynn College of Nursing
Florida Atlantic University
Boca Raton, Florida

Ruth Hansten, PhD, FACHE, MBA, BSN
Principle
Hanslen Healthcare
Port Ludow, Washington

Sharon E. Johnson, MSN, RNC, NE-BC
Director, Home Health and Hospice
The Home Care Network
Main Line Health
Thomas Jefferson University Hospitals
Wayne, Pennsylvania

Terri Patterson, RN, MSN, CRRN, FIALCP
President
Nursing Consultation Services Ltd.
Plymouth Meeting, Pennsylvania

Theresa M. Valiga, RN, EdD, ANEF, FAAN
Professor & Director
Institute for Educational Excellence
Duke University School of Nursing
Durham, North Carolina

Tracy S. Estes, RN, PhD, FNP-BC
Assistant Professor
School of Nursing
Virginia Commonwealth University
Richmond, Virginia

Wendy Robinson, RN, PhD, FNP-BC
Vice President for Academic Affairs
Helene Fuld College of Nursing
New York, New York

William F. Perry, RN, MA
Informatics Consultant
Creekspace Informatics
Beavercreek, Ohio

INTERNACIONAL

Aiko Emoto
Professor Emeritus
Saniku Gakuin College
Chiba, Japan

Jeanne Michel, RN, PhD
Professor Adjunto da
Escola de Enfermagem
Universidade Federal de São Paulo
São Paulo, Brasil

Joanne Profetto-McGrath, RN, PhD
Professor and Vice Dean
Faculty of Nursing
University of Alberta
Edmonton, Alberta, Canada

Dr. Judy Boychuk Duchscher, RN, PhD, MN, BScN
Assistant Professor – Faculty of Nursing
University of Calgary
Calgary, Alberta, Canada

Maria Teresa Luis, RN
Professor Emeritus
School of Nursing
University of Barcelona
Barcelona, Spain

Miriam de Abreu Almeida, RN, PhD
Professora da Escola de Enfermagem
Universidade Federal do Rio Grande do Sul
Porto Alegre, Brasil

Agradecimentos

Quero agradecer a meu marido, Jim, por seu amor, apoio, senso de humor e alegria; bem como a meus demais familiares, por me proporcionarem apoio constante.

Desejo também agradecer às seguintes pessoas, por sua crença em mim e sua contribuição ao meu crescimento pessoal e profissional: Louise e Nat Rochester, Heidi Laird, Terri Patterson, Ledjie Ballard, Annette Sophocles, Maria Sophocles, Melani McGuire, Carol Taylor, Patty Cleary, Terry Valiga, Ruth Hansten, Barbara Cohen, Mary Anne Rizzolo, Lynda Carpenito, Mary Jo Boyer, John Payne, Charlie e Nancy Lindsay, Becky Resh, Diane Verity, Nancy Flynn, Lorraine Locasale, Frank e Grace Nola, Chuck e Pat Morgan, Dan Hankison, Karen Smith, às enfermeiras do passado e presente do Paoli Hospital e ao corpo docente do Villanova College of Nursing.

Meu agradecimento especial à divisão Editorial de Educação de Enfermagem da Lippincott Williams & Wilkins, particularmente a Patrick Barbera, editor sênior de Aquisições; Betsy Gentzler, gerente editorial e Jacalyn Clay, assistente editorial. Devo muito a Karen Ettinger, da O'Donnell & Associates, que me orientou durante esta programação ambiciosa e permaneceu atenta para tornar o projeto exequível. Finalmente, quero agradecer ao departamento de vendas e *marketing*, cujos esforços ajudaram a tornar este livro um campeão de vendas.

Prefácio

PROCESSO DE ENFERMAGEM: SAINDO DO LUGAR COMUM PARA A PRÁTICA BASEADA EM EVIDÊNCIAS E A ERA DA INFORMAÇÃO

Permanecendo fiel à meta de aplicar o processo de enfermagem de forma relevante às importantes mudanças ocorridas no atendimento de saúde, esta edição foi totalmente revisada, de modo a tratar das responsabilidades maiores dos enfermeiros, seja em relação ao atendimento independente, seja em relação ao atendimento multidisciplinar. Os enfermeiros necessitam ter habilidades altamente desenvolvidas de pensamento crítico e raciocínio clínico. Ainda assim, muitos estão confusos quanto à relação entre o processo de enfermagem e esses dois tipos de pensamento. Este livro o ajudará a compreender essas relações, oferecendo estratégias e recursos úteis para o desenvolvimento das habilidades necessárias à evolução pessoal em contextos de atendimento de saúde complexos e desafiadores.

O uso do processo de enfermagem – *investigar*, *diagnosticar*, *planejar*, *implementar* e *avaliar* – é exigido pelos padrões de prática profissional, testados no *National Council Licensure Examination* (NCLEX®), formando a base do raciocínio clínico. Ele é o suporte de quase todos os modelos de atendimento, como uma estrutura organizacional, que tem ressonância no local do atendimento. Por exemplo, esqueça os princípios da *investigação* e do *diagnóstico*, e fica fácil chegar às conclusões, não perceber os riscos e oferecer cuidados baseados mais em pressupostos do que em evidências. Erros e omissões na investigação são causas importantes de resultados adversos. Se não há *planejamento* antes da *implementação*, aumenta também o risco de resultados adversos. Abandonar a etapa de *avaliação* leva à perda da prática reflexiva (sem mencionar a segurança do paciente). Uma vez que os princípios do processo de enfermagem compõem a estrutura de todos os modelos de atendimento, ele é o primeiro modelo que os enfermeiros precisam aprender para "pensarem como enfermeiros".

QUEM DEVE LER ESTE LIVRO?

Diante de necessidade de algum dos elementos a seguir, este livro é para você.

1. Se você for um estudante e desejar:
   - Obter as habilidades para preparar-se para o NCLEX®.
   - Ter mais confiança e competência em novas situações clínicas.
   - Estabelecer prioridades para promover segurança, eficiência e cuidado centrado no paciente.

2. Se você for um educador ou líder e precisar:
   - Que todos tenham "uma mesma percepção", com clareza quanto às relações entre processo de enfermagem, pensamento crítico e raciocínio clínico.
   - Preparar-se para o reconhecimento da condição de *Magnet*, pelo *American Nurses Credentialing Center* (ANCC).
   - Priorizar a aprendizagem para ajudar alunos e enfermeiros a aprenderem com mais eficiência.

PRIORIZAÇÃO DO QUE É ENSINADO

O maior desafio que tive de enfrentar ocorreu no Capítulo 3, em que abordamos como está mudando o uso do diagnóstico de enfermagem. Tenho ainda sólida crença nos benefícios da aprendizagem do conceito de diagnóstico de enfermagem – a ideia de que as reações humanas são importantes preocupações da enfermagem e que os enfermeiros têm que identificar problemas relativos a como as vidas dos pacientes são *impactadas* por questões de saúde e mudanças de vida. Há, porém, quatro principais assuntos a serem tratados:

1. Maior ênfase no atendimento multidisciplinar, na prática baseada em evidências e no uso de registros eletrônicos de saúde, que está mudando a terminologia empregada. Por exemplo, em uma lista de problemas multidisciplinares para o NCLEX, você não encontrará termos como *conhecimento deficiente, volume de líquidos deficiente* ou *capacidade adaptativa intracraniana diminuída*. O que encontrará são os termos bastante estudados e comumente compreendidos: *educação do paciente, desidratação* e *pressão intracraniana aumentada*.
2. Com aumento do compromisso dos enfermeiros, eles devem ser capazes de responder à pergunta "Quais são minhas responsabilidades independentes relativas a questões de educação do paciente (problemas médicos e de enfermagem)?" Respostas a essas perguntas surgem do conhecimento das qualificações e da abrangência da prática em qualquer contexto.
3. Os papéis dos enfermeiros de fiscalizar e evitar complicações devem ser ensinados bem cedo em sua formação. Muito do atendimento de enfermagem hoje busca controlar grupos de *fatores de risco* que contribuem para muitos problemas diferentes.
4. Temos que priorizar o que ensinamos e cabe aos enfermeiros priorizar o que fazem. Para evitar sobrecarga de estudo e manter os pacientes seguros, temos que ensinar *primeiro* os assuntos de enfermagem prioritários (os mais comuns e importantes).

Para ajudar os enfermeiros a aprenderem o processo diagnóstico, sugiro o método de "trabalho de trás para a frente": dar aos novatos uma lista de questões de enfermagem prioritárias (p. ex., Quadro 3.3) e pedir-lhes que investiguem cada paciente em relação a essas preocupações, mais de uma vez,

Prefácio xvii

até que tenham gravado essas prioridades. A lista deve ser adaptada à medida que os estudantes e enfermeiros mudam para outras unidades especializadas.

O QUE É NOVIDADE NESTA EDIÇÃO

Você obtém novas informações sobre:

- Desenvolvimento de Competências da Quality and Safety Education for Nurses (QSEN) e competências do Institute of Medicine (IOM)
- Responsabilidades dos enfermeiros aumentadas, relacionadas com diagnósticos médicos, diagnósticos de enfermagem e outras questões do paciente – tomada de decisão acerca do alcance da prática
- Como estabelecer prioridades, coordenar e delegar os cuidados de forma segura e eficiente
- Identificação de problemas e riscos – previsão e controle de complicações
- Como a terminologia está mudando para facilitar registros eletrônicos e melhorar a comunicação entre provedores de cuidados
- Reconhecimento das reações humanas e promoção da independência e do bem-estar
- Prática baseada em evidências, promoção de atendimento centrado no paciente, promoção da saúde, garantia de supervisão, prevenção de erros e ativação da cadeia de comando
- Criação de locais de trabalho saudáveis e culturas seguras e de aprendizagem que melhorem o atendimento, apoiem e atraiam bons enfermeiros, retendo-os
- Concordância com um código de conduta que promova o comprometimento ético com pacientes, organizações e colegas de trabalho
- Cuidado centrado no paciente – promoção de parcerias e de um processo decisório compartilhado
- A importância de *pensar* com a documentação eletrônica e a tecnologia de informações de saúde (em lugar de pressupor que tais *sistemas* pensem em seu lugar)
- Investigações prioritárias rápidas para identificar e prevenir problemas importantes do paciente *precocemente*
- Uso das regras de "Ler novamente" e "Repetir" para reduzir erros de comunicação
- Uso de ferramentas estruturadas como a abordagem SBAR (*situation* – situação; *background* – antecedentes; *assessment* – investigação; *recommendation* – recomendação) para melhorar o fornecimento da comunicação.
- O impacto das doenças crônicas e das deficiências na vida das pessoas
- As implicações de ir da abordagem "diagnosticar e tratar" para a "prever, prevenir, controlar e promover", que é mais proativa
- Indicadores do Pensamento Crítico baseado em evidências atualizado - comportamentos que promovem o pensamento crítico e o raciocínio clínico
- Uso do modelo dos quatro círculos para promover o pensamento crítico
- O mapeamento para determinar as relações e entender melhor os problemas dos pacientes

- O impacto das experiências reais e simuladas na promoção do raciocínio e de habilidades de comunicação
- Como pensar antecipadamente, pensar ao agir e repensar (refletir sobre o pensamento) melhoram o raciocínio clínico
- O que esperar do NCLEX em relação a cada uma das fases do processo de enfermagem
- Novas regras, ferramentas e estratégias destacadas ao longo do texto

O QUE PERMANECE IGUAL?

Para garantir uma abordagem sólida, baseada nos padrões atuais, cada capítulo foi avaliado segundo as exigências abordadas em *Nursing Scope and Standards of Performance and Standards of Clinical Practice*.[1] Princípios de aprendizagem baseados no cérebro – estratégias que o ajudam a "conectar" o cérebro ao modo aprender – são usadas o tempo todo.

Você ainda tem:

- Diversos exemplos para tornar o conteúdo relevante e de fácil entendimento – a meta continua sendo fornecer um livro conciso, envolvente e de uso fácil
- Um sumário "ampliado" de como usar o processo de enfermagem como ferramenta para o pensamento crítico (no verso da capa)
- Uma lista de complicações comuns associadas aos diagnósticos médicos, tratamentos ou modalidades diagnósticas (ao final do livro)
- Mais sobre:
  - Papéis dos enfermeiros nos lares, nas comunidades e na prática multidisciplinar
  - Implicações éticas, legais, culturais e espirituais
  - O impacto da contenção de custos e das exigências das seguradoras de saúde
  - Como os papéis de diagnosticadores e de gerenciadores de casos dos enfermeiros continuam a evoluir
  - Como usar os caminhos críticos e os planos padronizados para promover o pensamento crítico
  - A importância da aquisição de habilidades de comunicação, interpessoais e técnicas para promover o pensamento crítico

ASPECTOS QUE O AUXILIAM A APRENDER

Um grande esforço foi feito para tornar este livro de uso fácil. Os elementos a seguir são usados para facilitar a aprendizagem:

- Resultados de aprendizado redigidos no nível cognitivo de análise precedem cada capítulo.

- "O que há neste capítulo?" precede o conteúdo.
- Termos-chave estão definidos no glossário, no final do livro; termos difíceis são esclarecidos no texto pela definição, discussão e uso no contexto.
- As ilustrações são colocadas ao longo do texto para estabelecer relação e esclarecê-lo.
- As analogias, os exemplos e os estudos de caso são usados para entendimento das informações e demonstração da relevância do conteúdo.
- As justificativas são destacadas nas ilustrações, conforme necessário, ao longo do texto.
- É usado o questionamento no nível de análise:
    1. Durante a apresentação do conteúdo, para estimular a curiosidade e dar indicações sobre o que é importante.
    2. Após o conteúdo (nos exercícios de pensamento crítico e raciocínio clínico), para reforçar os pontos principais e proporcionar a oportunidade para testar e aperfeiçoar o conhecimento.
- O conteúdo é apresentado de tal maneira que os que necessitam de estrutura a obtém, sem restringir aqueles que exigem maior liberdade criativa.
- Elementos-chave são fornecidos ao final de cada capítulo.

Outros conteúdos e aspectos mantidos da edição anterior incluem:

- **Padrões da ANA relativos com este capítulo** são apresentados nos elementos que iniciam o capítulo.
- **Regras,** fornecidas em todos os capítulos, salientam conceitos importantes.
- **Exercícios de pensamento crítico e raciocínio clínico** são destacados ao longo do texto para auxiliá-lo a revisar e aplicar os conhecimentos. (Você pode encontrar respostas aos exemplos no final do livro.)
- **Tente você mesmo** inclui exercícios que o estimulam a aprender mais profundamente por intermédio da aplicação e do aprendizado significativo. Esses exercícios não possuem exemplos de respostas no final do livro, pois são muito individualizados e sua abordagem seria demasiado longa.
- Os verbetes em **Para e pense** fornecem "conteúdo para o pensamento", reforçando a aprendizagem.
- **Vozes** traz excertos que incluem citações inspiradoras de enfermeiros ou exemplos de melhores práticas.
- **Este capítulo e o NCLEX,** no final de cada capítulo, traz conceitos e dicas importantes para a aplicação do conteúdo durante o NCLEX.

UMA PALAVRA SOBRE "PACIENTE/CLIENTE", "ELE/ELA" E PARTICIPANTE

Sempre que possível uso nomes fictícios ou "alguém", "uma pessoa", "um consumidor" ou "um indivíduo", em vez de "cliente" ou "paciente", para ajudar que tenhamos em mente que cada cliente ou paciente é um indivíduo possuidor de necessidades, valores, percepções e motivações exclusivos. "Ele" e "ela" são pronomes usados intercambiavelmente para evitar a estranheza do uso de "ele/ela" repetidamente. O termo *participante* é usado para descrever *todas* as pessoas afetadas pelo modo como o cuidado é prestado e pelos resultados atingidos (p. ex., os pacientes, as famílias, os prestadores de cuidado e as seguradoras).

SITE DA AUTORA

Entre no *site* www.AlfaroTeachSmart.com para ter acesso a recursos *online* (em inglês) disponibilizados pela própria autora.

COMENTÁRIOS E SUGESTÕES SÃO BEM-VINDOS

As sugestões para a melhoria são bem-vindas. Muitas vezes as mudanças mais significativas são feitas com base nas sugestões dos alunos e do corpo docente.

Referência

1. ANA. (2010). *Nursing scope and standards of performance and standards of clinical practice.* (2nd ed.). Silver Springs, MD: nursesbooks.org.

Sumário

1. **Visão geral do processo de enfermagem, raciocínio clínico e prática da enfermagem hoje** 25
   Processo de enfermagem: o fundamento para o raciocínio clínico............27
   Metas da Enfermagem 28
   Pensamento Crítico *versus* Raciocínio Clínico............28
      Pensamento Crítico e Raciocínio Clínico é o
      Pensamento com Foco nos Resultados que: 29
   Como o processo de enfermagem promove um raciocínio seguro e eficaz............29
   Etapas do processo de enfermagem............31
      Cinco etapas............31
      Relações entre as etapas............33
   Benefícios do uso do processo de enfermagem 38
   O processo de enfermagem no contexto do ambiente clínico atual............38
      A segurança e a saúde do paciente são as maiores prioridades............39
      Educação para a Qualidade e a Segurança para as Competências dos Enfermeiros............40
      Competências do Quality and Safety Education for Nurses (QSEN)............41
      Preocupações Legais e do Âmbito da Prática............41
      Como oferecer cuidado ético centrado no paciente............41
      Outros tópicos clínicos que impactam o raciocínio............43
   Desenvolvimento de habilidades de pensamento crítico e raciocínio clínico............54
      Indicadores de Pensamento Crítico............55
      O modelo dos quatro círculos do pensamento crítico............55
      Uso da estimulação e da inquirição............59
   Disposição e capacidade de cuidar............61
      Disposição de cuidar............62
      Ser capaz de cuidar............62

2. **Investigação**............72
   Investigação: a chave para a segurança, exatidão e eficiência............73
   Investigações que promovem um sólido raciocínio clínico............74
   As seis fases da investigação............75
   Coleta de dados............76
      Que recursos você usa?............77
      Como assegurar a coleta abrangente de dados............77
   Investigação da base de dados, focalizada e prioritária rápida 78
      Investigação da base de dados (início do cuidado)............78
      Investigação focalizada............78
      Investigação prioritária rápida............83
   Recursos padronizados, prática baseada em evidências e
   registros eletrônicos de saúde............83
   Investigação da doença e controle da incapacidade 86

Promoção de saúde: triagem para o controle de risco e o diagnóstico precoce..................88
    Parceria com os pacientes para a tomada de decisões informadas........................88
Preocupações éticas, culturais e espirituais...89
A entrevista e o exame físico..90
    Desenvolvimento de suas habilidades de entrevista...90
    Diretrizes: promoção de uma entrevista solidária..90
    Desenvolvimento de suas habilidades para o exame físico.................................94
    Diretrizes: realização de um exame físico..95
    Conferência dos exames diagnósticos...96
Identificação dos dados subjetivos e objetivos..100
Identificação dos indícios e realização de inferências...100
Validação (confirmação) dos dados...101
    Diretrizes: validação (confirmação) dos dados..102
Agrupamento dos dados relacionados...104
    Agrupamento dos dados de acordo com a finalidade.......................................104
Identificação dos padrões/teste das primeiras impressões......................................108
Comunicação e registro...109
    Comunicação e registro de achados anormais..109
    Decidir o que é anormal..110
    Diretrizes: comunicação e registro..110

3. Diagnóstico..**118**
    Diagnóstico: identificação de problemas reais e potenciais................................119
        O que dizem os padrões da ANA..121
        Diagnóstico e comprometimento...121
    As crescentes responsabilidades relativas aos diagnósticos...............................121
    Mudança para um modelo preditivo de cuidado (prever,
    prevenir, controlar, promover)...122
        Falha em salvar e equipes de resposta rápida...123
        Condições passíveis de prevenção pelo cuidador
        e condições adquiridas no atendimento de saúde......................................124
        Caminhos clínicos (mapas de cuidados)...125
        Teste no ponto de cuidado...126
        Controle da doença e da incapacidade..126
        Apoio da informática e de eletrônicos às decisões....................................127
    Diagnósticos de enfermagem *versus* diagnósticos médicos...............................127
    Uso de termos padronizados...128
        Terminologias Reconhecidas pela ANA..128
        Termos Médicos Padronizados..130
        Como saber que termos utilizar?...130
    Tornar-se um diagnosticador competente...133
        Termos-chave relacionados ao diagnóstico...133
        Princípios fundamentais do raciocínio diagnóstico..................................137
    Mapeamento de diagnósticos/problemas...146
    Fique do lado de seus pacientes (S.I.D.E.)...147

    Registro dos resumos de enunciados usando o formato PES ou PRS 148
    Identificação de Complicações Potenciais 149
        Diretrizes: identificação de complicações potenciais 150
    Identificação de problemas que exigem abordagens multidisciplinares 151

4. Planejamento 158
    Raciocínio clínico durante o planejamento 159
    Quatro principais finalidades do plano de cuidados 160
        Componentes principais do plano de cuidados 160
    Planos padronizados e eletrônicos 161
    Segurança do paciente, prevenção de infecção, controle da dor e da contenção 161
    Atendimento de prioridades urgentes 161
    Esclarecimento dos resultados esperados 162
        Metas, Objetivos, Resultados e Indicadores 163
        Princípios dos resultados centralizados no paciente 164
        Diretrizes: como determinar resultados centralizados no paciente 166
        Relação dos resultados com a responsabilidade 167
        Resultados clínicos, funcionais e de qualidade de vida 167
        Resultados para a alta e planejamento da alta 169
    Gerenciamento de casos 169
    Decisão sobre os problemas que devem ser registrados 170
    Determinação das intervenções de enfermagem 173
    Investigação – monitoramento do estado de saúde
    e das respostas aos cuidados (vigilância) 174
    Educação do Paciente – Fortalecimento dos Pacientes e das Famílias 174
        Diretrizes: planejamento das orientações para o paciente 175
    Aconselhamento e acompanhamento: como ajudar
    as pessoas a fazerem escolhas informadas 175
    Consulta e encaminhamento: A chave para o atendimento multidisciplinar 176
    Individualização das intervenções 176
        Prática baseada em evidências: avaliação dos riscos e dos benefícios 177
    Individualização das prescrições de enfermagem 179
    Garantia de que o plano seja registrado de forma adequada 181
        Abordagem das necessidades dos pacientes em planos multidisciplinares 181

5. Implementação 191
    Implementação: colocação do plano em prática 192
    Fazer e receber relatórios (passagem de plantão) 194
        Diretrizes: fornecimento de relatório (passagem de plantão) 194
    Estabelecimento das prioridades diárias 195
        Diretrizes: priorização dos cuidados para vários pacientes 195
    Quando e como delegar 197
    Coordenação dos cuidados 200
    Vigilância – prevenção de erros e omissões – criação de redes de segurança 200
        Como identificar, interromper e corrigir erros 201
        Manter a mente aberta 201

Realização das intervenções de enfermagem 202
    Ser proativo – promover segurança, conforto e eficiência 202
Implementação e prática baseada em evidências 203
    Diretrizes: preparação para realizar as intervenções 203
    Raciocínio clínico – o que fazer se algo vai mal 204
Planos padronizados e variações dos cuidados 205
Preocupações éticas e legais 205
Documentação dos cuidados 209
    Seis finalidades do registro dos cuidados 209
    Diferentes formas de registro em prontuário 210
Princípios do registro efetivo no prontuário 211
    Prevenção da síndrome do lançamento excessivo de dados no prontuário eletrônico 214
    Aprendizagem da maneira eficiente de registrar os dados 214
    Diretrizes: registro durante a implementação 215
    Mnemônicos/siglas usadas para registro no prontuário 216
Manutenção do plano atualizado e avaliação do seu dia 217
    Como determinar que o plano de cuidados está atualizado 217

6. Avaliação 222
Avaliação: a chave para a excelência na enfermagem 223
A avaliação e as outras etapas do processo de enfermagem 223
Avaliação de um plano de cuidados individualizado 224
    Diretrizes: determinação da obtenção dos resultados 224
    Identificação das variáveis (fatores) que afetam a obtenção dos resultados 225
    Decisão sobre a alta do paciente 225
Melhoria da qualidade 227
Pesquisa e prática baseada em evidências 228
    Prática da Reflexão 228
    Satisfação do consumidor: maximização de valor 229
    Exame de como os sistemas de saúde afetam os resultados 229
    Três tipos de avaliação: resultado, processo e estrutura 230
    Responsabilidade dos enfermeiros da instituição 231
    Exame de erros, infecções e lesões 231

**Exemplos de respostas para os exercícios
de pensamento crítico e raciocínio clínico** 238
    Apêndice A: Exemplo de caminho crítico 248
    *Apêndice B: Construção de locais de trabalho saudáveis
    e cultura da segurança e aprendizagem* 253
    *Apêndice C: Elementos fundamentais do pensamento crítico no contexto
    dos padrões da ANA e das competências QSEN e IOM* 255
    *Apêndice D: Dead on! Um jogo para promover o
    pensamento crítico e o raciocínio clínico* 257

Glossário **259**
Índice **263**

Capítulo 1

Visão geral do processo de enfermagem, raciocínio clínico e prática da enfermagem hoje

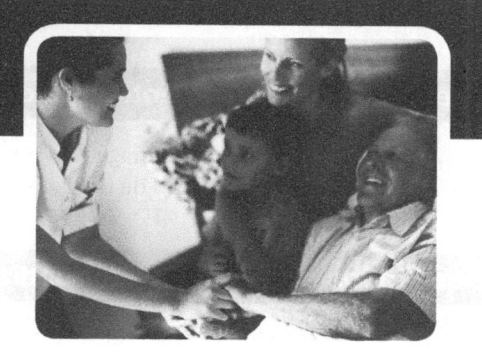

O que há neste capítulo?

Neste capítulo você obtém uma visão geral do processo de enfermagem e encontra respostas para perguntas como: Por que o processo de enfermagem é o fundamento do raciocínio clínico? Qual é a relação entre pensamento crítico e raciocínio clínico? O que devemos saber? O que devemos fazer em primeiro lugar e por quê? Você aprende que existem cinco razões principais para o estudo do processo de enfermagem: (1) É a primeira ferramenta que você necessita aprender para começar a "pensar como um enfermeiro"; (2) os padrões da American Nurses Association (ANA) exigem o seu uso; (3) ele perpassa, praticamente, por todos os modelos de cuidado e proporciona uma ferramenta para o pensamento crítico e a tomada de decisão; (4) constitui a base para a certificação avançada e os exames NCLEX; e (5) entender os *princípios* do processo de enfermagem é a chave para a prática segura no mundo atual, comandado pela informática. Para ajudá-lo a aplicar o que será aprendido neste capítulo no ambiente clínico, serão apresentados fatores-chave no atendimento de saúde atual que têm impacto no seu papel como enfermeiro – incluindo novas informações sobre as metas de segurança nacional, suas responsabilidades relacionadas com a ativação da cadeia de comando e as competências que você deve desenvolver para ser um profissional seguro e eficiente. Destacando a importância de possuir boas habilidades de comunicação e de saber como formar parcerias com os pacientes, famílias e colegas, este capítulo ajuda-o a entender como aplicar os princípios éticos na prestação do cuidado focalizado nos resultados e centralizado no paciente. Finalmente, você obtém um entendimento dos *indicadores do pensamento crítico* (comportamentos que promovem o pensamento crítico) e avalia a importância: (1) do desenvolvimento das características do pensamento crítico; (2) da obtenção do conhecimento teórico e experiencial; (3) da aquisição das habilidades interpessoais e técnicas, e (4) da disposição e capacidade para cuidar.

Exercícios de pensamento crítico e raciocínio clínico

Exercícios 1.1 Processo de enfermagem: o fundamento para o raciocínio clínico
Exercícios 1.2 Desenvolvimento de habilidades de pensamento crítico e raciocínio clínico

Resultados esperados de aprendizagem

Após estudar este capítulo, você será capaz de:

1. Dar três razões pelas quais o processo de enfermagem é a base do raciocínio clínico.
2. Descrever como estão relacionados termos como pensamento crítico, raciocínio clínico, processo de enfermagem, solução de problemas e prevenção.
3. Explicar as relações entre as cinco fases do processo de enfermagem (*Investigação, Diagnóstico, Planejamento, Implementação* e *Avaliação*).
4. Dar, pelo menos, quatro benefícios do uso do processo de enfermagem.
5. Tratar a forma como o raciocínio clínico é influenciado por padrões, políticas, códigos de ética e leis (atos de prática individuais dos Estados).
6. Explicar por que é necessário entender os *princípios* do processo de enfermagem para ser capaz de usar com segurança os planos padronizados e eletrônicos.
7. Nomear, pelo menos, cinco tendências nos cuidados de saúde que impactam o pensamento dos enfermeiros.
8. Comparar e contrastar o processo de enfermagem e o processo usado pelos médicos para o tratamento dos problemas médicos.
9. Abordar por que ir de uma cultura de culpabilização para uma cultura de segurança é necessário para tornar a segurança dos pacientes a maior prioridade.
10. Decidir seu lugar em relação ao desenvolvimento das Competências da Quality and Safety Education for Nurses (QSEN).
11. Ativar a cadeia de comando conforme indicado pelas condições do paciente.
12. Explicar o significado de "*Investigar, Reinvestigar, Revisar e Registrar*" e de "*Pensar antecipadamente, Pensar ao agir e Repensar*".
13. Aplicar os sete princípios éticos e o Código de Ética da ANA ao planejamento e oferecimento de cuidados.
14. Discutir como as experiências reais e simuladas têm impacto em sua capacidade de desenvolver habilidades de raciocínio clínico.
15. Explicar como seguir um código de conduta promove locais de trabalho saudáveis e ambientes de aprendizagem, no contexto de uma cultura da segurança.
16. Determinar, pelo menos, cinco Indicadores de Pensamento Crítico que você quer desenvolver ou aperfeiçoar.
17. Usar o modelo dos quatro círculos para identificar as habilidades necessárias a serem desenvolvidas.
18. Começar a desenvolver habilidades de comunicação e interpessoais necessárias para o pensamento crítico.
19. Abordar o que é necessário para desejar e ser capaz de demonstrar comportamentos de cuidador.
20. Usar o processo de enfermagem como um recurso para o raciocínio clínico e o pensamento crítico, em situações de clínica, sala de aula e testes.

PROCESSO DE ENFERMAGEM: O FUNDAMENTO PARA O RACIOCÍNIO CLÍNICO

O uso do processo de enfermagem – exigido pelos padrões nacionais de prática e avaliado no NCLEX e outros testes de certificação – é o fundamento para o raciocínio clínico. Proporciona uma forma organizada e sistemática de pensar no atendimento ao paciente. Conforme os padrões da ANA, o processo de enfermagem é um modelo de pensamento crítico essencial para promover um nível competente de cuidado, englobar todas as ações importantes feitas por enfermeiros registrados e compor a base da tomada de decisões.[1,2] Por isso, o processo de enfermagem é o modelo que você deve aprender para "pensar como enfermeiro".

Hoje, o atendimento costuma ser comandado por prontuários eletrônicos de saúde (EHR – electronic health records) e sistemas de tomada de decisão. No entanto, ter em mente os princípios do processo de enfermagem é fundamental para o desenvolvimento de hábitos de pensamento promotores de um atendimento seguro e eficiente no local dos cuidados (p. ex., à cabeceira). O desenvolvimento desses hábitos faz a diferença entre manter os pacientes em segurança e causar-lhes dano. Pode ainda ser a sua defesa se, alguma vez, for acusado de negligência. Quando os juízes examinam se foram atendidos os padrões de cuidado, conferem os prontuários dos pacientes para determinar se todas as fases do processo de enfermagem – *investigação, diagnóstico, planejamento, implementação* e *avaliação* – estão registrados.

A aplicação dos princípios do processo de enfermagem ajudam-no a:

1. Organizar e priorizar o cuidado de seu paciente
2. Manter o foco no que é importante – a segurança, o estado de saúde e a qualidade de vida do paciente e a forma como o paciente está reagindo ao cuidado
3. Formar hábitos de pensamento que o ajudem a obter confiança e habilidades necessárias para pensar nas situações clínicas, teóricas e de teste
4. Usar sistemas de registros eletrônicos de saúde e de apoio decisório como devem ser usados – guias que fortalecem a mente, mas que não a substituem

O processo de enfermagem é mais do que algo a orientar o planejamento formal dos cuidados e a documentação. É o que deve orientar o pensamento dos enfermeiros, cotidianamente. A cada turno, cabe-lhe investigar, diagnosticar, planejar, implementar e avaliar. A Figura 1.1 mapeia o processo de enfermagem "em uso". Observe que dois dos quadros estão sombreados para enfatizar a importância de investigar antes, durante e depois do oferecimento dos cuidados.

REGRA O processo de enfermagem consiste em cinco fases – investigação, diagnóstico, planejamento, implementação e avaliação. Mais do que linear, com um começo e um fim, o processo de enfermagem é um ciclo contínuo de fases. Os padrões da ANA abordam seis padrões, considerando separadamente a *Identificação dos Resultados*, após o *Diagnóstico* e antes do *Planejamento*. O NCLEX usa cinco fases, da mesma forma que nós, neste livro. Tratamos da *Identificação dos Resultados* como um dos elementos-chave do *Planejamento*.

METAS DA ENFERMAGEM

Um ponto de partida importante para o aprendizado do processo de enfermagem é possuir um bom entendimento das metas definitivas da enfermagem. O que nós, como enfermeiros, buscamos realizar?

Você deve pensar sobre as metas de enfermagem a seguir:

- Evitar a doença e promover, manter e recuperar a saúde (na doença terminal, a meta é uma morte tranquila)
- Maximizar a sensação de bem-estar, a independência e a capacidade de funcionamento nos papéis desejados (como definidos pelo paciente)
- Proporcionar cuidado eficiente e de baixo custo, que atenda às necessidades biológicas, sociais, espirituais e culturais do indivíduo
- Trabalhar continuamente para melhorar os resultados do paciente, as práticas de cuidado e a satisfação do consumidor

PENSAMENTO CRÍTICO *VERSUS* RACIOCÍNIO CLÍNICO

Os termos *pensamento crítico* e *raciocínio clínico* costumam ser usados como intercambiáveis, como fazemos neste livro. Muitos dos princípios de um e de

PROCESSO DE ENFERMAGEM EM USO

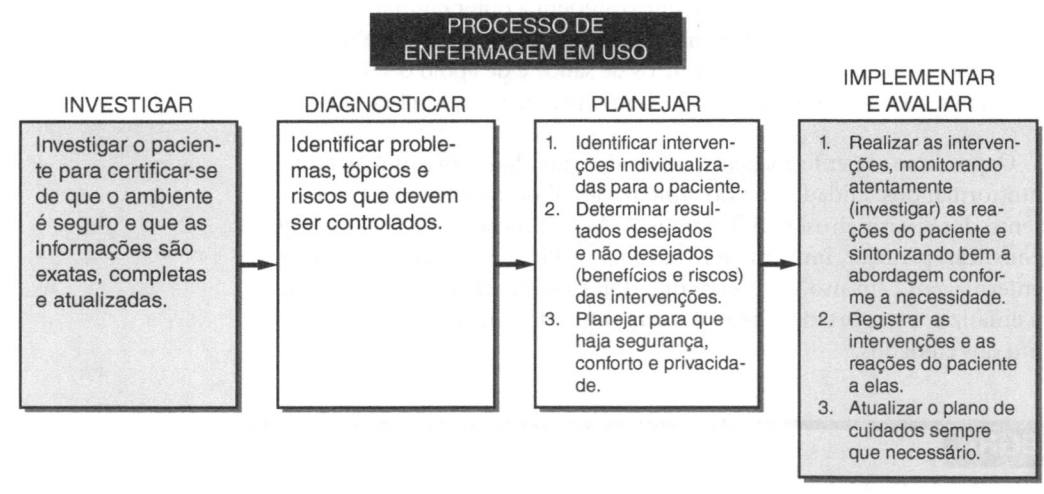

INVESTIGAR	DIAGNOSTICAR	PLANEJAR	IMPLEMENTAR E AVALIAR
Investigar o paciente para certificar-se de que o ambiente é seguro e que as informações são exatas, completas e atualizadas.	Identificar problemas, tópicos e riscos que devem ser controlados.	1. Identificar intervenções individualizadas para o paciente. 2. Determinar resultados desejados e não desejados (benefícios e riscos) das intervenções. 3. Planejar para que haja segurança, conforto e privacidade.	1. Realizar as intervenções, monitorando atentamente (investigar) as reações do paciente e sintonizando bem a abordagem conforme a necessidade. 2. Registrar as intervenções e as reações do paciente a elas. 3. Atualizar o plano de cuidados sempre que necessário.

FIGURA 1.1 Processo de enfermagem em uso. Dois quadros estão sombreados porque ambos tratam da importância da investigação. (© 2011 R. Alfaro-LeFevre. www.AlfaroTeachSmart.com)

outro são iguais. Há, no entanto, uma pequena diferença entre esses termos. O *raciocínio clínico* é um termo específico, que se refere à investigação e controle dos problemas do paciente no local do atendimento – por exemplo, aplicação do processo de enfermagem à cabeceira do paciente. Para pensar sobre outros tópicos clínicos, como a promoção do trabalho em equipe e a racionalização do fluxo de trabalho, os enfermeiros costumam usar o termo *pensamento crítico*. Este é um *termo amplo* que inclui o raciocínio clínico. Tenha em mente os elementos a seguir.

Pensamento Crítico e Raciocínio Clínico é o Pensamento com Foco nos Resultados que:[3]

- **Se baseia em princípios do processo de enfermagem, da solução de problemas e do método científico** (exige formação de opinião e tomada de decisões com base em evidências).
- **É orientado por padrões, políticas, códigos de ética e leis** (atos individuais de prática dos Estados e comissões estaduais de enfermagem).
- **Focaliza a segurança e a qualidade,** constantemente reavaliando, autocorrigindo e lutando para aperfeiçoar-se.
- **Cautelosamente, identifica os problemas-chave, os tópicos e os riscos envolvidos,** incluindo pacientes, famílias e participantes importantes no processo decisório, bem cedo no processo. Os *participantes* são as pessoas mais afetadas (pacientes e famílias), ou aqueles de quem serão feitas as exigências (cuidadores, empresas seguradoras, terceiros pagantes, organizações de atendimento de saúde).
- **É voltado às necessidades do paciente,** das famílias e das comunidades, bem como dos enfermeiros em oferecer cuidado eficiente e competente (p. ex., racionalizar o registro para liberar os enfermeiros para atenderem os pacientes).
- **Necessita de estratégias que usam o potencial humano** ao máximo e compensam os problemas criados pela natureza humana (p. ex., encontrar formas de evitar erros, usando a tecnologia e vencendo a influência poderosa das visões pessoais).

REGRA O pensamento crítico é um "pensamento importante", que deve acontecer para investigar, prevenir ou controlar qualquer situação. Na enfermagem, isso significa o uso de estratégias baseadas em evidências (estratégias que pesquisas mostraram ser eficazes), em todas as fases do processo de enfermagem.

COMO O PROCESSO DE ENFERMAGEM PROMOVE UM RACIOCÍNIO SEGURO E EFICAZ

Avalie como as seguintes características do processo de enfermagem promovem um raciocínio seguro e eficaz.

Intencional, Organizado e Sistemático. Cada etapa destina-se a atingir uma finalidade específica. Por exemplo, a *investigação* tem como objetivo *coletar* os fatos necessários para determinar o estado de saúde. O *diagnóstico* visa *analisar* esses fatos para identificar os problemas e os riscos envolvidos. Como as fases orientam-no a pensar de forma sistemática e organizada, ajudam-no a evitar de perceber alguma coisa importante.

Humanístico. Baseado na crença de que devemos considerar os interesses, valores, necessidades e cultura exclusivos dos pacientes, o processo de enfermagem orienta-o a enfocar holisticamente o corpo, a mente e o espírito. Leva-o a considerar os problemas de saúde *no contexto de como causam impacto na sensação de bem-estar de cada pessoa e na capacidade de ser independente*. Por exemplo, suponha que "Bob" tenha artrite grave. Você se empenha para entender como a doença tem impacto em sua capacidade de trabalhar, realizar as atividades desejadas, dormir e exercer seu papel como pai de três crianças pequenas.

Ciclo Dinâmico. Ao mesmo tempo em que as fases evoluem uma após a outra, o processo de enfermagem é, na verdade, um ciclo dinâmico. Exemplificando, quando as coisas não estão bem durante a *Implementação*, você retorna à *Investigação*, certificando-se da existência de dados mais corretos e atualizados.

Proativo. O processo de enfermagem enfatiza a necessidade não somente de tratar *problemas*, mas ainda de preveni-los, por meio do controle de fatores de risco e encorajamento de comportamentos saudáveis, como exercícios diários e controle do estresse.

Baseado em Evidências. Obriga a uso de julgamentos, decisões e ações baseados nas melhores evidências. Exigências de documentação exemplar garantem que tenhamos dados necessários para o controle do cuidado e para ajudar os pesquisadores a estudarem práticas de cuidado e a aperfeiçoá-las.

Focalizado nos Resultados e na Eficiência de Custos. A aplicação dos princípios do processo de enfermagem ajuda-o a entender como alcançar os melhores resultados, da forma mais eficiente e custo efetiva.

Intuitivo e Lógico. Os princípios do processo de enfermagem levam-no a admitir padrões e palpites intuitivos para, então, procurar evidências que apoiem sua intuição.

Reflexivo, Criativo e Voltado ao Aperfeiçoamento. Acentua a necessidade de avaliação contínua, exigindo que se reflita, ininterruptamente, nas reações do paciente (resultados) e em nosso processo (como prestamos o cuidado), para que sejamos capazes de fazer logo as correções. Criatividade e melhorias contínuas do cuidado de enfermagem também são importantes. Temos que pensar de forma criativa sobre como aperfeiçoar o processo de prestar cuidado e os resultados (resultados do paciente).

Registrado de Forma Padronizada. O registro de todas as fases de formas precisas melhora a comunicação e evita erros, omissões e repetições desnecessárias. Ainda deixa uma "trilha em papel ou eletrônica" capaz de, mais tarde, ser analisada para avaliar o atendimento do paciente e realizar os estudos necessários que fazem avançar a enfermagem e melhorar a qualidade e a eficiência dos cuidados de saúde.

REGRA O uso de planos padronizados e eletrônicos, em segurança, exige ter sempre *em mente* os princípios do processo de enfermagem. Se você não compreender o propósito de cada fase, a relação entre as fases e como é atingida cada etapa, é o mesmo que usar uma calculadora sem jamais ter aprendido o significado da adição, subtração, multiplicação ou divisão. Para ser um pensador independente, capaz de oferecer cuidado seguro e eficiente, além de melhorar as práticas atuais, você deve buscar compreender o *raciocínio* por trás do processo de enfermagem.

ETAPAS DO PROCESSO DE ENFERMAGEM

Examinemos o que você faz durante cada etapa do processo de enfermagem e a relação entre elas.

Cinco etapas

Segue uma breve descrição do que você faz durante cada uma das fases do processo de enfermagem:

1. **Investigação.** Coleta e registra toda informação necessária para:
   - Prever, detectar, prevenir e controlar os problemas de saúde potenciais ou reais
   - Promover a saúde ideal, a independência e o bem-estar
   - Esclarecer os resultados esperados
2. **Diagnóstico.** Analisa os dados coletados, tira conclusões e determina se existem:
   - Riscos para a segurança ou de transmissão de infecção (lidar com eles imediatamente)
   - Sinais ou sintomas que necessitam de avaliação de um profissional mais qualificado (comunicá-los imediatamente)
   - Problemas de saúde potenciais e reais que exigem controle médico ou de enfermagem
   - Fatores de risco que exigem controle de enfermagem ou médico
   - Aspectos que não estão bastante claros, exigindo investigação posterior
   - Necessidades de aprendizado que devem ser abordadas
   - Recursos do paciente, pontos fortes e uso de comportamentos saudáveis
   - Estados de saúde que são satisfatórios, mas podem ser melhorados

REGRA Exceto se você for um enfermeiro especialista, as leis americanas o proíbem de realizar diagnósticos médicos com independência.[4] Você é responsável, entretanto, por investigar prioritariamente e comunicar os sinais e os sintomas que indicam a necessidade de atenção de um profissional mais qualificado do que você. Por exemplo, se o seu paciente tiver sinais e sintomas de infarto do miocárdio (como dor precordial e falta de ar), você é responsável por: (1) suspeitar que esse pode ser o problema; (2) reconhecer que essa é uma alta prioridade; (3) fazer o que pode para abordar o problema (p. ex., elevar a cabeceira do leito); (4) comunicá-lo imediatamente. Isso é denominado "Ativação da cadeia de comando" (observar as políticas e os procedimentos para a obtenção de ajuda; ser persistente – permanecer com os problemas até que seu paciente obtenha a ajuda qualificada necessária).

3. **Planejamento.** Esclarece os resultados esperados, estabelece as prioridades e determina as intervenções (ações de enfermagem). As intervenções destinam-se a:
   - Detectar, prevenir e controlar os problemas de saúde e os fatores de risco
   - Promover o funcionamento ideal, a independência e a sensação de bem-estar
   - Atingir os resultados esperados de modo seguro e eficiente
4. **Implementação.** Colocar o plano em ação:
   - Investigar o paciente para determinar a situação atual – decidir se o paciente está pronto e se as intervenções permanecem apropriadas
   - Realizar as intervenções (ações de enfermagem)
   - Reinvestigar o paciente para determinar os resultados finais
   - Fazer mudanças imediatas conforme necessário
   - Registrar as ações de enfermagem e as respostas do paciente

REGRA Lembrar: "Investigar, reinvestigar, revisar, registrar". Investigar os pacientes antes de desempenhar as ações de enfermagem. Reinvestigá-los para determinar suas respostas imediatamente após o desempenho das ações de enfermagem. Revisar sua abordagem quando necessário. Registrar as respostas do paciente e qualquer modificação feita no plano.

5. **Avaliação.** Fazer uma investigação abrangente do paciente para decidir se os resultados esperados foram alcançados ou se novos problemas emergiram.
   - Decidir se modifica ou encerra o plano
   - Planejar a investigação contínua e a melhoria permanente

REGRA Se você for um novato ou estiver em uma situação nova, usar o processo de enfermagem etapa por etapa, rigidamente, para certificar-se de não esquecer alguma coisa importante. Quando estiver em situações conhecidas – depois de as fases serem parte de você – você usará o processo de enfermagem dinamicamente. Por exemplo, enfermeiros especialistas, experientes em UTI conseguem dar uma olhada nos pacientes e saber se há algo errado. Seus olhos piscam para o monitor – na conferência da frequência e do ritmo cardíaco. Podem ir logo para a fase da *intervenção*, erguendo a cabeceira da cama, dependendo dos instintos, antes de completar o *diagnóstico*. Ao mesmo tempo, conversam com o paciente e pegam um aparelho de pressão para continuar a *investigação*.

A Tabela 1.1 compara o processo de enfermagem com o Método de Solução de Problemas. Observe como o método de solução de problemas inicia quando você encontra um problema. O processo de enfermagem proativo destaca a necessidade de investigação contínua dos fatores de risco (mesmo quando não houver problema).

Relações entre as etapas

As etapas do processo de enfermagem são fluidas e inter-relacionadas, conforme descrito na próxima seção.

Tabela 1.1   Processo de enfermagem *versus* método de solução de problemas

Processo de enfermagem	Método de solução de problemas
Investigação: Coleta contínua de dados sobre o estado de saúde para monitorar evidências de problemas de saúde e fatores de risco que possam contribuir para os problemas de saúde (p. ex., o fumo).	**Encontrar um problema:** Coleta de dados sobre o problema.
Diagnóstico: Análise de dados para identificar os problemas de saúde reais e potenciais, os fatores de risco e os pontos fortes.	**Analisar dados** para determinar exatamente o que é o problema.
Planejamento: Determinação dos resultados desejados (benefícios que são esperados no paciente após ser feito o cuidado) e identificação das intervenções para alcançar os resultados.	**Elaborar um plano** de ação.
Implementação: Colocação do plano em ação e observação das respostas iniciais.	**Colocar o plano em ação.**
Avaliação: Determinação do sucesso no alcance dos resultados e decisão quanto às mudanças a serem feitas. Procura de maneiras para melhorar a situação.	**Avaliar os resultados.**

NOTA: Ao longo do livro, o termo *problema médico* refere-se a doenças ou traumas diagnosticados por provedores primários de cuidados, como médicos ou enfermeiros de prática avançada. O termo *prescrição médica* refere-se a intervenções e tratamentos prescritos por provedores primários de atendimento. Os termos usados para descrever condições específicas no todo são os mais comuns, baseados em evidências, e não aqueles pertencentes a alguma taxonomia específica. Por exemplo, *desidratação* (um problema bastante estudado) é o termo usado no lugar de *deficiência de volume de líquido*.

Investigação e diagnóstico

O diagrama seguinte mostra a *investigação* e o *diagnóstico* como etapas sobrepostas.

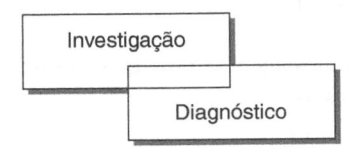

```
┌─────────────────┐
│  Investigação   │
│         ┌───────┴─────────┐
└─────────┤   Diagnóstico   │
          └─────────────────┘
```

Investigação e *diagnóstico* estão intimamente relacionados e sobrepõem-se por duas razões:

1. O diagnóstico correto depende da investigação completa e exata.
2. Quando são coletadas as informações, durante a *investigação*, começa-se a analisar e interpretar o que elas significam antes que o "quadro-diagnóstico" esteja completo. Por exemplo, você está entrevistando a sra. King como parte de uma investigação pré-admissional para cirurgia. Observa uma irritação na pele de seus braços e pernas e faz uma tentativa de diagnóstico (a sra. King pode ter algum tipo de problema de pele ou alérgico) ao mesmo tempo em que concentra sua investigação para obter mais informações.

Diagnóstico e planejamento

O diagrama a seguir mostra a sobreposição de *diagnóstico* e *planejamento*.

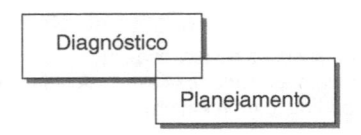

```
┌─────────────────┐
│   Diagnóstico   │
│         ┌───────┴─────────┐
└─────────┤   Planejamento  │
          └─────────────────┘
```

***Diagnóstico* e *planejamento* estão relacionados por várias razões:**

1. O planejamento preciso exige diagnósticos precisos. Se você deixa de perceber problemas ou interpretá-los de forma errada, perde tempo elaborando um plano para resolver os problemas errados. O problema real pode não ser detectado e tornar-se pior devido à negligência ou ao tratamento incorreto.
2. Para alcançar o resultado final desejado do cuidado – isto é, que a pessoa seja capaz de ter a máxima independência possível –, você precisa elaborar resultados específicos para cada problema ou diagnóstico, a fim de controlá-lo, de modo a permanecer no caminho que leva à alta esperada.

Por exemplo, se o problema principal for *constipação*, um resultado seria a pessoa ter uma evacuação no mínimo a cada dois dias.
3. As intervenções que você identificar durante o *planejamento* devem se destinar à prevenção, à resolução ou ao controle dos problemas identificados durante o *diagnóstico*. Por exemplo, para *constipação*, seriam planejadas intervenções para promover a regularidade intestinal (p. ex., ensinar a necessidade de hidratação adequada, uso de fibras alimentares, e assim por diante).
4. Há ocasiões em que você tem de agir com rapidez, implementando um plano de ação antes da identificação de todos os problemas. Por exemplo, ao enfrentar um problema com risco de vida, aja imediatamente. Após a situação estar sob controle, complete a fase de *diagnóstico* analisando todos os dados em profundidade.
5. É importante a incorporação ao plano dos recursos e dos pontos fortes identificados durante o diagnóstico. Por exemplo, se souber que uma pessoa não consegue planejar as refeições, mas tem familiares que se dispõem a ajudá-la, use-os como um recurso (p. ex., ensinando-os a incluir alimentos ricos em fibras na dieta).

Planejamento e implementação

O diagrama a seguir mostra a sobreposição do *planejamento* e da *implementação*.

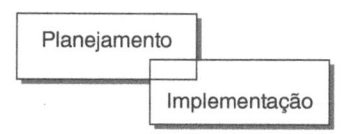

Planejamento e implementação **estão relacionados e sobrepõem-se por duas razões principais:**

1. O plano orienta as intervenções realizadas durante a implementação.
2. A medida que você implementa o plano, pode haver necessidade de uma sintonia fina para que sejam alcançados os resultados desejados. Às vezes, há até mesmo necessidade de retornar para verificar se as informações da investigação e do diagnóstico estão corretas.

Implementação e avaliação

O diagrama a seguir mostra a sobreposição da *implementação* e da *avaliação*.

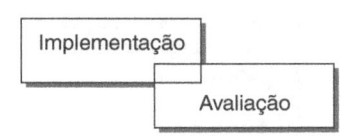

Implementação e *avaliação* **sobrepõem-se por uma razão óbvia: a** *avaliação* **é uma** *parte* **importante da** *implementação*. Quando você implementa o plano, avalia as respostas de seu paciente cuidadosamente e faz as mudanças o mais cedo possível, quando necessárias.

A avaliação e as outras etapas

O diagrama a seguir mostra o processo de enfermagem como um *ciclo* que começa com a *investigação, continua durante as outras etapas até a avaliação,* depois volta à *investigação* (você investiga o paciente para determinar a situação atual e avaliar o alcance dos resultados). O sombreado dos quadros do *planejamento* e da *avaliação* indica a relação importante entre esses itens: Presumindo-se que seus diagnósticos sejam precisos e os resultados apropriados, a questão final a ser respondida durante a *avaliação* é "Atingimos os resultados determinados durante o *planejamento*?".

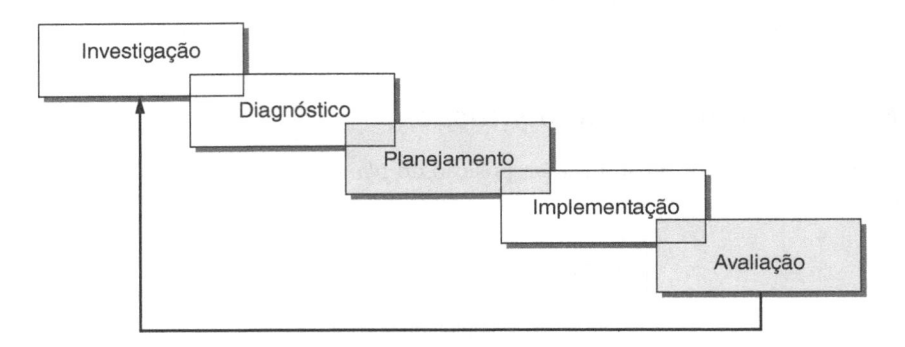

Investigação
Diagnóstico
Planejamento
Implementação
Avaliação

Uma avaliação abrangente envolve o exame do que aconteceu em todas as outras etapas, como mostra o diagrama a seguir.

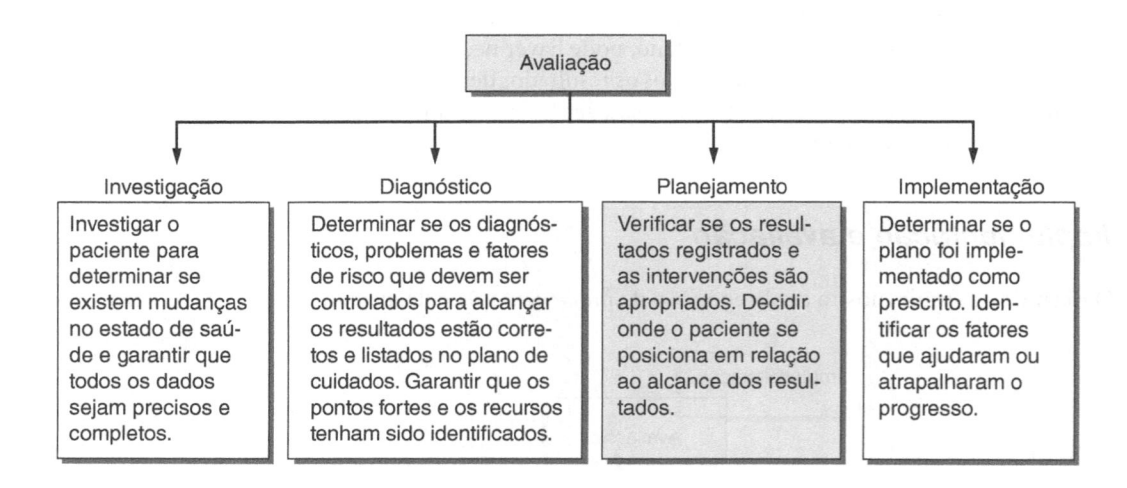

Avaliação

Investigação	Diagnóstico	Planejamento	Implementação
Investigar o paciente para determinar se existem mudanças no estado de saúde e garantir que todos os dados sejam precisos e completos.	Determinar se os diagnósticos, problemas e fatores de risco que devem ser controlados para alcançar os resultados estão corretos e listados no plano de cuidados. Garantir que os pontos fortes e os recursos tenham sido identificados.	Verificar se os resultados registrados e as intervenções são apropriados. Decidir onde o paciente se posiciona em relação ao alcance dos resultados.	Determinar se o plano foi implementado como prescrito. Identificar os fatores que ajudaram ou atrapalharam o progresso.

REGRA

Ao aplicar o processo de enfermagem, lembrar-se da importância de pensar antecipadamente, pensar ao agir e repensar (refletir sobre o cuidado prestado).[7] **Pensar antecipadamente** (ser proativo – antecipar o que pode acontecer e como você pode estar preparado). **Pensar ao agir** (prestar atenção ao que está passando em sua mente ao refletir com independência, reunindo e agrupando a informação). **Repensar** (refletir sobre seu raciocínio para decidir o que pode aprender com o que aconteceu, o que influenciou seu raciocínio e o que pode ser mais bem feito da próxima vez – isso geralmente exige revisão dos registros e do diário, ou um diálogo com outros enfermeiros para explicitar seus pensamentos).

Para aumentar seu entendimento do processo de enfermagem, revise o caso contextualizado, no Quadro 1.1.

Quadro 1.1 — Caso contextualizado: aplicação do processo de enfermagem ao cuidar de um homem idoso em casa

Investigação. O sr. Martin tem 80 anos e mora sozinho. Quer ser independente e mantém a casa limpa. Hoje, no entanto, está resfriado, fraco e declara sentir-se muito cansado. Exceto por isso, sua saúde não apresenta mudanças.

Diagnóstico. Você analisa os dados anteriores e percebe que a fadiga coloca o sr. Martin em risco de quedas. Você reconhece que seu desejo de independência constitui um ponto forte, embora também saiba que isso pode constituir uma fraqueza, uma vez que o paciente talvez não peça ajuda. Você diz ao sr. Martin que gostaria que ele obtivesse ajuda extra enquanto está doente, pois está preocupado com o fato de a fraqueza colocá-lo em risco de quedas.

Planejamento. Com o sr. Martin, você concorda quanto ao seguinte resultado: ele estará livre de lesões se os fatores de riscos para quedas forem reduzidos.
Você elabora, então, um plano para prevenir as quedas (p. ex., os móveis são retirados do caminho ou colocados ao alcance para apoio, você acentua a importância de nutrição e hidratação adequadas durante o resfriado, e pergunta quem poderia vir e ajudar o paciente durante alguns dias). Você planeja monitorar a pressão sanguínea do paciente, pois sabe que pressão baixa é um fator de risco de quedas.

Implementação: Você o monitora com cuidado, verificando os sinais vitais, a ingestão de alimentos e líquidos, e descobre se ele conta com ajuda diária. Conhecendo seu desejo de independência, acentua a importância de ele aceitar ajuda de outros. Você o incentiva a manter as forças evitando permanecer na cama durante o dia inteiro.

Avaliação: Você investiga o sr. Martin e determina se está livre de lesão e se os fatores de risco de quedas ainda estão presentes. Se ele recuperou as forças, incentiva-o a continuar seu estilo de vida independente. Em caso negativo, você reinvestiga o estado de saúde e decide se faz modificações no plano.

BENEFÍCIOS DO USO DO PROCESSO DE ENFERMAGEM

O processo de enfermagem complementa o que os outros profissionais de saúde fazem, focalizando tanto os problemas clínicos quanto o *impacto* desses problemas e dos planos de tratamento na vida dos pacientes (respostas humanas). Por exemplo, se alguém fraturou uma perna, o médico focaliza o tratamento nos ossos fraturados, e o fisioterapeuta terá a atenção voltada às questões de promoção da força muscular e do equilíbrio. Você, como enfermeiro, observa o plano médico de tratamento, mas concentra sua atenção na *pessoa como um todo* – por exemplo, como controlar a dor holisticamente, se há risco de lesão ou problema com a integridade da pele e quais são os inconvenientes encontrados pelo paciente.

Esse enfoque holístico assegura que as intervenções sejam elaboradas para o *indivíduo* e não apenas para a doença. Você pode imaginar o que seria estar hospitalizado com uma laceração na cabeça, um braço fraturado e uma lesão renal, e todos se concentrassem apenas em seus problemas clínicos? Você consegue se imaginar deitado, com visitas diárias de um cirurgião para verificar a cabeça, um ortopedista para examinar o braço, um urologista para investigar o rim, e ninguém preocupado em saber como *você* está – em perguntar sobre você (que coisas o ajudariam a ficar mais independente e confortável)?

Analise o exemplo a seguir a respeito da diferença entre a maneira como um médico e um enfermeiro podem analisar os dados de um mesmo paciente.

EXEMPLO

Dados do médico (enfoque na doença): "A Sra. Garcia tem dor e edema em todas as articulações. Os estudos diagnósticos indicam que ela tem artrite reumatoide. Será iniciada a administração de anti-inflamatórios para o tratamento da artrite reumatoide." (Enfoque no tratamento da artrite.)

Dados do enfermeiro (enfoque holístico, considerando as doenças, as respostas humanas do paciente a elas e como elas impactam a capacidade pessoal de funcionar de forma independente): "A Sra. Garcia tem dor e edema em todas as articulações, o que a dificulta se alimentar e vestir-se. Ela mencionou a dificuldade de sentir-se valorizada, quando nem mesmo consegue se alimentar. Relata estar deprimida pela falta que sente dos dois netos menores. Necessitamos desenvolver um plano para ajudá-la com sua dor, auxiliá-la a alimentar-se e a vestir-se, a elaborar seus sentimentos de baixa autoestima e providenciar as visitas dos netos." (Enfoque na Sra. Garcia.)

A Tabela 1.2 compara o processo de enfermagem com o processo médico.

O PROCESSO DE ENFERMAGEM NO CONTEXTO DO AMBIENTE CLÍNICO ATUAL

Para ajudá-lo a saber o que esperar ao aplicar o processo de enfermagem "à cabeceira do paciente", esta seção resume os principais aspectos e tendências

Tabela 1.2   Comparação do Processo de Enfermagem com o Processo Médico

Processo de enfermagem	Processo Médico
Foco no corpo, mente e espírito; busca maximizar a saúde e a independência	Enfoca o tratamento das doenças, da fisiopatologia e dos traumatismos.
Considera, principalmente, como a vida das pessoas é afetada pelos problemas com o funcionamento de órgãos e sistemas (respostas humanas).	Considera, principalmente, problemas com funcionamento de órgãos e sistemas.
Controla os problemas clínicos sob as prescrições ou os protocolos médicos. Previne os problemas clínicos por intermédio do cuidado de enfermagem proativo.	Controla os problemas clínicos independentemente. Delega alguns tratamentos aos enfermeiros.

que afetam o cuidado ao paciente nos dias atuais. Por exemplo, no passado, estávamos muito preocupados com o desenvolvimento de planos "a partir de receitas". Hoje, em muitos casos, *adaptamos* planos padronizados já desenvolvidos para condições específicas. Para representar essas mudanças, ao longo do texto abordaremos o uso do processo de enfermagem a partir de duas perspectivas:

1. Como criar um plano abrangente de cuidados, do início ao fim, aplicando as etapas de *investigação*, *diagnóstico*, *planejamento*, *implementação* e *avaliação*. O estudo de cada uma dessas etapas em profundidade ajudará a obter os *insights* necessários para o prosseguimento do uso do processo de enfermagem de maneira dinâmica.
2. Como adaptar os planos existentes para torná-los apropriados a cada indivíduo, exclusivamente.

Comecemos esta seção sobre o contexto clínico atual, examinando a importância de se fazer da segurança do paciente a preocupação principal de todos os profissionais de saúde.

A segurança e a saúde do paciente são as maiores prioridades

Posteriormente a um relatório do Institute of Medicine (IOM), *To Err is Human*,[5] que afirmou que quase 100 mil mortes anuais, nos Estados Unidos, podem ser devidas a erros médicos, a segurança e o bem-estar do paciente tornaram-se prioridades importantes. As empresas de segurança enfatizam que a redução de erros exige a mudança de "culturas da culpa" para "culturas da segurança". Na cultura da culpa, os que cometem erros são pessoalmente culpados e ações punitivas são tomadas contra eles. Na cultura da segurança, a ênfase está na identificação de *todos os fatores contribuintes*. Examinamos os erros cuidadosamente para determinar as principais causas. Por exemplo, a causa principal de erros na medicação talvez não seja um erro de conhecimento, mas uma falha no sistema, como a estocagem lado a lado de medicamentos com aparência semelhante. Outros exemplos de problemas do sistema que contribuem para erros incluem a falta de bombas de infusão endovenosa para prevenir a infusão rápida, enfermeiros sobrecarregados ou colocados em posições que exigem conhecimento e habilidades além de sua capacidade e locais inconvenientes para a higiene das mãos. Na cultura da segurança, quando os erros acontecem, a análise da causa principal é realizada para estudar o papel tanto do indivíduo quanto do sistema no erro. Somente assim podemos identificar estratégias e procedimentos abrangentes para prevenir futuros erros.

REGRA Manter seguros os pacientes – ir da "cultura da culpa" (onde os funcionários escondem os erros por medo de ações punitivas) para a "cultura da segurança" (onde é dada a mais alta prioridade ao relato dos erros, identificação de sistemas que possibilitam o erro e o trabalho em conjunto para o desenvolvimento de sistemas que mantenham o paciente seguro).

A seguir, exemplos de metas norte-americanas de segurança

1. Eliminar a cirurgia no local errado, no paciente errado e o procedimento errado.
2. Reduzir as infecções por intermédio da melhor higiene das mãos, do uso de barreiras protetoras de uso fácil e das precauções universais.
3. Melhorar:
   - A precisão da identificação do paciente.
   - A eficácia da comunicação entre os cuidadores.
   - A segurança do uso de medicamentos de alto alerta e de bombas de infusão endovenosa.
   - A eficácia dos sistemas de alarme clínico.

Na pesquisa de Metas de Segurança do Paciente atualizadas, digitar "Patient Safety" no campo de busca, em www.jointcommission.org.

Educação para a Qualidade e a Segurança para as Competências dos Enfermeiros

Respondendo à posição do IOM de que todos os profissionais de saúde devem ser capazes de oferecer atendimento centrado no paciente, trabalhar em equipes interdisciplinares e empregar a prática baseada em evidências, a melhoria da qualidade e a informática (usar computadores para o controle e o processamento de informações), os educadores de enfermeiros desenvolveram o projeto QSEN (www.qsen.org). A meta do QSEN é preparar enfermeiros para obter conhecimentos, habilidades e atitudes necessários à melhoria continuada da qualidade e da segurança em sistemas de atendimento de saúde.[6] O QSEN enfatiza a necessidade de que todos os enfermeiros desenvolvam as competências a seguir, citadas a partir de www.qsen.org.

Competências do Quality and Safety Education for Nurses (QSEN)

- **Cuidado centralizado no paciente:** reconhecer o paciente ou quem lhe foi designado como fonte de controle e parceria completa no oferecimento de cuidado humano e coordenado, baseado no respeito às preferências, valores e necessidades do paciente.
- **Trabalho em equipe e colaboração:** funcionar efetivamente em equipes de enfermagem e interprofissionais, estimulando a comunicação franca, o respeito mútuo e a tomada de decisão compartilhada para o alcance de cuidado qualificado ao paciente.
- **Prática baseada em evidências:** integrar as melhores evidências do momento à experiência clínica e às preferências e valores do paciente/família para o oferecimento de atendimento excelente de saúde.
- **Melhoria da qualidade:** usar os dados para monitorar os resultados dos processos de cuidado e usar métodos de aperfeiçoamento para criar e testar mudanças de modo a, continuamente, melhorar a qualidade e a segurança dos sistemas de cuidado de saúde.
- **Segurança:** minimizar risco de dano a pacientes e profissionais por meio de eficiência de sistemas e desempenho individual.

Preocupações Legais e do Âmbito da Prática

Uma das perguntas que mais desafia os enfermeiros é "O que tenho autorização legal para fazer?" O alcance de sua prática – o que, legalmente, você pode investigar ou fazer – é definido por leis estaduais de prática e comissões estaduais de enfermagem. Há variação, dependendo de suas qualificações e políticas organizacionais. Para manter seguros os pacientes e ajudar a evitar extrapolar seus limites, estudar a Figura 1.2, que fornece um guia que auxilia a tomar esse tipo de decisão.

Como oferecer cuidado ético centrado no paciente

Para defender os seus pacientes e prestar cuidado ético, você necessita ter um bom entendimento dos seguintes princípios:

Sete princípios éticos

Autonomia. As pessoas têm o direito de tomar decisões com base em (1) O seus próprios valores e crenças; (2) As informações adequadas, dadas sem coerção; e (3) O raciocínio sólido que considere todas as alternativas.
Beneficência. Tem como objetivo fazer o bem e evitar danos.

Justiça. Tratar as pessoas de forma igualitária e justa.
Fidelidade. Manter as promessas e não prometer o que não puder cumprir.
Veracidade. Dizer a verdade. Ser honesto com os pacientes, as famílias e os colegas.
Responsabilidade. Responsabilizar-se pelas consequências de seus atos.
Confidencialidade. Respeitar a privacidade das informações (isso também é lei).

Observação do Código de Ética da ANA

Pense sobre suas responsabilidades em relação aos seguintes pontos-chave, resumidos do Código de Ética para Enfermeiros da ANA:[8]

DETERMINAÇÃO DO ALCANCE DE SUA PRÁTICA

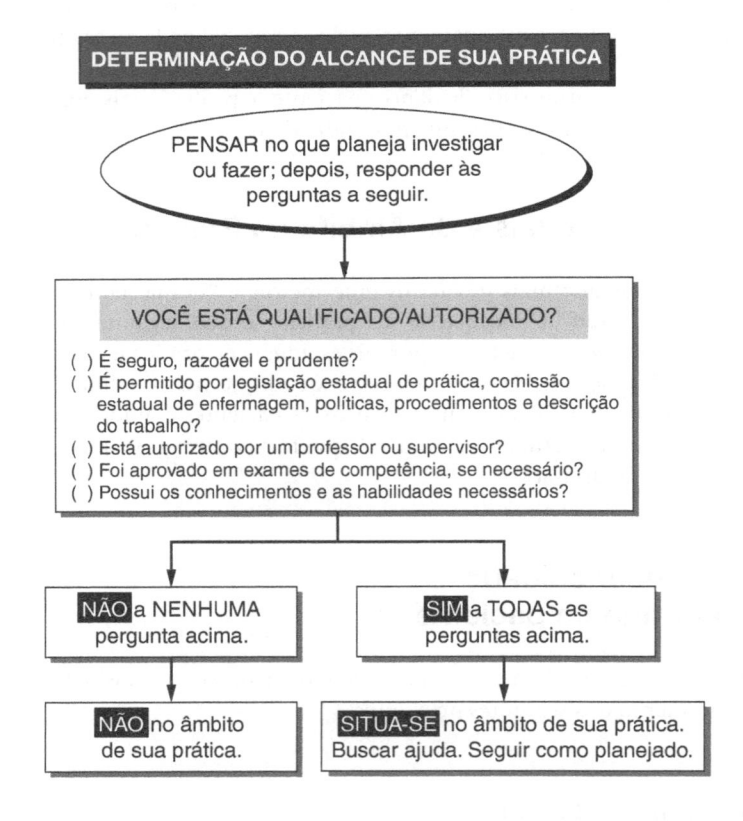

PENSAR no que planeja investigar ou fazer; depois, responder às perguntas a seguir.

VOCÊ ESTÁ QUALIFICADO/AUTORIZADO?
( ) É seguro, razoável e prudente?
( ) É permitido por legislação estadual de prática, comissão estadual de enfermagem, políticas, procedimentos e descrição do trabalho?
( ) Está autorizado por um professor ou supervisor?
( ) Foi aprovado em exames de competência, se necessário?
( ) Possui os conhecimentos e as habilidades necessários?

NÃO a NENHUMA pergunta acima.
SIM a TODAS as perguntas acima.

NÃO no âmbito de sua prática.
SITUA-SE no âmbito de sua prática. Buscar ajuda. Seguir como planejado.

FIGURA 1.2. Alcance da prática e tomada de decisão. Varia o âmbito da prática de um Estado a outro, dependendo da legislação e das Comissões Estaduais de Enfermagem, com suas regras e regulamentos. Na dúvida, perguntar ao professor clínico ou supervisor. Você pode também encontrar informações para contato relativo a seu SBN em https://www.ncsbn.org/nclex.htm. Para revisar uma lei de modelo de prática da enfermagem, ir para https://www.ncsbn.org/2886.htm?iframe=true&width=500&height=270.

Escolher ser enfermeiro significa comprometer-se a:

- **Praticar com compaixão e respeitar a dignidade, o valor e a individualidade exclusiva de cada pessoa.** Isso se aplica a pacientes, famílias e colaboradores, independentemente da natureza de seus problemas de saúde, situação socioeconômica ou cultura. Entender que os seres humanos têm o direito de autodeterminação – tomar as próprias decisões, com base na informação adequada e são orientados pelos próprios valores e crenças.
- **Manter o compromisso primário com os consumidores (pacientes, famílias, grupo ou comunidade).** É sua responsabilidade promover, defender e proteger a saúde, a segurança, a privacidade e os direitos dos pacientes. Reconhecer o conflito de interesses (quando seus próprios valores e crenças não coincidem com os dos pacientes ou de outros cuidadores). Defender o melhor interesse do paciente.
- **Manter um relacionamento profissional.** Embora a prestação de cuidados seja pessoal, muitas vezes exigindo uma atitude amigável, manter os limites profissionais. Você é o profissional e os pacientes não são seus amigos.
- **Assegurar um cuidado seguro, efetivo, eficaz e ético, colaborando com os outros.** Obter segundas opiniões. Delegar tarefas, quando necessário. Envolver os pacientes e os principais cuidadores na tomada de decisão e estabelecer objetivos compartilhados. Reconhecer quando você tem um dilema ético que exige participação de éticos qualificados. Obter o consentimento informado dos pacientes envolvidos nos estudos de pesquisa.
- **Respeitar seu próprio valor e dignidade.** Incorporar comportamentos saudáveis a sua vida. Lutar para crescer pessoal e profissionalmente. Ser responsável e estar comprometido com sua prática de enfermagem (isso inclui o cuidado direto ao paciente e a responsabilidade geral da profissão de enfermagem). Ampliar seu conhecimento e buscar experiências de aprendizado. Ajudar o progresso da profissão, contribuindo para a prática, a educação, a administração e o desenvolvimento do conhecimento (isso melhora o cuidado ao paciente e seu próprio valor e empregabilidade).
- **Participar do estabelecimento, da manutenção e da melhoria do ambiente de atendimento de saúde.** Defender suas condições de trabalho que levem à provisão de cuidado de saúde qualificado.
- **Envolver-se nas organizações profissionais.** Ajudar a articular os valores da enfermagem, dar forma às políticas e manter e melhorar a integridade da profissão e de sua prática.

REGRA Concordar com um código de conduta que coloca a segurança e o bem-estar do paciente em primeiro lugar e promove o trabalho em equipe ajuda a estabelecer relações éticas de confiança com pacientes, famílias e outros membros das equipes de saúde.

Outros tópicos clínicos que impactam o raciocínio

A seguir, outros tópicos do local de trabalho que causam impacto no raciocínio clínico.

Destaque na importância do desenvolvimento de ambientes de trabalho e de aprendizado saudáveis. As organizações de enfermeiros admitem a importância de proporcionar um clima respeitoso, de cura, humano e seguro. Você pode acessar informações sobre local de trabalho saudável, violência e lesão, prevenção e outros tópicos em www.cdc.gov/.

Manter a privacidade é lei. A privacidade do paciente é resguardada pelo Health Insurance Portability and Accountability Act (HIPAA) de 1996.

Responsabilidades diversas. Os enfermeiros, em todos os níveis, em hospitais, lares, estabelecimentos de enfermagem habilitados, casas geriátricas e comunidades, estão mais comprometidos com o diagnóstico, a prevenção e o controle de vários problemas de saúde. Outras responsabilidades incluem o atendimento de saúde primário, o ensino do paciente, a promoção de saúde, a reabilitação, o autocuidado e os métodos alternativos de cura. Em muitos casos, eles são responsáveis por fiscalizar o cuidado prestado pelos trabalhadores não licenciados.

Os papéis da enfermagem na prática colaborativa expandem-se. Os enfermeiros cada vez mais diagnosticam e controlam problemas que pertenciam anteriormente ao domínio médico, dependendo da sua competência (conhecimento, habilidades e credenciais) e autoridade (o que é permitido com base na legislação e nas políticas da instituição). Por exemplo, nas unidades de tratamento intensivo, os enfermeiros diagnosticam e tratam a hipertensão, a insuficiência cardíaca congestiva e inúmeros outros problemas, usando protocolos clínicos bem definidos.

Destaque para o papel de monitoramento (supervisão de enfermagem). É salientada a importância da presença de enfermeiros habilitados para monitorar os sinais e os sintomas que detectam, previnem e tratam as complicações potenciais precocemente. É responsabilidade dos enfermeiros o monitoramento e o relato de práticas sem segurança, capazes de levar a erros, problemas de segurança ou transmissão de infecção.

O trabalho em equipe é fundamental para o cuidado seguro e eficiente. Saber como ser membro eficiente de uma equipe – o trabalho cooperativo com médicos, farmacêuticos, nutricionistas, fisioterapeutas, terapeutas respiratórios e outros enfermeiros e profissionais – fortalece o cuidado ao paciente, evita erros e reduz o tempo de internação. O Quadro 1.2 resume as diversas habilidades necessárias ao trabalho como membro eficiente de uma equipe de atendimento de saúde.

Partes interessadas incluídas nas decisões. Sabemos a importância da inclusão de pessoas interessadas – os mais afetados pelo plano de cuidados, por exemplo, pacientes, famílias, cuidadores e terceiros pagadores – o mais cedo possível no processo de planejamento.

As parcerias são estimuladas. Para a garantia de metas comuns, é enfatizada a importância do desenvolvimento de parceiras. Os exemplos de parcerias--chave, hoje, incluem médico-enfermeiro, professor-aluno e enfermeiro-paciente. Os pacientes são estimulados a expressar suas ideias e a ter papel ativo em todo o cuidado de enfermagem (Quadro 1.3).

Aplicação do processo de enfermagem **45**

Atendimento a necessidades variadas dos pacientes (atendimento baseado na população). Os enfermeiros devem ser capazes de atender às necessidades de variadas populações (pacientes de determinadas culturas, religiões,

---

Quadro 1.2 — **Habilidades diversas exigidas para ser um enfermeiro hoje***

Você deve ser capaz de

- **Ser flexível e adaptar-se** a ambientes e circunstâncias diferentes, identificando novos conhecimentos, habilidades e perspectivas necessários para a prática competente.
- **Resolver problemas, pensar de forma crítica e criativa** e responder a complexidades clínicas.
- **Tomar decisões independentes e compartilhadas**, levando em conta os custos e envolvendo os pacientes e seus familiares como parceiros.
- **Obedecer aos prazos**, demonstrando responsabilidade, autoestima, autoconfiança, autocontrole, sociabilidade e integridade.
- **Colaborar** com profissionais, colegas, pacientes, familiares e outros profissionais da saúde, cultivando habilidades de comunicação, interpessoais e de pensamento em grupo.
- **Pensar de forma holística,** cuidando do paciente como um todo, analisando o processo da doença e seu impacto e os problemas relacionados com os estilos de vida dos indivíduos.
- **Promover a saúde** por meio da educação, da investigação em saúde, da redução de fatores de risco e do controle de sintomas e de fatores causadores.
- **Tomar decisões éticas,** com base em princípios éticos.
- **Ensinar e aprender de forma eficiente,** tirando vantagem dos estilos individuais de aprendizagem preferidos.
- **Investigar e responder às necessidades** e aos valores dos vários grupos (p. ex., culturas, faixas etárias variadas, além daqueles com orientação sexual diferente).
- **Defender os clientes, famílias e os enfermeiros,** com capacidade de apresentar um caso e ouvir as necessidades dos outros, assim como comprometer-se com a promoção do acesso de todas as pessoas aos cuidados de saúde, independentemente da capacidade de pagamento.
- **Liderar, supervisionar e ouvir, além de captar** as necessidades dos subordinados.
- **Controlar as informações,** bem como organizar e manter arquivos, com o uso da informática, para auxiliar na interpretação e no processamento das informações.
- **Usar a tecnologia:** selecionar equipamento e instrumentos, manter e consertar equipamentos, aplicar tecnologia às tarefas e avaliar a adequação de equipamentos complexos e de custo elevado.
- **Usar os recursos: empregar tempo, dinheiro, materiais, espaço e recursos humanos** no desenvolvimento de programas e no oferecimento de cuidados.
- **Investigar sistemas sociais e organizacionais,** monitorar e corrigir o desempenho, desenvolver ou aperfeiçoar sistemas.
- **Determinar o papel dos serviços comunitários** na prestação dos cuidados de saúde, proporcionando apoio conforme as necessidades.
- **Oferecer serviços ao consumidor,** com uma compreensão clara daquilo que é importante para ele.

* Lista compilada a partir de muitos documentos sobre habilidades para o século XXI.

faixas etárias, idiomas ou orientação sexual). Mais informações podem ser encontradas, consultando os seguintes documentos:

- *Advancing Effective Communication, Cultural Competence and Patient- and Family-Centered Care: A Road Map for Hospitals*, disponível em http://www.jointcommission.org/Advancing_Effective-Communication/
- Folhetos detalhados sobre Direitos dos Pacientes, em inglês e espanhol, em http://www.jointcommission.org/Speak_Up_Know_Your_Rights/

Surgem novas doenças e tratamentos. As viagens internacionais são comuns, aumentando a preocupação sobre a disseminação de doenças. Os especialistas em todo o mundo respondem rapidamente às doenças emergentes para prevenir sua disseminação mundial.

Cresce a preocupação com a prevenção de bactérias novas e resistentes. Por exemplo, o aumento da incidência de infecções pelo *Staphilococcus aureus* resistente à meticilina. A higiene das mãos é exigida em todos os ambientes. Os especialistas mencionam preocupação com o uso excessivo de antibióticos.

Bioterrorismo e outros ataques terroristas exigem estar alerta e preparado. Os profissionais da saúde devem ter planos para detecção e resposta precoces ao bioterrorismo, à radiação terrorista e a outros ataques terroristas.

Quadro 1.3 Melhore a segurança: incentive seu paciente a manifestar-se®

Incentive os seus pacientes a participarem de forma ativa, envolvida e informada na equipe de atendimento de saúde. Diga-lhes que os seguintes passos simples são baseados na pesquisa que mostra que os pacientes que tomam parte nas decisões sobre seu atendimento de saúde têm mais probabilidades de conseguir melhores resultados.

Manifeste-se caso tenha perguntas ou preocupações e, se não entender, pergunte novamente. É o seu corpo, e você tem o direito de saber.

Preste atenção ao cuidado que está recebendo. Garanta que está recebendo os tratamentos e os medicamentos corretos pelos profissionais de saúde corretos. Não presuma nada.

Instrua-se sobre o seu diagnóstico, os exames médicos aos quais está sendo submetido e o seu plano de tratamento.

Solicite a um membro da família ou amigo de confiança para ser seu defensor.

Conheça seus medicamentos e porque os toma. Os erros de medicamentos são os mais comuns no atendimento de saúde.

Use um hospital, clínica, centro cirúrgico ou outro tipo de organização de atendimento de saúde que tenha sido rigorosamente avaliado quanto aos padrões de qualidade e segurança de vanguarda, como os previstos pela Joint Commission.

Participe de todas as decisões sobre seu tratamento. Você é o centro da equipe de atendimento de saúde.

Fonte: cortesia *The Joint Commission*.

Papéis dos enfermeiros como defensores e líderes são essenciais. Os enfermeiros desempenham um papel central no controle eficiente de recursos escassos (pessoal, suprimentos e equipamento). Liderança, pensamento crítico, delegação, supervisão e habilidades organizacionais e de comunicação são essenciais. Surgem novos modelos de prática profissional para inspirar os enfermeiros a atingir outros patamares (Figura 1.3).

Administração compartilhada e tomada de decisão colaborativa. Sabemos que a administração compartilhada (inclusão dos enfermeiros na tomada de decisão sobre regras, procedimentos e outros aspectos do cuidado) obtém os melhores resultados. (Ver Forum for Shared Governance em http://sharedgovernance.org/.)

Escassez de enfermeiros e educadores ameaça o cuidado ao paciente. Maior demanda com menor número de enfermeiros ameaça o cuidado ao paciente. Algumas leis estaduais exigem mais pessoal para determinados tipos de pacientes. A enfermagem e outros setores importantes no atendimento de saúde recrutam ativamente pessoas para a profissão e encontram maneiras de aperfeiçoar o trabalho dos enfermeiros. Existe uma demanda especial por educadores de enfermagem, pois os mais antigos aposentam-se e há poucos jovens para substituí-los.

MODELO DE PRÁTICA PROFISSIONAL DA ENFERMAGEM

- **D**esenvolvimento profissional
- **C**ompromisso
- **P**esquisa e melhoria da qualidade
- **E**nsino de pacientes e da equipe
- **E**nfermeiros como líderes
- **R**elacionamentos
- **P**ráticas excepcionais baseadas em evidências
- **C**uidado seguro baseado no paciente com foco nos resultados

Fazendo diariamente a diferença

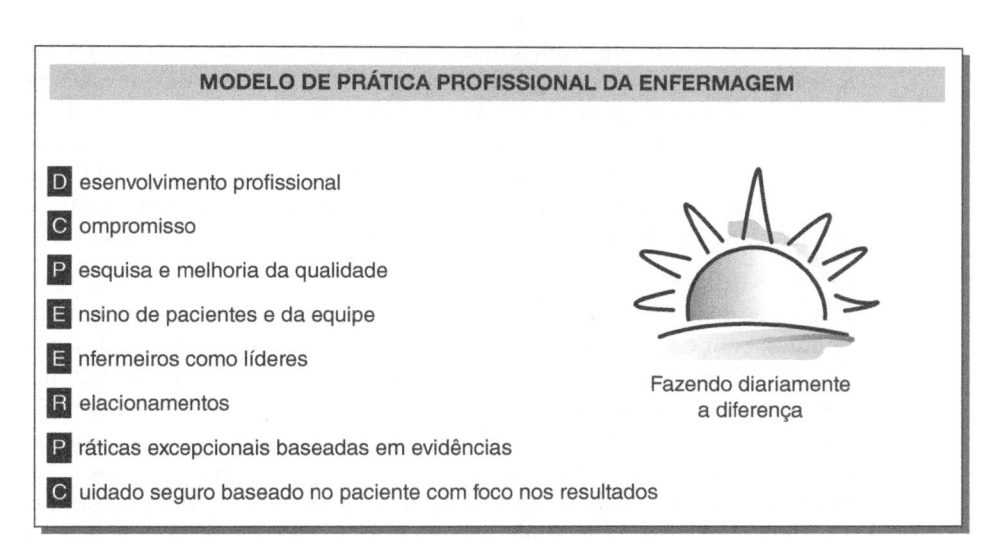

FIGURA 1.3 Modelo de prática profissional. O acrônimo PARTNERS (palavra derivada das iniciais dos termos em inglês, encontrado no quadro original, *professional, accountability, research, teaching, nurses, relationships, exceptional, safe*) constitui uma boa base para um modelo de prática profissional. Os enfermeiros, em parceria com os pacientes e as famílias, os médicos, os administradores e os educadores, cooperam para uma meta comum que é oferecer uma experiência superior ao paciente, diariamente. Cada componente do acrônimo PARTNERS integra a prática profissional da enfermagem e mostra como os enfermeiros colaboram, comunicam-se e desenvolvem-se profissionalmente. São também os componentes necessários para o oferecimento de um cuidado superior ao paciente. O sol nascendo representa um novo dia, todos os dias, simbolizando conforto, energia, luz e algo que sempre está presente. (Adaptado com permissão do *Mainline Hospitals Professional Practice Model* © 2010. Disponível em http://www.mainlinehealth.org/paoli.)

Preceptores e mentores são professores valiosos. Reconhecemos a importância do trabalho dos novatos com os preceptores e mentores. Preceptores e mentores são enfermeiros experientes, com habilidades exemplares, que assumem o papel de ensinar e apoiar novatos no ambiente clínico.

População, enfermeiros e estudantes dos Estados Unidos em crescente diversificação. Muitos pacientes, enfermeiros e estudantes que aprenderam inglês como segunda língua lutam para entender a maneira norte-americana de interagir e aprender. As escolas e os hospitais respondem, desenvolvendo programas de ajuda a diversos estudantes e enfermeiros.

Exigência de aprendizado permanente. A velocidade das mudanças exige o compromisso de aprendizado e de desenvolvimento profissional permanentes. Os enfermeiros devem ser profissionais com conhecimentos, capazes de fazer julgamentos clínicos complicados. A norma é o aprendizado independente, muitas vezes com o uso de computadores e da internet.

Healthy People 2020. As iniciativas de promoção de saúde norte-americanas e de prevenção da doença visam à melhoria da saúde no país (Quadro 1.4).

Cuidado baseado em evidências e destaque para as melhores práticas. Agora que dispomos de mais dados de pesquisa e sabemos a importância da opinião de especialistas, continuamente trabalhamos para desenvolver as melhores maneiras (melhores práticas) para controlar condições específicas, a partir da perspectiva de resultados e custos. O consumidor atual deseja saber a melhor resposta para a pergunta "Que evidências você tem de que esta seja a melhor abordagem para mim?". Mais informações sobre centros de práticas baseadas em evidências (EBP) estão no site da Agency for Healthcare Research and Quality (AHRQ), em http://www.ahrq.gov/clinic/epc/. A AHRQ é a instituição federal principal no país para pesquisas de qualidade, custos e resultados de atendimento de saúde, bem como segurança do paciente.

Controle de casos, controle das doenças e expansão do teleatendimento de saúde. Com o aumento do número de pessoas em casa e em áreas remotas, com doenças crônicas e esquemas de tratamento complicados, enfermeiros e médicos controlam o cuidado a distância, pelo uso de telefone, monitores de televisão e outras tecnologias de comunicação. Um maior número de enfermeiros está envolvido no controle das doenças, no controle de deficiências e no controle de casos (modelos de prestação de cuidados que objetivam manter o baixo custo, ajudando as pessoas com doenças crônicas a melhorar seu estado de saúde pelo monitoramento de perto, intervenção precoce e uso de recursos).

Guia de cuidado com protocolos e caminhos críticos. A medida que continuamos a acompanhar os dados dos tratamentos e dos resultados, temos cada vez mais protocolos baseados em evidências. Por exemplo, se você tem pneumonia, é provável que receba um antibiótico específico, comprovadamente oferecendo os melhores resultados e custo menor. Caminhos críticos (também conhecidos como vias críticas, vias clínicas e mapas de cuidado), que são planos padronizados multidisciplinares, usados na previsão e deter-

Aplicação do processo de enfermagem **49**

minação do cuidado para problemas específicos, são refinados e melhorados (ver exemplo de via crítica no Apêndice A).

Mais idosos e doentes crônicos. As pessoas estão vivendo mais tempo com doenças e incapacidades. Os enfermeiros precisam focalizar a promoção da

---

Quadro 1.4 — Healthy People 2020

Missão
- Identificar prioridades nacionais de melhoria da saúde.
- Aumentar a percepção e a compreensão do público dos determinantes de saúde, doença e deficiência, bem como oportunidades de progresso.
- Ter objetivos e metas mensuráveis, aplicáveis no nível nacional, estadual e municipal.
- Envolver uma multiplicidade de setores para agir, fortalecendo políticas e melhorando práticas estimuladas pelas melhores evidências e conhecimentos disponíveis.
- Identificar necessidades de pesquisas críticas, avaliação e coleta de dados.

Metas
- Conseguir vidas mais duradouras e com mais qualidade, sem doenças, deficiências, lesões e mortes prematuras, passíveis de prevenção.
- Alcançar igualdade de saúde, eliminar disparidades e melhorar a saúde de todos os grupos.
- Criar ambientes sociais e físicos que promovam uma boa saúde a todos.
- Promover qualidade de vida, desenvolvimento sadio e comportamentos saudáveis em todos os estágios de vida.

Indicadores de progresso
- Estado de saúde geral
- Qualidade de vida e bem-estar relacionados à saúde
- Determinantes de saúde
- Disparidades

Exemplos de Indicadores de Saúde
- Saúde de adolescentes
- Distúrbios sanguíneos e transfusão segura
- Demências e doença de Alzheimer
- Saúde infantil
- Genômica
- Saúde global
- Infecções de saúde relacionadas ao cuidado
- Qualidade de vida e bem-estar relacionados à saúde
- Saúde de lésbicas, *gays*, bissexuais e transgêneros
- Saúde do idoso
- Prontidão
- Saúde do sono
- Determinantes sociais de saúde

Fonte: resumo do *Healthy People 2020* Framework. Recuperado em 4 de novembro de 2011 de /http://www.healthypeople.gov/2020/consortium/HP2020Framework.pdf e de *What's New for 2020*. Recuperado em 1 de novembro de 2011, de http://healthypeople.gov/2020/about/new2020. aspx.

H.M.O. (HELP ME OUT)®/AJUDE-ME

CALL CENTER

Assessoria completa de atendimento de saúde

"Tome duas aspirinas, beba muito líquido, aplique calor, descanse bastante e plante uma batata no pátio."

saúde, apesar da existência de problemas de saúde; por exemplo, como ajudar as pessoas com doenças pulmonares a maximizarem a tolerância ao exercício. Os profissionais também precisam equipar-se para lidar com pessoas com múltiplos problemas de saúde; por exemplo, um paciente com diabetes, hipertensão, doença pulmonar crônica e artrite.

Prontuários eletrônicos de saúde e tecnologia de informação de saúde mudam o oferecimento do atendimento de saúde. As novas tecnologias facilitam o diagnóstico, a tomada de decisão e a pesquisa. Embora essas tecnologias criem desafios constantes de aprendizagem, os aperfeiçoamentos mais recentes poupam tempo e melhoram a qualidade do cuidado. A maior parte da documentação é feita eletronicamente. *Smart phones*, *iPads* e computadores portáteis e sem fio permitem a médicos e enfermeiros a proximidade, mesmo quando distantes. Prontuários de pacientes online promovem a exatidão e a eficiência.

Novas preocupações éticas. Os avanços no tratamento da infertilidade e no controle de doenças desafiam os valores tradicionais quanto à concepção, nas- cimento, morte e ato de morrer. A sociedade está muito preocupada com a ética dos cuidados paliativos (aqueles que aliviam a dor e o sofrimento e promovem a sensação de bem-estar físico e espiritual, mas não proporcionam a cura). Os enfermeiros devem saber como aplicar os princípios éticos para ajudar os pacientes e as famílias a tomarem decisões informadas.

Centros de saúde, terapias holísticas e alternativas. Há um enfoque maior na promoção da saúde e no desencadeamento dos poderes naturais de cura do organismo, por meio de terapias holísticas e alternativas (p. ex., dieta, exercício, acupuntura, massagem e outras formas de controle do estresse, como a meditação e a aromaterapia).

Destaque para a saúde do enfermeiro. Muitos locais de trabalho reconhecem a necessidade de ajudar os enfermeiros a permanecerem saudáveis, proporcionando-lhes aulas de redução de estresse e participação gratuita (ou a custo reduzido) em centros de saúde. O enfermeiro sadio é essencial para o cuidado de enfermagem seguro e eficiente. A preocupação com os turnos longos, a sobrecarga de pacientes e o ambiente de trabalho estressante recebe maior atenção. Novas abordagens, regulamentos e legislação continuam a tratar de problemas como a desproporção enfermeiro-paciente e as horas extras obrigatórias.

Consumidores educados. Os enfermeiros auxiliam os pacientes nas duas extremidades do "espectro de conhecimentos", desde aqueles não alfabetizados até os que navegam pela internet, tornando-se especialistas nas informações mais recentes sobre seus problemas. Atualmente, muitos pacientes são bem informados – muitas vezes conhecem mais sobre seus problemas do que muitos dos que os atendem.

> **NOTA:** A intenção dos exercícios de pensamento crítico e raciocínio clínico ao longo deste livro é ajudá-lo a lembrar o conteúdo e as habilidades práticas de pensamento crítico e do raciocínio clínico, e não o obrigando a exercícios escritos demorados. Se não desejar redigir as respostas, pense sobre mapeá-las, ou discuti-las com alguém. Se não necessitar da prática, passe para a próxima seção. As respostas no final do livro são exemplos de respostas – não são as únicas. Elas são dadas para ajudá-lo a avaliar e corrigir seu raciocínio. Se não tiver certeza se sua resposta é aceitável, discuta-a com um colega ou pergunte ao seu professor.

EXERCÍCIOS DE PENSAMENTO CRÍTICO E RACIOCÍNIO CLÍNICO

1.1 Processo de enfermagem: o fundamento para o raciocínio clínico

Exemplos de respostas estão no final do livro.

1. Preencher as lacunas: os termos *pensamento crítico* e *raciocínio clínico* costumam ser usados (a)_____. *Raciocínio clínico* é um termo específico, que se refere à aplicação do processo de enfermagem para investigar e (b) _____ problemas do paciente no local do cuidado. Para pensar sobre outros tópicos clínicos, como a promoção do trabalho em equipe e o fluxo racional de trabalho, os enfermeiros costumam usar (c)_____ . O pensamento crítico é um termo (d) _____ que inclui o raciocínio clínico.

2. Com termos que um leigo consiga compreender, explique:
   a) As cinco fases do processo de enfermagem
   b) Cinco características do processo de enfermagem que promovem raciocínio seguro e eficiente.
   c) Como o processo de enfermagem oferece cuidado que complementa os atendimentos realizados pelos médicos.
3. Dê três razões pelas quais o processo de enfermagem é o primeiro recurso que você precisa aprender para "pensar como um enfermeiro".
4. Explique por que a exatidão de cada etapa do processo de enfermagem depende da exatidão da anterior.
5. O que está errado com este enunciado? *Ele é muito bom em diagnósticos, mas tem que melhorar as investigações.*
6. Suponhamos que você está começando o dia, cuidando de um paciente que fez uma apendectomia ontem. Aplicando princípios do processo de enfermagem, qual é a *primeira* coisa que deve fazer?
7. Imagine que você trabalha num hospital. Avalie as questões a seguir sobre satisfação do paciente. Pense em três maneiras de ajuda a enfermeiros, para que continuem atentos às coisas que têm muita importância para os pacientes.

Satisfação do paciente: 10 aspectos principais

1. Sensibilidade dos funcionários à inconveniência causada pelos problemas de saúde e hospitalizações
2. Otimismo geral do hospital
3. Preocupação dos funcionários com a privacidade do paciente
4. Quantidade de atenção dada às necessidades especiais ou pessoais do paciente
5. Grau de seriedade com que os enfermeiros encaram os problemas de saúde dos pacientes
6. Habilidade técnica dos enfermeiros
7. Atitudes dos enfermeiros em relação ao chamado dos pacientes
8. Grau em que os enfermeiros mantêm os pacientes adequadamente informados sobre os exames, tratamentos e equipamentos
9. Cordialidade dos enfermeiros – educação entre os enfermeiros
10. Rapidez na resposta ao chamado da campainha

Tente você mesmo

Com um colega, em grupo ou em um diário próprio:
1. Discuta as implicações da declaração a seguir: determinar o alcance da prática significa tomar decisões sobre o que você tem autorização legal para investigar ou fazer.

Aplicação do processo de enfermagem **53**

2. Aborde como o código de conduta no Quadro 1.5 promove segurança, trabalho em equipe e relações éticas e de confiança com pacientes, famílias e outros membros da equipe de saúde.
3. Entre em contato com seus sentimentos sobre cometer erros. Identifique formas pelas quais você, seus pacientes e colegas podem promover uma cultura de segurança e não uma de culpa.

Quadro 1.5 — **Código de Conduta da Equipe de Saúde**

Como membro deste grupo/equipe, concordo em incluir o que segue em minha rotina diária.

1. **Manter a segurança e a saúde do paciente e do cuidador como a principal preocupação, em todas as interações, inclusive:**
   - Sendo atento e monitorando práticas de cuidado que aumentem risco de erros
   - Lembrando que ninguém é perfeito e que todas as pessoas são vulneráveis a cometer erros
   - Responsabilizando-me por ser "uma rede de segurança" ao ajudar colegas, antecipar o que possam precisar e contribuindo para prevenir erros (p. ex., "Acho que a luva está contaminada, deixa que consigo outra." Ou "Aqui está uma agulha nova.")
   - Tornando um princípio da equipe que "se testemunharmos práticas sem ética ou sem segurança, será nossa responsabilidade dar conta disso (primeiro, direto com a pessoa; depois, usando as políticas e os procedimentos, quando for o caso)"

2. **Promover parcerias de poder, por meio de:**
   - Valorização do tempo e da contribuição a serem dados à equipe/grupo
   - Aceitação da diversidade em nossos estilos – reconhecimento de que você é quem melhor se conhece e deve poder optar pelos próprios métodos
   - Promessa de ser honesto, tratando-o com respeito e cortesia
   - Promoção da independência e do crescimento recíproco, aplicando a "Regra de Platina" (tratar os outros como querem ser tratados, sem pressupor que eles desejam o mesmo que *você*)
   - Escutar sem restrições a novas ideias e outras perspectivas
   - Tentativa de caminhar com suas próprias pernas
   - Compromisso de solucionar conflitos sem recorrer ao poder utilizado
   - Responsabilidade pelo próprio bem-estar emocional (quando me sentir mal acerca de algo, sou responsável por fazer alguma coisa a respeito)
   - Garantir que ambos:
     - Permaneçam concentrados na finalidade conjunta e nas responsabilidades de atingi-la
     - Tomar decisões em conjunto o máximo possível
     - Dar-se conta de estar comprometido com os resultados (consequências) dos próprios atos
     - Ter o direito de dizer não, desde que isso não signifique negligenciar as responsabilidades

3. **Solidificar a comunicação franca e um ambiente positivo de trabalho, por meio de:**
   - Abordagem dos tópicos e comportamentos específicos
   - Reconhecimento/pedido de desculpas se causar inconveniente ou cometer um erro
   - Realizar o meu "trabalho de casa" antes de tirar conclusões
   - Manter a confidencialidade, quando for escolhido como confidente

(continua)

> **Quadro 1.5** Código de Conduta da Equipe de Saúde (continuação)
>
> - Usar somente UMA pessoa como confidente antes de decidir dar um retorno ou abandonar o assunto
> - Validar todos os rumores ouvidos
> - Redirecionar os colegas de trabalho que conversam sobre alguém a falar direto com a pessoa
> - Abordar de forma direta o comportamento inseguro ou sem ética e conforme as políticas
> - Oferecer *feedback* conforme indicado:
>   - Em 72 horas, usando afirmações na primeira pessoa ("Eu sinto...", em lugar de "Você me levou a sentir que...")
>   - Descrevendo os comportamentos e dando exemplos específicos
>   - Limitando a discussão ao evento em questão e não abordando história anterior e dizendo honesta e francamente o impacto do comportamento em você
>
> 4. **Ser passível de abordagem e aberto a feedback, por meio de:**
>   - Responsabilização pelas próprias ações e palavras
>   - Uso de tempo para refletir sobre o que foi dito em lugar de culpar, defender-se ou rejeitar
>   - Pedido de esclarecimentos sobre os comportamentos percebidos
>   - Lembrança de que sempre há um pouco de veracidade em toda a crítica
>   - Manutenção do foco no que você pode aprender com a situação
>
> Fonte: © 2012 R. Alfaro-LeFevre. Disponível em www.AlfaroTeachSmart.com.

4. Faça um mapa mostrando como os conceitos a seguir se relacionam: pensamento crítico, raciocínio clínico, raciocínio importante necessário em qualquer situação, processo de enfermagem, pensar no local da prestação do cuidado, segurança do paciente e saúde.
5. Discuta os seguintes recursos *online*:
   - Brent, N. *Protect yourself: Know your nurse practice act*. Disponível em http://ce.nurse.com/CE548/ Protect-Yourself–Know-Your-Nurse-Practice-Act/
   - Gordon, S. (2006). What do nurses really do? *Topics in Advanced Nursing eJournal*, 6(1). Disponível em http://www.medscape.com/viewarticle/520714_2
   - Frequently asked questions on HIPAA Privacy Rules listadas em http://www.hhs.gov/hipaafaq/vs

DESENVOLVIMENTO DE HABILIDADES DE PENSAMENTO CRÍTICO E RACIOCÍNIO CLÍNICO

O desenvolvimento de habilidades de raciocínio é como o desenvolvimento de outras habilidades complexas: quanto mais prática e experiência ocorrem, mais automáticas ficam as habilidades – você desenvolve hábitos de pensamento que o ajudarão, assim como seus pacientes. Os exercícios neste livro pretendem auxiliá-lo a desenvolver, aperfeiçoar e praticar as capacidades de pensamento crítico e raciocínio clínico. Ao concluir cada capítulo, aprendendo a aplicar os princípios e as regras do processo de enfermagem, você começará a desenvolver hábitos que o ajudarão a ser mais automático ao pensar nas situações de enfermagem.

Indicadores de Pensamento Crítico

Os Quadros 1.6, 1.7 e 1.8 listam os Indicadores do Pensamento Crítico. São comportamentos que, conforme as evidências, promovem pensamento crítico em enfermagem. Lembre-se de que *pensamento crítico* é um termo abrangente, que inclui o *raciocínio clínico*. Não esqueça que ninguém é perfeito e que as capacidades variam com a experiência e a familiaridade com as pessoas e as circunstâncias envolvidas. Lembre-se também de que os indicadores do pensamento crítico podem mudar, dependendo da especialidade.

REGRA Pensamento crítico e raciocínio clínico são contextualizados – mudam com as circunstâncias (um padrão não serve para tudo). Procurar alterações no *paciente* ou *situação* que exijam mudança na sua abordagem. Por exemplo, se você sai do trabalho em um hospital (onde é o encarregado e há abundância de equipamento e recursos) para o trabalho domiciliar (onde você é um convidado na casa de outra pessoa e precisa improvisar), talvez tenha que repensar todo o processo.

Ter uma ideia inicial sobre onde você se situa em relação a ser um pensador crítico – levar em conta cada indicador nos espaços e classificar suas habilidades, usando a escala a seguir, de 0 a 10.

0 = Não sou muito bom para demonstrar esse indicador.
10 = Quase sempre demonstro esse indicador.

Mesmo listados separados, os indicadores estão inter-relacionados. Por exemplo, apenas conhecer (Quadro 1.7) não indica pensamento crítico. O que indica pensamento crítico é *aplicar* o conhecimento para conseguir habilidades intelectuais (Quadro 1.8).

O modelo dos quatro círculos do pensamento crítico

Outra maneira de examinar o pensamento crítico é usando os quatro círculos mostrados na Figura 1.4, para a obtenção de uma "figura" do que é necessário para pensar criticamente.

Percorrendo os círculos no sentido horário, aqui está o que deve ser feito:

1. **Desenvolver atitudes, características e comportamentos de pensamento crítico (círculo superior).** Ao desenvolver características de

Quadro 1.6 — Indicadores Pessoais do Pensamento Crítico

NOTA: Esses indicadores são descrições breves dos comportamentos que demonstram as características que promovem o pensamento crítico. O que segue é o ideal. Ninguém é perfeito.

- **Consciente:** identifica as preferências quanto a aprendizagem, personalidade e estilo de comunicação; esclarece parcialidades, pontos fortes e limitações; reconhece quando o pensamento pode ser influenciado pelas emoções ou por interesse próprio.
- **Genuíno/autêntico:** mostra o verdadeiro eu; demonstra comportamentos que indicam valores declarados.
- **Comunicador eficaz:** escuta bem (mostra entendimento profundo dos pensamentos, sentimentos e circunstâncias alheios); fala e escreve com clareza (consegue transmitir os pontos-chave aos outros).
- **Curioso e inquisitivo:** faz perguntas; procura razões, explicações e significados; busca novas informações para ampliar o entendimento.
- **Alerta ao contexto:** procura mudanças nas circunstâncias que provocam a necessidade de modificar as abordagens. Investiga completamente quando as situações requerem pensamento preciso e profundo.
- **Analítico e com discernimento:** identifica relacionamentos; demonstra profundo entendimento.
- **Lógico e intuitivo:** tira conclusões razoáveis (se isso é assim, então acontecerá aquilo... porque...); usa a intuição como guia; age pela intuição apenas com o conhecimento dos riscos envolvidos.
- **Confiante e resiliente:** demonstra fé na capacidade de raciocinar e aprender; supera problemas e desapontamentos.
- **Honesto e direto:** procura a verdade, mesmo que ela ilumine zonas obscuras; demonstra integridade (obedece a padrões morais e éticos, admite falhas de pensamento).
- **Autônomo e responsável:** autodirecionado, autodisciplinado e aceita comprometimento.
- **Cuidadoso e prudente:** procura ajuda quando necessário; suspende ou revisa o julgamento quando indicado por dados novos ou incompletos.
- **Tolerante e justo:** mostra tolerância a pontos de vista diferentes; questiona como os próprios pontos de vista influenciam os pensamentos.
- **Sensível à diversidade:** demonstra apreciação pelas diferenças humanas relacionadas a valores, cultura, personalidade ou preferências no estilo de aprendizagem; adapta-se às preferências quando viável.
- **Criativo:** oferece soluções e abordagens alternativas; apresenta ideias úteis.
- **Realista e prático:** admite quando as coisas não são viáveis; procura soluções úteis.
- **Reflexivo e autocorretivo:** considera cuidadosamente o significado dos dados e das interações interpessoais, solicita retorno; corrige o próprio pensamento, está alerta sobre os possíveis erros próprios e dos outros, encontra maneiras de evitar futuros erros.
- **Proativo:** antecipa as consequências, planeja antecipadamente, age de modo oportuno.
- **Corajoso:** sustenta suas crenças, defende outros, não evita os desafios.
- **Paciente e persistente:** espera pelo momento certo, persevera para alcançar os melhores resultados.
- **Flexível:** muda as abordagens, conforme necessário, para obter os melhores resultados.
- **Orientado para a saúde:** promove um estilo de vida saudável, usa comportamentos saudáveis para controle do estresse.
- **Orientado para a melhoria (própria, dos pacientes, dos sistemas): própria** – identifica necessidades de aprendizagem; encontra formas de vencer as limitações, busca novos conhecimentos. **Pacientes** – promove a saúde; maximiza as funções, o conforto e a conveniência. **Sistemas** – identifica riscos e problemas com os sistemas de atendimento de saúde; promove a segurança, a qualidade, a satisfação e a contenção de custos.

Fonte: Alfaro-LeFevre, R. (2012). *Critical thinking indicators*. Disponível em www.AlfaroTeachSmart.com. Todos os direitos reservados. Usar com permissão.

Aplicação do processo de enfermagem **57**

pensamento crítico, como as do Quadro 1.6, as habilidades nos outros círculos prontamente aparecem.
2. Adquirir conhecimento teórico e experimental, assim como habilidades intelectuais.

Quadro 1.7 **Indicadores de Conhecimento do Pensamento Crítico (exigências variam, dependendo da especialidade)**

Esclarecem os conhecimentos de enfermagem:

- Terminologia de enfermagem e médica
- Modelos, papéis e responsabilidades da enfermagem *versus* os dos médicos e de outros profissionais
- Alcance da prática da enfermagem (qualificações, padrões aplicáveis, leis, regras e regulamentos)
- Anatomia, fisiologia e fisiopatologia relacionadas
- Conceitos espirituais, sociais e culturais
- Crescimento e desenvolvimento normais e anormais (implicações pediátricas, adultas e gerontológicas)
- Funcionamento normal e anormal (biológico-psicológico-social-cultural-espiritual)
- Fatores que afetam o funcionamento normal (biológico-psicológico-social-cultural--espiritual)
- Princípios nutricionais e farmacológicos
- Saúde comportamental e controle de doenças
- Sinais e sintomas de problemas e complicações comuns
- Processo de enfermagem, teorias de enfermagem, pesquisa e prática baseada em evidências
- Razões por trás de políticas, procedimentos e intervenções; implicações de exames diagnósticos
- Princípios éticos e legais
- Gerenciamento de riscos e controle de infecções
- Padrões de segurança, padrões de local de trabalho seguro e princípios de culturas de aprendizagem e segurança
- Inter-relacionamento das disciplinas e dos sistemas de atendimento de saúde
- Recursos de informação confiáveis

Demonstram:

- Habilidades focalizadas na investigação de enfermagem (p. ex., investigação dos sons respiratórios ou do local de punção endovenosa)
- Solução de problemas matemáticos para cálculos de fármacos
- Habilidades técnicas relacionadas (p. ex., controle da sonda nasogástrica ou de outros equipamentos)

Esclarecem o conhecimento do eu

- Preferências, valores, crenças e necessidades pessoais
- Como a própria cultura, pensamento, personalidade e preferências de estilo de aprendizagem diferem dos de outros indivíduos
- Nível de comprometimento com a missão e os valores organizacionais

Fonte: Alfaro-LeFevre, R. (2012). *Critical thinking indicators*. Disponível em www.AlfaroTeachSmart.com. Todos os direitos reservados. Usar com permissão.

Quadro 1.8	**Indicadores do Pensamento Crítico nas Habilidades Intelectuais (comportamentos que demonstram competências intelectuais)**

Processo de Enfermagem e Habilidades Decisórias

- Comunica-se com eficiência, oralmente e por escrito
- Identifica o alcance da prática; aplica padrões, princípios, leis e códigos de ética
- Faz da segurança e do controle de infecções uma prioridade; previne e lida com os erros de modo construtivo
- Inclui o paciente, a família e os participantes-chave no processo decisório; ensina o paciente, a si mesmo e os outros
- Identifica o propósito e o foco da investigação
- Investiga de modo sistemático e abrangente
- Diferencia o que é normal do anormal; identifica riscos de anormalidades
- Diferencia o relevante do irrelevante; agrupa dados relevantes
- Identifica pressupostos e inconsistências; confere a exatidão e a confiabilidade (valida dados)
- Reconhece informações que faltam; obtém mais dados se necessário
- Conclui quanto ao que se sabe e se desconhece; tira conclusões razoáveis – oferece evidências de apoio
- Identifica problemas e suas causa(s) subjacentes e fatores relacionados; inclui as perspectivas do paciente e da família
- Reconhece mudanças na condição do paciente; age de acordo
- Leva em conta múltiplas ideias, explicações e soluções
- Determina resultados individualizados e usa-os para planejar e prestar cuidado
- Controla riscos, prevê complicações
- Avalia riscos e benefícios; antecipa consequências e implicações – individualiza intervenções em conformidade
- Estabelece prioridades e toma decisões oportunas
- Reinvestiga para monitorar os resultados (respostas)
- Promove a saúde, as funções, o conforto e o bem-estar
- Identifica questões éticas e age de acordo
- Usa recursos humanos e informacionais, detecta tendências

Habilidades Adicionais

- Defende os pacientes, a si mesmo e outros
- Estabelece parcerias poderosas com pacientes, famílias, colegas e colaboradores
- Solidifica relações interpessoais positivas; aborda conflitos com justiça; promove um local de trabalho saudável e culturas de aprendizagem
- Promove o trabalho em equipe (focaliza metas comuns, respeita a diversidade, encoraja os outros a contribuírem de seu jeito)
- Facilita e conduz mudanças
- Organiza e controla o tempo e o ambiente
- Faz e aceita críticas construtivas
- Delega de forma adequada (combina as necessidades do paciente com as competências dos funcionários; determina as necessidades de aprendizagem dos funcionários; supervisiona e ensina conforme indicado; monitora resultados pessoalmente)
- Lidera, inspira e ajuda os outros na direção das metas comuns
- Demonstra o pensamento sistemático (mostra ter consciência das relações existentes nos sistemas de atendimento de saúde e entre eles)

Source: Alfaro-LeFevre, R. (2011). *Evidence-based critical thinking indicators*. Todos os direitos reservados. Cópia com permissão escrita. Disponível em www.AlfaroTeachSmart.com

3. **Obter habilidades interpessoais.** Se não conseguir se relacionar com outros, provavelmente não pensará criticamente, pois logo será excluído do grupo (as pessoas o evitarão). Na outra extremidade do espectro, se for "demasiado bondoso" ao confrontar ou fazer uma crítica, contribuirá pouco para o pensamento crítico dos outros e, com frequência, perderá o poder mental para o estresse. O desenvolvimento de habilidades interpessoais é tão importante quanto o de habilidades clínicas. A Tabela 1.3 lista os comportamentos que afetam os relacionamentos interpessoais.
4. **Praticar as habilidades técnicas.** Até que as habilidades técnicas (p. ex., habilidades de punção endovenosa ou no computador) sejam uma segunda natureza, você terá menos poder mental para o pensamento crítico (devido à "drenagem cerebral" de dominar as habilidades técnicas).

Uso da estimulação e da inquirição

Como pode ser visto no modelo dos 4 Círculos, desenvolver o raciocínio clínico é complexo, exige tempo e ocorre com mais certeza pela experiência profissional, com o passar do tempo. No entanto, como a segurança do paciente deve ser a maior prioridade, usar experiências simuladas antes de aprender na prática do contexto clínico é uma forma excelente de desenvolver

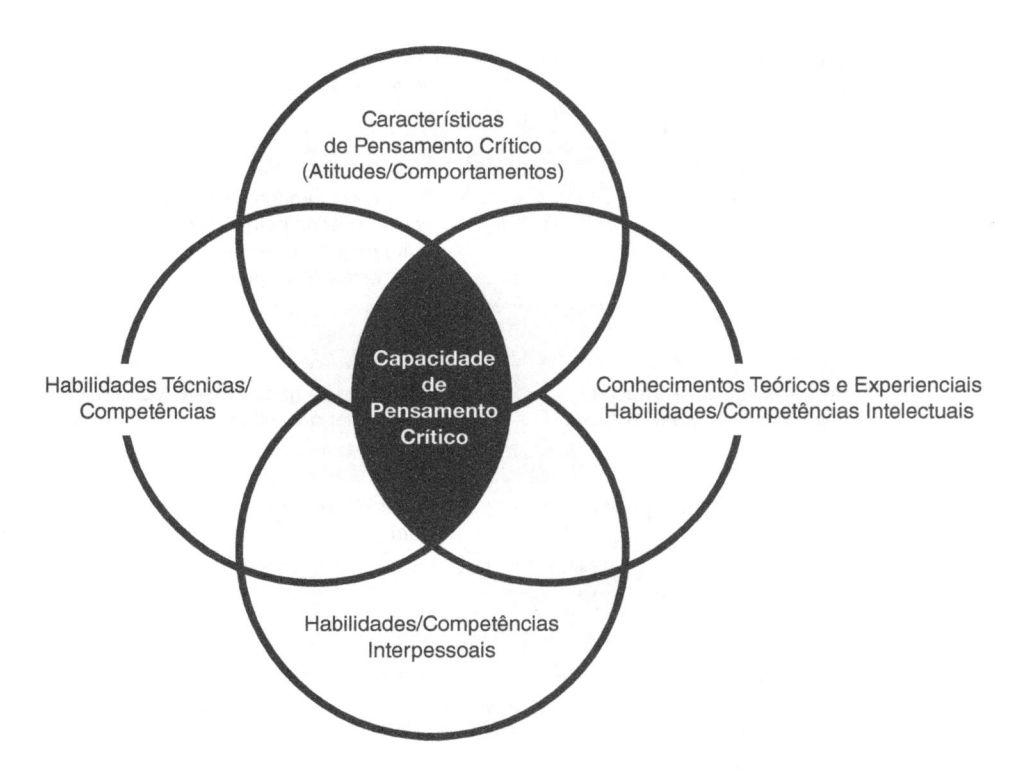

FIGURA 1.4 Modelo dos 4 círculos do pensamento crítico. (© 2012 R. Alfaro-LeFevre. www.AlfaroTeachSmart.com)

Tabela 1.3 Comportamentos que afetam as relações interpessoais

Comportamentos que reforçam as relações interpessoais	Comportamentos que inibem as relações interpessoais
Transmitir uma atitude de abertura, aceitação e ausência de preconceito.	Transmitir uma atitude de dúvida, desconfiança ou juízo negativo.
Ser honesto.	Enganar.
Tomar iniciativa e assumir responsabilidade; responder às preocupações dos outros.	Transmitir uma atitude "Não é tarefa minha".
Ser confiável.	Não honrar compromissos; atender compromissos somente de forma parcial ou não ser pontual.
Demonstrar humildade.	Demonstrar autoimportância.
Mostrar respeito pelo que os outros são, foram e podem vir a ser.	"Falar mal" ou pressupor familiaridade.
Aceitar comprometimento.	Dar desculpas ou culpar quando não oportuno.
Mostrar interesse genuíno.	Agir como se fizesse algo apenas por ser parte do trabalho.
Transmitir valorização pelo tempo dos outros.	Pressupor que os outros têm mais tempo que você.
Aceitar a expressão de sentimentos positivos *e* negativos.	Mostrar raiva quando expressos sentimentos negativos.
Ser franco e direto.	Enviar mensagens confusas, dizer coisas apenas porque achamos que o outro deseja ouvi-las, ou conversar nas costas dos outros.
Admitir quando está enganado.	Negar ou ignorar quando cometemos um erro.
Pedir desculpas se causou sofrimento ou inconveniência.	Agir como se nada tivesse ocorrido, ou inventar desculpas.
Estar disposto a perdoar e esquecer.	Guardar rancor.
Mostrar uma atitude positiva.	Transmitir uma atitude tipo "Nunca dará certo".
Transmitir senso de humor.	Agir como se não houvesse lugar para nada além dos "assuntos sérios".
Permitir o controle pelos outros.	Tentar controlar os outros.
Dar crédito quando devido.	Ignorar feitos ou assumir um crédito que não é seu.

habilidades de raciocínio clínico. A experiência simulada – maneira poderosa de aprender, porque erros podem ser cometidos (e corrigidos), em ambiente seguro – continua a evoluir com a tecnologia, que torna a experiência mais próxima da realidade. O diálogo franco nas seções de inquirição, após uma simulação, é elemento importante da simulação, porque você pode falar de forma objetiva a respeito do que saiu errado, das dificuldades encontradas, de como deverá estar mais bem preparado e do que fazer diante das mesmas questões em situação real.

DISPOSIÇÃO E CAPACIDADE DE CUIDAR

Desenvolver habilidades de pensamento crítico significa comprometer-se e ser capaz de prestar cuidado. Cuidar é tão essencial à enfermagem que é parte de todo o plano de exames NCLEX.[2] Analise o Quadro 1.9, que mostra como cuidar é descrito no NCLEX e por Jean Watson, uma pioneira na ciência dos cuidados.

Quadro 1.9 O cuidado conforme entendido pelo NCLEX® e por Watson

NCLEX

Cuidar é a interação entre enfermeiro e cliente, numa atmosfera de respeito mútuo e confiança. Nesse ambiente de colaboração, é o enfermeiro quem encoraja, dá esperança, apoio e transmite compaixão para ajudar a atingir os resultados desejados.

Jean Watson
- A prática do cuidado é central à enfermagem.
- As reações de cuidado aceitam uma pessoa não apenas como é, mas pelo que possa vir a ser.
- O cuidado efetivo promove saúde e crescimento individual ou da família.
- Cuidar é mais "voltado à saúde" que à cura – a ciência do cuidado é complementar à da cura.
- Cuidar pode ser efetivamente demonstrado e praticado somente de maneira interpessoal.
- Cuidar consiste em fatores curativos (que promovam a saúde), que resultam na satisfação de algumas necessidades humanas.
- Um ambiente de cuidado promove o desenvolvimento de potencial, ao mesmo tempo em que possibilita às pessoas escolher a melhor ação para elas, em determinado ponto no tempo.

Fonte: National Council of State Boards of Nursing 2010 NCLEX-RN Test Plan. Recuperado em 1 de julho de 2011, de https://www.ncsbn.org/1287.htm
Fonte: Watson, J. (2001). Jean Watson: Theory of human caring. In M. E. Parker (Ed.), *Nursing theories and nursing practice* (pp. 343–354). Philadelphia: F. A. Davis Company.
Fonte: Watson, J. (2002). Instruments for assessing and measuring caring in nursing and health sciences. New York: Springer

Disposição de cuidar

Estar disposto a cuidar significa optar por fazer o que é necessário para ajudar os outros. Isso inclui escolher:

- Enfocar o que for melhor para o consumidor (paciente, família, comunidade).
- Respeitar os valores, as crenças e a individualidade dos outros.
- Permanecer envolvido, mesmo quando os problemas se tornam crônicos ou mais complexos.
- Manter um estilo de vida saudável para poder ajudar.

Estar disposto a cuidar também significa comprometer-se em tornar parte de sua prática diária os comportamentos profissionais listados abaixo:

Comportamentos de Prática Profissional da ANA

Como enfermeiro, você está comprometido com os seguintes comportamentos profissionais:[1]

- Manter conhecimentos, habilidades e competências nas práticas atuais
- Avaliar a qualidade e a eficácia de seu próprio desempenho e da prática da enfermagem em relação aos padrões, regras e regulamentos da profissão
- Praticar o coleguismo, contribuindo para o desenvolvimento profissional de colegas
- Cooperar com pacientes, famílias, colegas, profissionais e outros
- Integrar os achados de pesquisas à prática
- Usar recursos para melhorar a segurança, a eficácia, os custos e o impacto no planejamento e oferecimento de cuidados.

Ser capaz de cuidar

Ter a capacidade de cuidar exige entender a si mesmo (estar consciente) e os outros.

Entendimento de si mesmo

Como as nossas tendências, reações e hábitos tendem a mudar quando crescemos e amadurecemos, o entendimento mais profundo de nós mesmos é uma tarefa para a vida inteira. Quando aprendemos sobre nós mesmos e reconhecemos como nossos valores e nossas estruturas referenciais influenciam nosso raciocínio e capacidade de entender os outros, podemos dar passos deliberados para sermos mais objetivos e úteis.

Entendimento dos outros

Entender os outros exige ouvir ativamente, com empatia – estar totalmente presente e trabalhar para entender de maneira completa as percepções da outra pessoa. É como tentar "ver o mundo pelos olhos de outra pessoa" ou "percorrer um trecho com os sapatos do outro". Exige escutar de forma ativa e concentrada, conforme descrito na seção a seguir.

Ouvir ativa e empaticamente

Avaliar as etapas a seguir para, então, decidir como pode aplicá-las ao contexto do caso do Quadro 1.10.

1. Eliminar pensamentos sobre como você mesmo vê a situação.
2. Ouvir cuidadosamente os *sentimentos* e tentar identificar-se com a maneira pela qual a outra pessoa percebe a situação. Não se permitir pensar sobre como *você* sentiria ou como você responderia; pensar somente no conteúdo daquilo que está ouvindo.
3. Refletir sobre o que foi ouvido, depois citar os sentimentos que foram expressos.
4. Buscar confirmação de que compreendeu a mensagem e os sentimentos corretamente. Continuar tentando até ter certeza de ter compreendido.
5. Afastar-se e retornar ao seu próprio referencial. Tentar afastar-se das emoções envolvidas para permanecer lógico e objetivo.

EXERCÍCIOS DE PENSAMENTO CRÍTICO E RACIOCÍNIO CLÍNICO

1.2 **Desenvolvimento de Habilidades de Pensamento Crítico e Raciocínio Clínico**

Exemplos de respostas estão no final do livro.

1. Preencher as lacunas:

   Desenvolver habilidades de pensamento crítico e raciocínio clínico é como desenvolver outras habilidades (a)_____; se você praticar, elas se tornam hábitos de seu/sua (b)_____.

2. De que forma os indicadores do pensamento crítico, nos Quadros 1.6, 1.7 e 1.8 se relacionam com os círculos, no Modelo dos Quatro Círculos do Pensamento Crítico (Figura 1.4)?

3. Qual é a relação entre conhecimento dos indicadores do pensamento crítico (Quadro 1.7) e das habilidades intelectuais dos indicadores do pensamento crítico (Quadro 1.8)?

| Quadro 1.10 | **Cenário de Caso: ouvir de forma empática promove a comunicação terapêutica e o entendimento** |

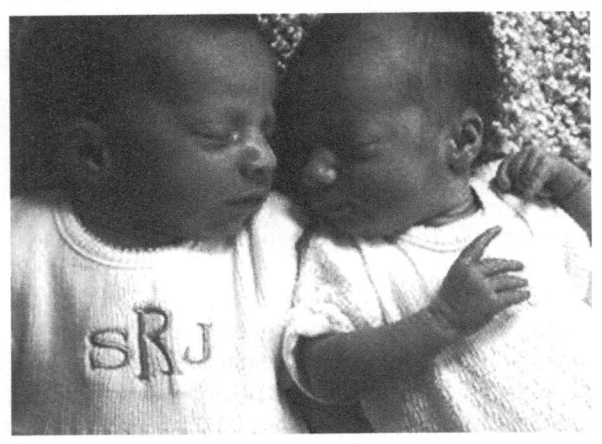

© 2007 J. Riley.

Hoje Pat está cuidando de Sharon, que acaba de dar à luz gêmeas saudáveis. Pat sempre quis ter filhos, mas nunca conseguiu conceber. Pat percebe que Sharon parece bastante quieta. Reconhecendo a importância de ser uma ouvinte ativa e empática, ela mantém o seguinte diálogo com Sharon.

- **Pat:** "Você está muito calada desde a minha chegada."
- **Sharon:** "Não consigo evitar. Deveria estar feliz, mas estou realmente triste. Queria ter ao menos um menino."
- **Pat (fazendo um esforço consciente para eliminar pensamentos pessoais sobre o fato de que Sharon chora por ter meninas gêmeas, quando ela própria nunca foi capaz de ter um filho –, reformula o que ouviu):** "Você deveria estar feliz, mas sente-se triste?"
- **Sharon:** "Sim."
- **Pat:** (faz uma pausa para refletir sobre o sentimento de tristeza e incentivar Sharon a continuar)
- **Sharon:** "O médico disse que um dos bebês era menino. Pretendia dar a ele o nome do meu pai. Ele está morrendo e eu queria fazer isso por ele."
- **Pat (associando-se ao que Sharon deve estar sentindo):** "Isso *deve* ter sido decepcionante."
- **Sharon (chorando):** "Sim. Já tinha tudo estruturado em minha cabeça."
- **Pat:** (permanece em silêncio, transmitindo aceitação e compreensão, deixando Sharon chorar)
- **Pat (afastando-se e retornando a seu próprio referencial):** "Sharon, sei que você se sente triste agora. Os hormônios podem estar influenciando o que está sentindo. Mas você tem duas lindas menininhas esperando por você. Talvez possa pensar em um nome de menina que seja uma versão do nome de seu pai. Vamos buscá-las?"
- **Sharon (sorrindo):** "Sim, eu as segurei por apenas alguns minutos. Reconheço que será divertido vestir duas meninas."

Tente você mesmo

Em um diário, com um colega ou em grupo:

1. Discuta como os enunciados a seguir, do *Nursing's Social Policy Statement*[9] têm relação com esse capítulo.
   - Saúde e doença são experiências humanas.
   - A presença da doença não impede a saúde, nem uma saúde ideal impede a doença.
   - Um aspecto essencial da prática contemporânea da enfermagem é o oferecimento de uma relação de cuidado que facilite a cura.
   - As pessoas manifestam uma unidade essencial entre mente, corpo e espírito.
   - A experiência humana é definida contextual e culturalmente.
2. Imagine que ficará a seus cuidados um senhor com 71 anos de idade, no dia seguinte ao de uma cirurgia de vesícula biliar. Ele tem uma sonda nasogástrica e um cateter EV acoplado a uma bomba. Também tem história de insuficiência cardíaca congestiva. Você deve fazer o modelo dos 4 círculos; em seguida, aplicá-lo para decidir as habilidades necessárias para cuidar desse homem.
3. Discutir suas experiências pessoais com os comportamentos de cuidado a seguir.

Comportamentos de cuidado
- Reconhecer que a experiência de cada pessoa é única (não pressupor saber – ou fazer julgamentos negativos – dos sentimentos alheios).
- Monitorar atentamente os pacientes e informá-los disso (p. ex., "Farei nova verificação a cada 15 minutos").
- Manter as pessoas informadas – escutar de forma ativa e falar com compaixão.
- Instilar esperança (criar uma visão do que "virá a acontecer").
- Oferecer companhia – basta sentar-se em silêncio.
- Evitar clichês (p. ex., "Deus dá apenas o que podemos suportar").
- Ajudar as pessoas a permanecer em contato com aspectos positivos de suas vidas (p. ex., perguntar sobre amigos, animais de estimação, interesses especiais ou passatempos).
- Dar aos pacientes e familiares recursos para auxiliá-los.

4. Melhorar suas habilidades interpessoais. Aprender sobre sua personalidade inata e como lidar com pessoas "difíceis". Ler *Don't worry! Be happy! Harmonize diversity through personality sensitivity*, disponível em http://ce.nurse.com/ce236-60/dont-worry-be-happy-harmonize-diversity-through-personality-sensitivity/
5. Praticar o ouvir de forma empática. Solicitar a alguém o relato de uma experiência desagradável na infância. Usar as etapas do ouvir de forma empática, conforme mostrado neste capítulo.
6. Num diário, com um colega ou em grupo, abordar as implicações das seções *Vozes* e *Pare e pense*.

Vozes

Por que temos duas mãos
"Deus deu-nos duas mãos. Uma para ajudar os outros e a outra para ajudar a nós mesmos."[10]
-*Eileen Lupton, RN, BSN*

Onde se posicionam os enfermeiros
"Os enfermeiros posicionam-se na interseção de todas as atividades."[11]
-*Tim Porter O'Grady, DM, EdD, ScD(b), FAAN*

Quem protege o paciente?
"Segurança situa-se no centro do cuidado prestado. Todos sabemos também que há muitos fatores que afetam a segurança do paciente – da comunicação, passando pelos problemas de desenvolvimento dos sistemas até a inadequação do corpo funcional. Os enfermeiros têm papéis centrais nos contextos de atendimento de saúde, porque coordenam, implementam e avaliam o cuidado do paciente, administrado por toda a equipe, de forma contínua."[12]
-*Rebecca B. Rice, RN, EdD, MPH*

Seis regras de ouro para os enfermeiros
1. Há sempre algo que todos conhecem.
2. Não há quem conheça tudo.
3. À luz das regras 1 e 2, criar um ambiente de apoio aos colegas. Partilhar o que sabe. Ensinar uns aos outros. Responder as perguntas. Fazer perguntas. Não há perguntas estúpidas, mas todos já fizemos uma!
4. Um enfermeiro não deve ter um dia ruim, a menos que todos estejam passando por um dia ruim.
5. Um enfermeiro não terá um dia bom sozinho, a não ser que todos tenham o mesmo.
6. **Trabalhar como uma equipe**. Ajudar uns aos outros nas demandas físicas da tarefa. Você é responsável pelos próprios pacientes, mas é responsável por cada um como enfermeiros e seres humanos. Quando uns aos outros se ajudam, o benefício é do paciente.

Fonte: Adaptado de Agostino, P. (2000). *Ten Golden Rules for Nurses*. Recuperado em 1 de novembro de 2011, de http://news.nurse.com/apps/pbcs.dll/article?AID=20001100306

Pare e pense

Cuidado centrado no paciente – "Nada a meu respeito sem minha participação"
A expressão "nada a meu respeito sem minha participação" foi usada, pela primeira vez, por uma parteira inglesa; desde então, tem sido empregada por vários autores. Pacientes e cuidadores na família devem ter papel-chave no

processo decisório. Quando são oferecidas informações e encorajamento para que as pessoas assumam papel ativo no plano de cuidados, você as fortalece para maximizar a saúde e abre uma porta à satisfação do paciente e eficiência do atendimento de saúde.

Você deve aprender como estabelecer parcerias com confiança mútua. Ir da abordagem *Cuidarei de você* para uma que envia a mensagem *Quero que você saiba o que fazer quando eu não estiver aqui*. Pressupor que os pacientes se conheçam bem. Envolvê-los, usando comentários como "Você é que se conhece bem – diga-me o que gostaria de ver acontecer", "O que é mais importante para você" e "Quero que você possa fazer escolhas informadas – partilhamos um mesmo propósito e somos ambos responsáveis pelo que acontece".

Os enfermeiros são guardas para uma passagem segura

Da mesma forma que comissários ou guardas protegem os passageiros num cruzeiro, sua tarefa como enfermeiro é proteger os pacientes e ajudá-los a passar em segurança pelo sistema de saúde. As vidas dos pacientes estão em suas mãos, mas são eles que "devem estar no leme, dando a direção". Envolva bem cedo os pacientes e suas famílias no processo decisório. Faça perguntas como, "Quais são as coisas principais que você quer realizar?" Ajude os pacientes a compreender o conceito de administrador dizendo-lhes coisas como "Estou aqui para cuidar de você; todavia, mais importante que isso, estou aqui para garantir que você saiba como cuidar de si mesmo, quando estiver em outro local..." "Avise-me quando tiver perguntas ou preocupações..." "Envolva-se sempre em seus cuidados – você é quem melhor se conhece e fará o melhor permitindo que saibamos suas necessidades e desejos".

Cortar custos, mas não formas mais fáceis ou baratas

Corte de custos não significa "corte de coisas mais fáceis ou mais baratas". Significa agir para conseguir *resultados iguais conforme um orçamento*. Por exemplo, perguntar ao farmacêutico se há algum antibiótico genérico, ingerido cinco vezes ao dia, para substituir um medicamento de marca mais caro, tomado apenas três vezes ao dia. Por outro lado, quando você não conseguir os resultados desejados, porque é mais incômodo tomar o genérico cinco vezes ao dia, mostrar que pode ser mais barato a longo prazo o uso do fármaco mais caro. (Há necessidade de aprovação médica.)

Você é culturalmente competente?

Ser culturalmente competente não significa ter que conhecer as crenças de todas as culturas – ninguém pode saber tudo. Significa que você deve aprender sobre os valores, as crenças e os costumes das populações com quem trabalha mais frequentemente. Deve pedir ajuda quando atender pacientes e famílias de uma cultura que você pouco conhece. Mesmo quando estiver familiarizado com as crenças de um determinado grupo, não pode fazer pressuposições. Por exemplo, a maioria das pessoas Amish não usa eletricidade ou tecnologia. Mesmo assim, atualmente, alguns têm celulares e equipamento soprador de folhas. Você deve trabalhar para desenvolver sua competência cultural: (1) fazer contato com seus próprios valores e crenças. Entender como influenciam sua capacidade de prestar o cuidado de enfermagem; (2) trabalhar para entender, valorizar e incorporar as necessidades culturais dos seus pacientes ao plano de cuidados; (3) não fazer pressuposições, pois cada pessoa é única em seu grupo cultural. Perguntar aos pacientes se possuem alguma crença ou tradição especial que necessite ser incorporada ao plano de cuidados.

Não se aprende a nadar na sala de estar
Conhecimento e experiência são as duas coisas mais importantes e necessárias para o desenvolvimento de habilidades de raciocínio clínico. O bordão "a prática leva à perfeição" soa verdadeiro para todos. Você deve buscar experiências reais e simuladas que o ajudem a tornar-se o enfermeiro que pretende ser. Trabalhe para tornar suas experiências o mais real possível. De acordo com Elizabeth Smart – sequestrada quando criança e atualmente professora de habilidades de sobrevivência – "Não se aprende a nadar na sala de estar".

Este capítulo e o NCLEX*

1. Os seguintes processos estão integrados ao longo do:
   - Processo de enfermagem (investigar, diagnosticar, planejar, implementar e avaliar)
   - Cuidado
   - Ensino e aprendizagem
   - Comunicação e documentação
2. Testa as seguintes categorias:
   - Um ambiente de cuidados seguro e eficaz – controle do cuidado (16 a 22% do exame)
   - Um ambiente de cuidados seguro e eficaz – segurança e controle de infecções (8 a 14% do exame)
   - Promoção e manutenção da saúde (6 a 12% do exame)
   - Integridade psicossocial (6 a 12% do exame)
   - Integridade fisiológica (por volta de 50% do exame), incluindo atendimento básico, conforto e assistência no desempenho das atividades da vida diária (6 a 12% do exame), farmacologia e terapia EV (13 a 19% do exame), redução de riscos (10 a 16% do exame) e adaptação fisiológica (11 a 17% do exame).
3. A maioria das questões é de escolha múltipla, exigindo que você escolha uma resposta; há algumas questões de itens alternativos, demandando que você selecione uma resposta ou mais, preencha lacunas (inclusive cálculo e priorização de perguntas), ou clique e arraste o *mouse* de modo a selecionar um "*hot spot*". Todos os itens podem incluir quadros, tabelas ou gráficos.
4. O plano do exame baseia-se nos resultados da *RN Practice Analysis*, realizada em 2008, avaliada em 2009 e implementada em abril de 2010.
5. Inclui perguntas de todas as especialidades mais importantes, bem como orientações antecipadas, sistemas familiares, diversidade cultural, prevenção de erros, bioterrorismo, resposta a desastres, sexualidade humana e saúde mental. Ter a expectativa de encontrar questões sobre:
   - Aplicação de princípios de controle de infecção (p. ex., higiene das mãos, técnica asséptica/estéril)

---

*A autora faz um reconhecimento da ajuda de Judith Miller (http://judymillernclexreview.com) e de Deanne Blach (www.DeanneBlach.com) na elaboração do conteúdo do NCLEX em todo o livro. Fonte: National Council of State Boards of Nursing 2010 NCLEX-RN Test Plan.
Recuperado em 1 de novembro de 2011, de https://www.ncsbn.org/1287.htm

- Oferecimento de cuidados dentro do alcance legal da prática
- Manutenção do sigilo do paciente
- Garantia da identificação correta do paciente
- Proteção dos pacientes contra lesão (quedas, equipamento funcionando mal, riscos elétricos)
- Prática coerente com um código de ética
- Revisão dos dados pertinentes antes da administração de medicamentos
- Preparo e administração de medicamentos, aplicando-se os cinco certos da administração de medicamentos
- Priorização da carga de trabalho para controle eficiente do tempo
- Uso de abreviaturas e terminologia padronizada aprovadas ao documentar os cuidados
- Gerenciamento dos cuidados do paciente em diálise peritoneal
- Oferecimento de cuidados e educação intraparto
- Facilitação de sessões em grupo
- Identificação e relato de exposições no trabalho/ambiente
- Oferecimento de cuidados e apoio a pacientes com dependências não relacionadas a substâncias

Pontos-chave

- O processo de enfermagem é a base do raciocínio clínico, necessário aos padrões de prática nacionais americanas, examinado no NCLEX e o primeiro recurso de que você necessita para aprender a "pensar como enfermeiro". É mais um *ciclo* do que um processo linear, tendo uma finalidade, sendo humanista, sistemático, organizado, dinâmico e focalizado nos resultados (voltado a resultados).
- As cinco etapas – *investigação, diagnóstico, planejamento, implementação* e *avaliação* – se sobrepõem e estão inter-relacionadas. A exatidão de todas essas etapas depende de boas habilidades de comunicação e de dados factuais, relevantes e abrangentes da investigação.
- O processo de enfermagem é mais do que algo que orienta o planejamento formal do cuidado e a documentação – é o que deve orientar seu pensamento no local do atendimento, diariamente.
- Os termos pensamento crítico e raciocínio clínico costumam ser usados de forma intercambiável. Raciocínio clínico é um termo específico, referente à investigação e controle dos problemas do paciente, no local do cuidado (aplicação do processo de enfermagem). Para pensar sobre outros assuntos, como promoção do trabalho em equipe e racionalização do fluxo de trabalho, os enfermeiros costumam usar o pensamento crítico. Este é um *termo* amplo, que inclui o raciocínio clínico.
- O processo de enfermagem complementa o que fazem outros profissionais de saúde, focalizando problemas médicos e o *impacto* deles e dos planos de tratamento nas vidas dos pacientes (reações humanas). O processo de enfermagem busca ainda promover a saúde, maximizando a independência, a sensação de bem-estar e a capacidade de funcionamento, independente da presença de alguma doença ou deficiência.
- O uso do processo de enfermagem exige a aplicação de leis nacionais e estaduais, bem como políticas e procedimentos locais. Exige ainda o respeito a códigos de ética e princípios, bem como a aplicação de um código de conduta (Quadro 1.5).
- Ser competente no uso do processo de enfermagem exige o comprometimento com o desenvolvimento de comportamentos de pensamento crítico (Quadros 1.6, 1.7 e 1.8), sólidas habilidades interpessoais e

técnicas, além de disposição e capacidade para cuidar. O modelo dos 4 círculos (Fig. 1.4) fornece um quadro do que é necessário para pensar criticamente.
- A Figura 1.5 resume as estratégias de uso do processo de enfermagem, conforme descrito neste capítulo.
- Examinar o capítulo em busca de regras e exemplos importantes; depois compare onde você se encontra em relação aos resultados esperados do aprendizado, na abertura do capítulo (página 29).

APLICAÇÃO DOS PRINCÍPIOS DO PROCESSO DE ENFERMAGEM CONFORME DESCRITO NESTE LIVRO

PENSAR CRITICAMENTE SOBRE OS CUIDADOS DO PACIENTE

( ) Obedecer a padrões, políticas, procedimentos, códigos de ética e legislação (leis estaduais de prática).
( ) Comunicar-se de forma eficiente (ouvir, falar e registrar com cuidado).
( ) Promover a independência, o funcionamento, o conforto e o bem-estar (conforme definido pelos próprios pacientes); proteger a privacidade do paciente.
( ) Ser parceiro dos pacientes, colegas e participantes no esclarecimento dos resultados esperados e na tomada de decisões.
( ) Investigar de forma sistemática – tirar conclusões com base em fatos.
( ) Atender às necessidades biológicas, psicológicas, sociais, culturais e espirituais.
( ) Acessar informações – aplicar conhecimentos e evidências.
( ) Não esquecer que as leis o proíbem de fazer diagnósticos médicos com independência; não esquecer que *você* é *responsável* pela informação de sinais e sintomas e ativação da cadeia de comando, sempre que necessário.
( ) Mudar sua abordagem, dependendo do paciente e da situação (o pensamento crítico é contextualizado e muda conforme as circunstâncias).
( ) Realizar intervenções (investigar, reinvestigar, revisar, registrar).
( ) Monitorar (avaliar) os resultados.
( ) Manter seguros os pacientes (ensinar aos pacientes a expressar-se livremente; relatar sistemas propensos a erros, obedecer aos procedimentos de segurança).
( ) Pensar antecipadamente, pensar ao agir, repensar (refletir sobre suas ideias).
( ) Comprometer-se e ser responsável – melhorar as práticas de cuidado e seu próprio conhecimento e desempenho.

FIGURA 1.5 Aplicação dos princípios do processo de enfermagem para pensar criticamente sobre os cuidados do paciente.

Referências

1. American Nurses Association. (2010). *Nursing scope and standards of performance and standards of clinical practice* (2nd ed.). Silver Springs, MD: nursesbooks. org.
2. National Council of State Boards of Nursing. (2010). NCLEX-RN Test Plan. Recuperado em 3 de novembro, 2011, em https://www.ncsbn.org/1287.htm
3. Alfaro-LeFevre, R. (2013). *Critical thinking, clinical reasoning, and clinical judgment: A practical approach* (5th ed.). Philadelphia: Saunders-Elsevier.
4. Buppert, C. (2008). The legal distinction between the practice of medicine and the practice of nursing. *The Journal for Nurse Practitioners*, 4(1), 22–24.
5. Institute of Medicine. (2000). *To err is human: Building a safer health system*. Washington, DC: National Academies Press. Recuperado em 5 de novembro, 2011, em The National Academies Press Web site: www.nap.edu/openbook.php?isbn=0309068371
6. Quality and Safety Education for Nurses (QSEN) goal statement. Recuperado em novembro de 2011, em www.QSEN.org
7. Alfaro-LeFevre, R. (2012). Evidenced-based Critical Thinking Indicators. Recuperado em 5 de novembro, em www.AlfaroTeachSmart.com
8. American Nurses Association. (2008). *Guide to code of ethics for nurses*. Washington, DC: American Nurses Publishing Association. (2010). *Nursing's social policy statement: The essence of the profession* (3rd ed.). Silver Springs, MD: Author.
9. American Nurses Association. (2010). *Nursing's social policy statement: The essence of the profession* (3rd ed.). Silver Springs, MD: Author.
10. Lupton, E. (2004). Unpublished essay submitted for application to Villanova University College of Nursing.
11. Porter-O'Grady, T. Email communication. November, 2010.
12. Rice, R. B. (2003). Patient safety: Who guards the patient? *Online Journal of Issues in Nursing*, 8(3), 1. Retrieved June 28, 2011, from www.nursingworld.org

Capítulo 2

Investigação

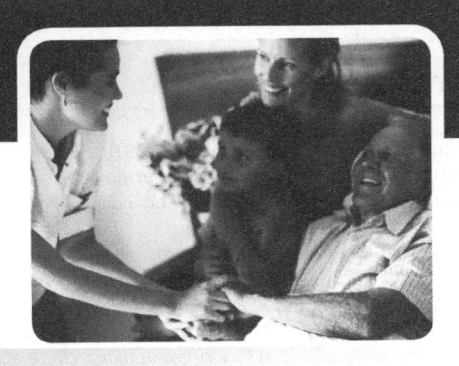

O que há neste capítulo?

Salientando que a segurança e a eficiência de todas as etapas do processo de enfermagem dependem da precisão e abrangência da *investigação* – este capítulo aborda como realizar uma investigação elaborada para a situação de um paciente específico (uma medida não serve para todos). Você aprende como é uma real investigação que promove o raciocínio clínico e como usar instrumentos padronizados e eletrônicos para orientar e registrar suas investigações. Aprende também a estabelecer prioridades durante a investigação, a desenvolver o conhecimento e as habilidades necessárias para tomar decisões clínicas e a pensar como passar no NCLEX e em outros exames. Também obtém orientações detalhadas para entrevistar e examinar pacientes e estudar como realizar as seis fases dinâmicas e inter-relacionadas da *investigação*: (1) coleta de dados; (2) identificação de indícios e realização de inferências; (3) validação dos dados; (4) agrupamento dos dados relacionados; (5) identificação dos padrões/ teste das primeiras impressões e (6) comunicação e registro dos dados.

Padrões da ANA relacionados com este capítulo

Padrão 1 **Investigação.** O enfermeiro coleta dados abrangentes pertinentes à saúde e/ou situação do paciente.

Exercícios de pensamento crítico e raciocínio clínico

Exercício 2.1 Desenvolvimento das habilidades de entrevista e de exame físico
Exercício 2.2 Dados subjetivos e objetivos; indícios e inferências; validação de dados
Exercício 2.3 Agrupamento de dados relacionados
Exercício 2.4 Comunicação e registro dos dados significativos

Resultados esperados de aprendizagem

Após estudar este capítulo, você será capaz de:

1. Descrever seis características de uma investigação que promove o pensamento crítico, incluindo por que cada uma promove esse tipo de pensamento.

2. Esclarecer as relações entre as seis fases da investigação (coleta de dados; identificação de indícios e realização de inferências; validação (confirmação) dos dados; agrupamento dos dados relacionados; identificação dos padrões/teste das primeiras impressões; comunicação e registro dos dados).
3. Discutir o que pode acontecer nas outras etapas do processo de enfermagem se a *investigação* for incompleta ou incorreta.
4. Explicar por que o uso de instrumentos padronizados baseados em evidências não substitui a necessidade de desenvolvimento das habilidades independentes de pensamento crítico.
5. Comparar e contrastar os termos *investigação da base de dados, investigação focalizada e investigação prioritária rápida*.
6. Aplicar considerações éticas, culturais e espirituais quando realiza uma investigação.
7. Descrever as responsabilidades dos enfermeiros em relação à investigação da doença, à incapacidade e ao controle de riscos.
8. Aperfeiçoar suas habilidades de entrevistar, incluindo saber quando e como usar perguntas de final aberto, final fechado e enunciados exploratórios.
9. Desenvolver suas habilidades de exame físico, incluindo como priorizar sua investigação e obter informação que esclareça a que foi obtida na entrevista do paciente.
10. Identificar os dados subjetivos e objetivos numa investigação de enfermagem, explicando por que ambos são necessários.
11. Identificar os indícios do paciente e fazer inferências (tirar conclusões) baseadas em evidências dos dados de investigação do paciente.
12. Explicar por que agrupar dados em mais de uma maneira (p. ex., em um modelo de sistemas do corpo e em um modelo de enfermagem) promove o pensamento crítico.
13. Decidir que informações serão comunicadas e registradas na próxima oportunidade em que você se encontrar no contexto clínico.
14. Explicar como usar a *Regra do Ler Novamente*, a *Regra do Repetir Novamente* e o método SBAR para comunicar os cuidados do paciente.

INVESTIGAÇÃO: A CHAVE PARA A SEGURANÇA, EXATIDÃO E EFICIÊNCIA

Investigação – a primeira etapa para a determinação do estado de saúde e a identificação dos problemas reais e potenciais – é a base de todas as demais fases do processo de enfermagem. É o elemento-chave à segurança, exatidão e eficiência. Sempre que você estiver em um novo contexto – por exemplo, quando for de uma unidade médico-cirúrgica para uma unidade de saúde comportamental – a primeira coisa a fazer é desenvolver sólidas habilidades investigativas. Toda vez que uma pergunta do NCLEX ou outros exames for *O que deve-se fazer primeiro?* a resposta correta costuma ser algo relacionado à investigação.

REGRA Em todas as fases do processo de enfermagem, nunca esqueça: **investigar o paciente em primeiro lugar**. A condição do paciente modifica-se. A investigação direta feita por você é a "última linha de defesa" que garante que as informações estão corretas e o cuidado planejado, seguro e apropriado.

Ao mesmo tempo em que é importante o papel dos registros eletrônicos e a tecnologia de informações de saúde, deixando atenta sua mente quanto ao que acessar, este capítulo ensina os princípios que você precisa sempre *ter em mente* para coletar, priorizar e *pensar* sobre os dados que coleta. Ajuda-o a desenvolver hábitos que promovem uma investigação organizada, factual e completa.

Ao ler o capítulo, deve-se ter em mente que o propósito principal da investigação é obter todas as informações necessárias para:

1. Identificar, prevenir e tratar problemas de saúde
2. Promover um funcionamento ideal, independência e bem-estar
3. Determinar resultados individualizados para o paciente

Lembrar, ainda, do Capítulo 1, que informou a autorização legal que você tem para investigar o que está no alcance de sua prática.

Vamos iniciar, revisando o diagrama do Capítulo 1, que mostra a sobreposição das fases de *Investigação* e *Diagnóstico*.

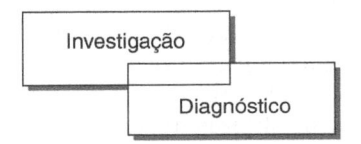

```
┌─────────────────┐
│  Investigação   │
│         ┌───────┴─────────┐
└─────────┤   Diagnóstico   │
          │                 │
          └─────────────────┘
```

Não é raro descobrir que, ao *investigar* (primeiro quadro no diagrama anterior), você começa a ter *uma ideia* dos *diagnósticos* (segundo quadro). Isso deve levá-lo a concentrar a investigação de modo a obter mais informações para decidir se os diagnósticos e os problemas suspeitados estão realmente presentes. Por exemplo, quando os dados o fazem suspeitar de uma infecção, você age para conseguir mais informações e decidir se os sinais e sintomas de infecção estão presentes ou não. Algumas vezes, pode ser até que você "retroaja no trabalho", você conhece os problemas do paciente e investiga-o para determinar a condição deles. Pode também ser solicitado a examinar o paciente quanto a determinado problema (p. ex., *depressão*), e você investiga para decidir se o problema está presente ou não.

INVESTIGAÇÕES QUE PROMOVEM UM SÓLIDO RACIOCÍNIO CLÍNICO

Para promover o raciocínio clínico, suas investigações devem ter as seguintes características:

Finalidade. Sua investigação depende de sua finalidade e das circunstâncias (contexto) da situação do paciente. Por exemplo, você deseja investigar *todos* *os aspectos* do cuidado ou *um problema específico*? Seu paciente está hospitalizado ou em casa? A pessoa é um adulto ou uma criança? Sempre esclarecer sua finalidade e levar em conta as circunstâncias de seu paciente.

Prioridade. Certificar-se de obter a informação mais importante em *primeiro lugar*. Existem determinadas informações que devem ser obtidas *precocemente*, pois é provável que afetem praticamente todos os aspectos do cuidado, incluindo como prosseguir com sua investigação. Discutiremos isso detalhadamente mais adiante, ao tratarmos da *investigação prioritária rápida*.

Foco e relevância. Você deve focalizar sua investigação para obter os fatos relevantes necessários para um entendimento completo dos problemas, condições e riscos do paciente em questão.

Sistematização. Ser sistemático ajuda-o a ser abrangente e a reconhecer se omitiu algo importante.

Precisão e totalidade. O erro mais comum que acontece no raciocínio clínico é a identificação de problemas ou a formulação de juízo com base em dados insuficientes ou incorretos. Sua informação deve ser factual e tão completa quanto sua finalidade merecer. Por exemplo, uma investigação que objetiva obter informações sobre *um problema específico* é mais curta do que uma que visa à obtenção de dados abrangentes sobre *todos os aspectos do cuidado*.

Registro padronizado. O registro de informações de maneira padronizada assegura que a *informação mais importante* possa ser encontrada com facilidade por todos os membros da equipe de atendimento de saúde e, dessa forma, promover a comunicação entre os profissionais do cuidado.

AS SEIS FASES DA INVESTIGAÇÃO

As seis fases da *investigação* vão ajudá-lo a obter os fatos necessários para a etapa seguinte, o *diagnóstico*.

1. **Coleta de dados:** reunir informações sobre o estado de saúde.
2. **Identificação de indícios e realização de inferências:** identificar indícios (dados anormais) e tirar algumas conclusões iniciais sobre o que os dados podem indicar.
3. **Validação (confirmação) dos dados:** garantir que a sua informação é factual e completa.
4. **Agrupamento dos dados relacionados:** partes relacionadas da informação são agrupadas para ajudá-lo a identificar os padrões de saúde ou de doença (p. ex., agrupamento dos dados sobre o estado respiratório, dados sobre o estado nutricional e assim por diante).
5. **Identificação dos padrões/teste das primeiras impressões:** procurar padrões e focalizar na investigação para obter mais informação e entender melhor os assuntos em questão. Por exemplo, você suspeita que os dados

de alguém demonstram um padrão de nutrição insatisfatória e decide descobrir o que está contribuindo para isso (a pessoa tem maus hábitos alimentares ou pode haver algo mais, como não possuir recursos para alimentar-se bem?).

6. **Comunicação e registro dos dados:** comunicar os dados anormais (p. ex., febre) e registrá-los no prontuário do paciente, de acordo com as normas e protocolos.

REGRA Investigar é um processo – as seis fases abordadas neste capítulo são dinâmicas e inter-relacionadas. Por exemplo, o registro dos dados (parte da última fase) ajuda a assegurar que a primeira fase (coleta dos dados) seja precisa e completa: ao registrar os dados, você costuma identificar coisas omitidas na investigação inicial. Outro exemplo: agrupar dados relacionados (fase 4) também é útil para que você valide as informações (fase 3) e tenha certeza de que elas são exatas e completas.

A Figura 2.1 mostra como as seis fases da *Investigação* levam ao *Diagnóstico*.

COLETA DE DADOS

A investigação começa pela coleta de dados, processo contínuo que inicia com a admissão do paciente e segue até sua alta.

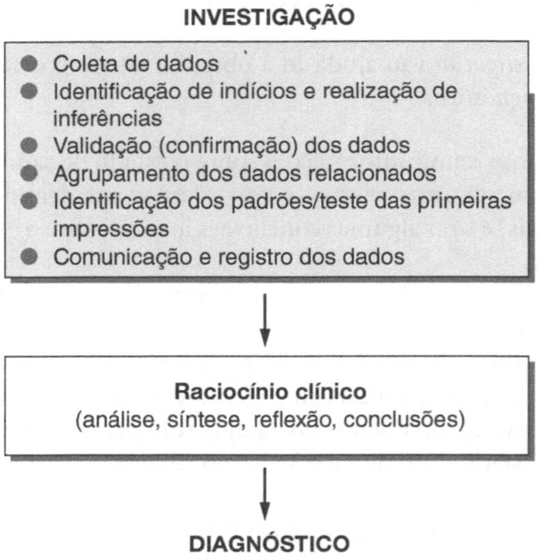

INVESTIGAÇÃO
- Coleta de dados
- Identificação de indícios e realização de inferências
- Validação (confirmação) dos dados
- Agrupamento dos dados relacionados
- Identificação dos padrões/teste das primeiras impressões
- Comunicação e registro dos dados

↓

Raciocínio clínico
(análise, síntese, reflexão, conclusões)

↓

DIAGNÓSTICO

FIGURA 2.1 De que forma as fases da *investigação* preparam o cenário para o *diagnóstico*.

Que recursos você usa?

Os seguintes itens resumem os recursos a serem usados durante a coleta de dados.

- Os pacientes e as pessoas significativas
- Tecnologia investigativa (p. ex., monitor cardíaco e respiratório)
- Registros de saúde eletrônicos e impressos
- Consultas a outros especialistas (p. ex., médicos, farmacêuticos, nutricionistas, enfermeiros clínicos)
- Os participantes principais adicionais (p. ex., cuidadores, prestadores de cuidado primário, companhias seguradoras)

REGRA Considere sempre sua investigação direta do paciente a principal fonte de informação.

Analisar como a regra anterior se aplica ao cenário no Quadro 2.1.

Como assegurar a coleta abrangente de dados

A coleta abrangente de dados ocorre em três momentos no tempo:

1. **Antes que você veja o paciente:** você coleta o que pode. Essas informações podem ser limitadas (apenas nome e idade) ou extensas (você talvez tenha registros médicos para revisar).
2. **Quando você vê o paciente:** você o entrevista e realiza o exame físico.
3. **Após ter visto o paciente:** você revisa os recursos usados e determina que *outros recursos* podem oferecer informação adicional (p. ex., você pode consultar um farmacêutico para obter mais informações sobre o tratamento medicamentoso).

Quadro 2.1 — Cenário: investigar o paciente em primeiro lugar – depois, a tecnologia

Enfermeiros sem experiência tendem a acreditar que todas as informações eletrônicas estão corretas. Todavia, sempre lembrar que o paciente é a principal fonte de informação. Por exemplo, imaginar que você tem "Bob" a seus cuidados. Ele tem um oxímetro de pulso – dispositivo acoplado ao dedo das mãos para medir a saturação de oxigênio no sangue ($SatO_2$). Uma saturação normal fica entre 95 e 100% (em alguns casos, diminui até 90%, sendo aceitável). Você investiga esse paciente e descobre que a saturação está em 84%. Bob está com os sinais vitais normais e sem sintomas respiratórios ou cardíacos. Em que você acredita, na tecnologia ou na investigação direta que realiza em Bob? Como a pessoa no papel de interface com a tecnologia, você confere se o oxímetro está acoplado corretamente e funcionando bem. Por outro lado, se a saturação de oxigênio estiver normal, mas os lábios do paciente estiverem azulados, ele poderá estar com problemas. Para garantir uma investigação válida, levar em conta TANTO a tecnologia, QUANTO o paciente –, mas PRIMEIRO INVESTIGAR O PACIENTE.

INVESTIGAÇÃO DA BASE DE DADOS, FOCALIZADA E PRIORITÁRIA RÁPIDA

Existem três tipos principais de investigação:
1. **Investigação da base de dados (início do cuidado):** Informação abrangente obtida no *contato inicial* com o paciente para investigar *todos os aspectos* da situação de saúde.
2. **Investigação focalizada:** Informação coletada para determinar o estado de uma *condição específica*, por exemplo, como o paciente controla o diabetes.
3. **Investigação prioritária rápida:** Essas são investigações curtas, focalizadas, prioritárias, que você realiza para obter as informações mais importantes de que precisa em *primeiro lugar*.

Investigação da base de dados (início do cuidado)

Os instrumentos para investigar a base de dados (início dos cuidados) destinam-se a garantir que a principal informação exigida para planejar e prestar cuidado seja facilmente encontrada (isto é chamado de *conjunto mínimo de dados* – o mínimo que *deve* ser coletado para todo paciente). A Figura 2.2 mostra um instrumento de investigação da base de dados. Este instrumento está disponível, usualmente, em várias telas de computador.

Investigação focalizada

Você pode fazer a *investigação focalizada* como parte de uma investigação abrangente da base de dados ou por si mesma para monitorar aspectos específicos do cuidado. A seguir, os tipos de perguntas que devem ser feitas durante as investigações focalizadas iniciais e permanentes.

Exemplos de perguntas da investigação focalizada inicial

- Quais são seus sintomas?
- Você pode apontar para as áreas que estão lhe incomodando?
- Quando os sintomas iniciaram?
- O que os fazem melhorar?
- O que os tornam piores?
- Está tomando algum medicamento – prescrito, sem prescrição ou fitoterápico – que possa causar alguns desses sintomas?
- O que mais pode estar contribuindo para seus sintomas?

PREENCHA ESTA SEÇÃO PARA TODOS OS PACIENTES, EXCETO SE FOR EXIGIDA UMA INVESTIGAÇÃO ESPECÍFICA

Nome do paciente: _____

CULTURA/RELIGIÃO/ESPIRITUALIDADE	AÇÃO TOMADA
Preferência religiosa: ☐ Nenhuma ☐ Católica ☐ Protestante ☐ Judaica ☐ Outra _____ Alguma necessidade cultural, espiritual ou religiosa enquanto estiver no hospital? ☐ NÃO ☐ Sim, especificar: _____	☐ Encaminhar ao religioso ☐ Outro encaminhamento
PLANEJAMENTO SOCIAL/DA ALTA	**AÇÃO TOMADA**
☐ Mora sozinho ☐ Escadas ☐ Banheiro no mesmo andar do quarto ☐ Mora com cônjuge/pessoa significativa/familiar/cuidador ☐ Mora em casa geriátrica/moradia com assistência❶ ☐ Atividades da vida diária comprometidas e/ou falta de rede de apoio❶ ☐ Necessidades especiais na alta❶ _____ ☐ Preocupações com o seguro❶ ☐ Apoio recebido anterior à admissão: ☐ desconhecido ☐ atendimento domiciliar 　　　　　　　　　　　　　　　　　　 ☐ equipamento médico❶ ☐ Paciente planeja ter alta para: _____ ☐ Transporte na alta 　(Nome) _____ (Telefone) _____ ☐ Incapaz de voltar para as condições de moradia prévias❷ ☐ Preocupações financeiras❷ ☐ Evidência de abuso físico/emocional, negligência ou violência doméstica❷ ☐ Atual abuso de substância❷ ☐ Nenhuma necessidade identificada no planejamento da alta	☐ Assistir nas atividades da vida diária ☐ Ensino do paciente ☐ ❶ Encaminhar para o gerenciador de caso ☐ ❷ Encaminhar para a assistência social

INVESTIGAÇÃO DAS NECESSIDADES DE ENSINO

Prontidão para o aprendizado: ☐ Desejo de aprender ☐ Incapaz de aprender

Barreiras ao aprendizado: ☐ Ausência de barreiras ☐ Cognitiva ☐ Cultural ☐ Educacional ☐ Emocional
☐ Linguagem ☐ Motivacional ☐ Financeira/Física ☐ Religiosa ☐ Recusa no momento
☐ Comentários/outros _____

Planos para superar as barreiras ao ensino: ☐ Envolvimento familiar ☐ Reforço ☐ Material impresso
☐ Recursos audiovisuais ☐ Intérprete ☐ Outros _____

Necessidades especiais de ensino: ☐ Processo da doença ☐ Nível de atividade ☐ Dieta ☐ Procedimentos ☐ Higiene
☐ Medicamentos (inclusive as interações dos fármacos e alimentos) ☐ Equipamento médico/dispositivos auxiliares
☐ Pele/ostomia (notificada sobre Serviço de Enfermagem aos Ostomizados)
☐ Outras _____

Ensino a ser direcionado principalmente para: ☐ Paciente ☐ Família ☐ Outro _____
Fornecido folheto ao paciente? ☐ Sim ☐ Não

Caminhos críticos iniciados? ☐ Sim ☐ Ver fluxograma/anotações da evolução

Pulseira de identificação correto colocado ☐ Sim
　☐ Manual do Paciente/Direitos e Responsabilidades do Paciente revisados
　☐ Paciente/família orientada para o quarto

Preenchido por enfermeiro: _____ Data: _____ Hora: _____

Revisado por enfermeiro: _____ Data: _____ Hora: _____

(continua)

FIGURA 2.2 Instrumento de admissão. Costuma ser incorporado a vários monitores. (Reimpresso com permissão do Paoli Memorial Hospital, Paoli, Pennsylvania.)

Main Line Health
Jefferson Health System

☐ Paoli Hospital
☐ Bryn Mawr Hospital
☐ Lankenau Hospital

INVESTIGAÇÃO INICIAL DO PACIENTE

Preencha a área   ☐ Ver o fluxograma de 24 horas   ☐ Ver o formulário de triagem do setor de emergência
sombreada **OU**   ☐ Ver caminho do cuidado crítico

Data:	Hora:	Altura:	Peso:	Linguagem falada além do inglês:

Médico do atendimento primário: _____ Especialista: _____

Sinais vitais   Temperatura _____ Pulso _____ Frequência respiratória _____ Pressão sanguínea _____
Saturação de oxigênio _____ O2 _____ Respiração artificial/ventilação mecânica _____

Motivo para o procedimento/hospitalização: _____

Procedimento: _____

Alergias: Fármacos/alimentos/látex/adesivos/tinturas   ☐ Nenhuma conhecida

ALERGIAS	REAÇÃO	ALERGIAS	REAÇÃO	ALERGIAS	REAÇÃO

TODOS OS MEDICAMENTOS	☐ ENVIADOS PARA CASA		☐ PARA FARMÁCIA		
(Inclusive medicamentos sem prescrição, vitaminas, pílulas dietéticas e fitoterápicos sendo ingeridos atualmente)	Dose	Via	Frequência	Último tomado	Motivo para a administração/ comentários
1.					
2.					
3.					
4.					
5.					
6.					
7.					
8.					
9.					
10.					
11.					

Aspirina/ibuprofeno/anti-inflamatório/vitamina E/anticoagulante: _____

HISTÓRIA CIRÚRGICA PRÉVIA

História cirúrgica prévia:

Anestesia prévia: ☐ Geral ☐ Espinal ☐ Outras

Problemas com anestesia?

Doação de sangue – nesta admissão ☐ Autóloga ☐ Doador direto ☐ Nenhuma

(continua)

FIGURA 2.2 Instrumento de admissão. (Continuação)

Nome do paciente: _____ Registro: _____

| HISTÓRIA DE SAÚDE | Assinalar apenas os itens aplicáveis |

NEUROLÓGICOS
- ☐ AVE
- ☐ Dificuldade da fala
- ☐ Deglutição/sufocação
- ☐ Ausência/desfalecimento/vertigem
- ☐ Convulsões
- ☐ Enxaqueca/cefaleia
- ☐ Dormência/formigamento
- ☐ Confusão
- ☐ Alterações na memória
- ☐ Lesão cefálica
- ☐ Outro _____
- ☐ Nenhum problema identificado

CARDIOVASCULARES
- ☐ Hipertensão
- ☐ Hipotensão
- ☐ Aneurisma
- ☐ Ataque cardíaco
- ☐ Insuficiência cardíaca
- ☐ Murmúrio
- ☐ Dor precordial/angina
- ☐ Pulso irregular
- ☐ Problema circulatório
- ☐ Flebite/coágulos
- ☐ Marca-passo/desfibrilador
- ☐ Colesterol elevado
- ☐ Outros _____
- ☐ Nenhum problema identificado

RESPIRATÓRIO
- ☐ Enfisema/bronquite
- ☐ Asma
- ☐ Falta de ar
- ☐ Tuberculose
- ☐ Pneumonia
- ☐ Sazonal/ambiental
- ☐ Alergias
- ☐ Ronco/apneia
- ☐ Dispositivos respiratórios _____
- ☐ Outros _____
- ☐ Nenhum problema identificado

GASTRINTESTINAL
- ☐ Hérnia de hiato/refluxo
- ☐ Hepatite
- ☐ Úlceras
- ☐ Doença de Crohn/colite
- ☐ Doença da vesícula biliar
- ☐ Intestino irritável
- ☐ Diverticulite
- ☐ Ostomia
- ☐ Mudança recente nos hábitos intestinais
- ☐ Sangue nas fezes
- ☐ Última evacuação
- ☐ Outros
- ☐ Nenhum problema identificado

Comentários: _____

MUSCULOESQUELÉTICO
- ☐ Artrite
- ☐ Fraqueza muscular
- ☐ Substituição da articulação _____
- ☐ Problemas espinais
- ☐ Outros _____
- ☐ Nenhum problema identificado

METABÓLICO
- ☐ Diabetes tipo _____
- ☐ Tireoide
- ☐ Hipoglicemia
- ☐ Anemia
- ☐ Outros _____
- ☐ Nenhum problema identificado

GENITURINÁRIO
- ☐ Cálculos renais
- ☐ Problemas de próstata
- ☐ Ostomia
- ☐ Ardência/urgência/frequência
- ☐ Sangue na urina
- ☐ Insuficiência renal
- ☐ Diálise
- ☐ Massas mamárias
- ☐ Sensibilidade/secreção
- ☐ Última menstruação
- ☐ Possibilidade de gestação
- ☐ Amamentação
- ☐ Outros _____
- ☐ Nenhum problema identificado

PSICOSSOCIAL
- ☐ Uso de álcool _____
- ☐ Uso de drogas _____
- ☐ Ataques de ansiedade/pânico
- ☐ Depressão
- ☐ Físico/psicológico
- ☐ Abuso
- ☐ Uso de tabaco _____
- ☐ Claustrofobia
- ☐ Deficiência de atenção
- ☐ Crescimento e desenvolvimento inadequados para a idade
- ☐ Luto
- ☐ Outros _____
- ☐ Nenhum problema identificado

DIVERSOS
- ☐ Mudanças na visão
- ☐ Deficiência auditiva
- ☐ Glaucoma/catarata
- ☐ Sangue/distúrbios sanguíneos
- ☐ Câncer
- ☐ Problemas de pele
- ☐ Deficiência auditiva
- ☐ Doenças infecciosas/DST
- ☐ Circunferência cefálica _____ (se apropriado)
- ☐ Imunizações atualizadas (<> = 18 anos)
- ☐ Outros _____
- ☐ Nenhum problema identificado

Comentários: _____

Investigação das necessidades

- ☐ Aparelho ortodôntico
- ☐ Dentaduras _____
- ☐ Aparelho auditivo

- ☐ Prótese
- ☐ Óculos/lentes de contato
- ☐ Peruca

- ☐ Itens religiosos
- ☐ Muletas/andador/bengala/cadeira de rodas
- ☐ Outros _____

| DOR ATUAL | NECESSIDADE DE CUIDADO OU DE ENSINO |

- ☐ Nega a dor
- Duração da dor? _____
- O que controla a dor: _____
- Qual é o impacto sobre as atividades da vida diária?

X = Dor
O = Ferida

- ☐ Controle da dor
- Indicar no diagrama onde a dor está localizada e determinar a intensidade de 1 a 10, com 1 significando dor mínima e 10 sendo a pior dor
- ☐ Ensino do paciente

TEGUMENTAR
- ☐ Problemas de pele
- ☐ Tatuagens
- ☐ Ferimentos na parte inferior das pernas/pés
- ☐ Cicatrizes antigas
- ☐ Pele seca
- ☐ Erupção
- ☐ Úlcera de pressão
- ☐ Equimose
- ☐ Nenhum problema identificado

Orientações antecipadas   ☐ Não avaliado (Paciente < 18 anos)   ☐ Incapaz de investigar

O paciente possui orientação antecipada?	☐ Sim	☐ Não	☐ Informação fornecida ☐ Informação recusada
Se "sim", a cópia está no prontuário atual? Obter do prontuário anterior	☐ Sim	☐ Não	Acompanhamento: ☐ Família obtém cópia para o registro ☐ Paciente formula nova orientação (modelo no "Depende de você") ☐ Substância conforme declarada pelo paciente: _____ ☐ Paciente recusa o contexto declarado ☐ Paciente/família recusa trazer e/ou preencher informações da orientação
Se "não", o paciente deseja orientação antecipada?	☐ Sim, encaminhar ao serviço social	☐ Não	

(continua)

FIGURA 2.2 Ferramenta de admissão. (Continuação)

PREENCHER ESTA SEÇÃO SOMENTE PARA PACIENTES INTERNADOS, EXCETO SE FOR EXIGIDA INVESTIGAÇÃO ESPECÍFICA

Nome do paciente: _____ Registro: _____

ESTADO NUTRICIONAL	☐ Nenhum problema identificado	AÇÃO TOMADA
Se algum dos itens seguintes estiver presente, enviar uma ordem computadorizada para o serviço de nutrição ☐ Alguma dieta e/ou restrição específica❶ ☐ Ganho ou perda não intencional de peso? 5 quilos nos últimos seis meses❶ ☐ Vômito/diarreia durante os últimos três dias ou mais❶ ☐ Inapetência durante os últimos cinco dias ou mais❶ ☐ Dificuldade de deglutição resultando em ingestão inadequada❶ ☐ Paciente recentemente diagnosticado com diabetes, com necessidade de ensino❶,❷ ☐ Escara no estágio II ou superior❶,❸ ☐ Diálise❶ ☐ Dieta nova e modificada e necessidade de orientação❶		❶ ☐ Encaminhamento nutricional ❷ ☐ Encaminhamento ao instrutor sobre diabetes ❸ ☐ Encaminhamento ao Serviço de Enfermagem aos Ostomizados/Portadores de Feridas
INVESTIGAÇÃO RESPIRATÓRIA	☐ Nenhum problema identificado	AÇÃO TOMADA
☐ Paciente em pré-operatório para cirurgia abdominal ou torácica e com história de enfisema, bronquite, asma ou fibrose pulmonar		☐ Encaminhamento ao atendimento respiratório

INVESTIGAÇÃO DO ESTADO FUNCIONAL		☐ Nenhum problema identificado		AÇÃO TOMADA
	Independente	Alguma assistência	Assistência total	☐ Auxiliar nas atividades da vida diária ☐ Ensino do paciente/família
Alimentação				
Banho				
Vestir-se				
Uso do vaso sanitário				
Transferência (cama para cadeira, para/do vaso sanitário)				
Caminhar/uso de cadeira de rodas				
Se algum dos seguintes estiver presente, encaminhar para **TERAPIA OCUPACIONAL**　　☐ **Nenhuma necessidade identificada** ☐ Condição resultou em dificuldade no uso de um ou dos dois braços ☐ Capacidade reduzida para autocuidados, que poderia ser ajudada com terapia ☐ Fisicamente incapaz de alimentar-se				☐ Prescrição médica solicitada para: TERAPIA OCUPACIONAL
FISIOTERAPIA　　☐ **Nenhuma necessidade identificada** ☐ Condição resultou em dificuldades para caminhar e transferir-se, que podem ser solucionadas com terapia ☐ Condição resultou em redução da força e/ou variação de movimento das pernas e braços ☐ Condição resultou em aumento agudo na dor muscular ou lombar				FISIOTERAPIA
TERAPIA DA FALA　　☐ **Nenhuma necessidade identificada** ☐ Dificuldade de deglutição ou sinais de engasgo ao comer ou beber ☐ Diagnóstico de AVE, miastenia grave e entubações múltiplas ☐ Incapaz de seguir orientações simples para o cuidado diário e/ou incapaz de comunicar os desejos e as necessidades				PATOLOGIA DA FALA E DA LINGUAGEM

INVESTIGAÇÃO DO RISCO DE QUEDAS*
Baixo risco 0-20　Risco moderado 25-60　Alto risco 65-100

Indicadores da investigação de quedas	Indicadores de investigação de quedas	Escore de peso
Admissão ou transferência	5	
Histórias de quedas	20	
Mudança recente na mobilidade funcional	20	
Alteração na eliminação	20	
Diagnóstico/medicamento que afeta a cognição, a mobilidade e o equilíbrio	10	
Confusão, incapacidade de julgamento/esquecimento/agitação e/ou não comprometimento	20	
Deficiência sensorial, visual, perceptiva (não relacionada com os anteriores)	5	
ESCORE TOTAL	100	

FIGURA 2.2 Instrumento de admissão. (Continuação)

Exemplos de perguntas da investigação focalizada permanente

- Qual é a **condição atual do problema** (existem sinais, sintomas ou fatores de risco para o problema)?
- **Comparada com os dados básicos** (dados coletados antes do início do tratamento), a informação indica que o problema está melhor, pior ou igual?
- **Que fatores estão contribuindo para o problema** e o que foi feito a respeito desses fatores?
- **Qual é a perspectiva do paciente** sobre o estado atual do problema e como está sendo controlado?

A Figura 2.3 mostra um instrumento de investigação focalizada para coleta de informações sobre a pele. Trata-se de um recurso que costuma ser mostrado em uma ou mais de uma tela de computador. A Figura 2.4 mostra uma tela de computador de uma investigação focalizada que aborda riscos de queda.

Investigação prioritária rápida

Saber como realizar a investigação prioritária rápida é importante por duas razões:

1. Essas investigações sinalizam problemas e riscos existentes.
2. A informação obtida muitas vezes afeta todos os aspectos do cuidado, incluindo como você prossegue a investigação. Por exemplo, se o paciente mostra sinais de alguma doença contagiosa, você precisa considerar imediatamente as precauções a serem tomadas antes de continuar a investigação.

O Quadro 2.2 mostra um exemplo de investigação prioritária básica.

Lembrar ainda a regra a seguir.

REGRA Conciliação de medicamentos – assegurar-se de ter uma lista completa e atualizada dos medicamentos que o paciente está tomando – é tão importante que deve ser entendido como parte das investigações de tipo abrangente, focalizada, prioritária e rápida.

RECURSOS PADRONIZADOS, PRÁTICA BASEADA EM EVIDÊNCIAS E REGISTROS ELETRÔNICOS DE SAÚDE

Há necessidade de preenchimento de instrumentos eletrônicos ou impressos padronizados, em vários momentos dos cuidados, conforme padrões e agências reguladoras. Esses instrumentos são exemplo de *aplicação da prática baseada em evidências*. Esta prática une o que de melhor se conhece sobre pesquisas e sobre especialistas clínicos. Os instrumentos padronizados garantem o registro das informações mais importantes, além da comunicação feita da melhor maneira. Seja na internação dos pacientes, seja na transferência ou, simplesmente, ao registrar as investigações diárias, uma das primeiras perguntas a ser feita é: existe um registro padronizado que devo preencher? Quanto mais cedo forem obtidos esses instrumentos, mais você aprende coisas importantes e necessárias para investigar em cada situação. A Figura 2.5 mostra um recurso SBAR, instrumento padrão comum, usado para melhorar a comunicação entre enfermeiros e entre enfermeiros e médicos.

REGRA Registros eletrônicos de saúde, tecnologia de informação de saúde e outros instrumentos padronizados promovem sólido raciocínio clínico; eles, no entanto, não pensam por você. Da mesma forma que os pilotos usam a *Federal Aviation Administration* e os recursos por ela aprovados para reduzir erros em vários momentos de voo, você precisa usar os instrumentos aprovados em pontos específicos, durante o atendimento ao paciente (p. ex., na internação ou na transferência). Esses instrumentos ajudam-no

Quadro 2.2 — Investigação prioritária rápida

Definição: a investigação prioritária rápida inclui os aspectos que você deve procurar primeiro em todos os encontros com os pacientes. Você realiza com frequência as categorias de investigação prioritária rápida em uma sucessão rápida ou ao mesmo tempo (não necessariamente uma antes da outra).

PRIORIDADES DE INVESTIGAÇÃO	JUSTIFICATIVA
• Riscos de infecção, lesão ou violência	A prioridade principal é a manutenção da segurança dos pacientes, a sua própria e a dos demais. Aborde os riscos de infecção do paciente ou a transmissão da infecção imediatamente. Observe as políticas e os procedimentos. Faça o mesmo para riscos de lesão e de violência.
• Problemas (ou riscos de problemas) com a respiração, conforto, sinais vitais ou comunicação	Problemas e riscos nessas áreas devem ser abordados precocemente. Eles também apontam para problemas em outras áreas (p. ex., a dor geralmente indica um problema que necessita ser abordado).
• Alergias • Medicamentos e tratamentos atuais • Diagnóstico na admissão/principal queixa • Problemas clínicos atuais e passados • Problemas de enfermagem atuais e passados	Esses assinalam problemas e riscos conhecidos e afetam as decisões sobre o início de determinados tratamentos.

Fonte: © 2011 www.AlfaroTeachSmart.com.

Aplicação do processo de enfermagem **85**

INVESTIGAÇÃO FOCALIZADA: PELE

Nota ao paciente: Por favor, ajude-nos a investigar seu problema, utilizando alguns momentos para preencher a autoinvestigação a seguir. Para prestar-lhe o melhor cuidado possível, necessitamos que preste atenção ao seu corpo e mantenha-nos informados. De acordo com as metas nacionais de segurança, desejamos que VOCÊ seja um participante fundamental em todas as decisões do seu atendimento de saúde. Por favor, manifeste-se caso tenha alguma preocupação.

Está apresentando algum dos sintomas a seguir?
(Use o verso da página se necessitar de mais espaço.)

	Sim	Não	Onde?	Quando começou?	O que o faz melhorar?	O que o torna pior?
Coceira						
Formigamento						
Dor						
Edema						
Vermelhidão						
Erupção						
Bolhas						
Secreção						
Nódulos/ lesões/ sinais						
Problemas circulatórios						

Outras questões importantes para se pensar...

	Sim	Não
Foi exposto ao calor, luz solar direta ou camas de bronzeamento?		
Você tem algum outro sintoma, como fadiga ou febre?		
Você foi exposto a varicela, sarampo ou algo deste tipo?		
Tem usado roupas muito apertadas em algum lugar do corpo?		
Está tomando medicamentos que têm efeitos colaterais na pele? (Listar os medicamentos a seguir)		
Algo mais que deseja que fiquemos sabendo? (Escreva no verso da página)		

☐ Alguma alergia (incluir medicamentos)?

Marcar os problemas abaixo

☐ Medicamentos (incluir fitoterápicos e medicamentos sem prescrição):

©2004 R. Alfaro-LeFevre, Todos os direitos reservados. Não copiar sem permissão 6161 SE Landing Way # 9 Stuart FL 34997. Disponível em www.AlfaroTeachSmart.com.

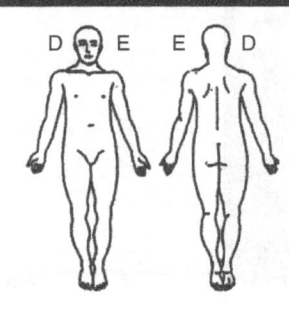

FIGURA 2.3 Instrumento de investigação focalizada, geralmente incorporada aos registros eletrônicos.

a ser sistemático abrangente. Mas eles não pensam em seu lugar. É VOCÊ que precisa fazer o pensamento crítico necessário para garantir que as informações que registrou nos instrumentos são factuais, relevantes e completas. É VOCÊ que tem que desenvolver *hábitos investigativos* úteis para a tomada de decisão. É VOCÊ que precisa ter esses hábitos "na cabeça", para que possa passar no NCLEX e em outros exames.

INVESTIGAÇÃO DA DOENÇA E CONTROLE DA INCAPACIDADE

Muitos pacientes vivem atualmente com condições crônicas – por exemplo, diabetes, asma, doença cardíaca, câncer ou paralisia. Você deve investigar logo essas condições por três razões principais:

1. **Deve ter certeza de que o plano médico está atualizado.** Você é responsável por garantir que todos os problemas médicos estejam sendo controlados por um prestador de atendimento primário qualificado.
2. **A forma como você controla o cuidado de enfermagem é influenciada pelo plano de tratamento médico** (p. ex., se decidir que necessita

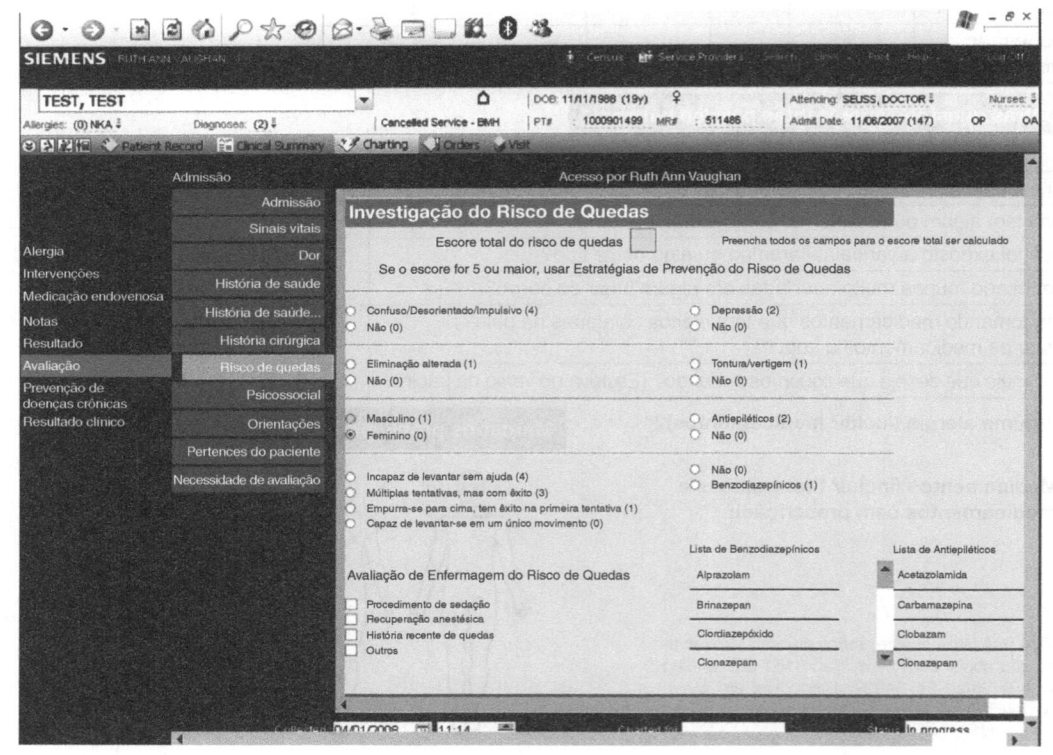

FIGURA 2.4 Tela de computador mostrando a investigação focalizada para o risco de quedas. (Reimpresso, com permissão, de Paoli Memorial Hospital, Paoli, PA.)

incentivar a ingestão de líquidos de um paciente com doença cardíaca, deve saber se existem restrições médicas de líquidos).
3. **Deve descobrir como os pacientes controlam suas doenças ou incapacidades, uma vez que isso também influenciará os cuidados de enfermagem.** Os pacientes são especialistas no controle de seu próprio cuidado. Se estiverem controlando bem suas doenças e incapacidades, siga

---

SBAR (Situação, Antecedentes, Investigação, Recomendação)*

NOTA Pronunciada como S-BAR e usada, pela primeira vez, pelos militares para aperfeiçoar a eficácia da comunicação entre cuidadores, a abordagem SBAR é recomendada por especialistas em segurança do paciente. Variam os formulários SBAR, dependendo da finalidade e do contexto. Há locais que a usam para fornecer situações *hands-off* (quando um enfermeiro transfere os cuidados a outro); outros usam formulários SBAR semelhantes ao mostrado a seguir para relatar por telefone algum problema aos médicos.

→ Tenha o prontuário em mãos antes de fazer a ligação telefônica e certifique-se de poder comunicar rapidamente todas as seguintes informações:

S SITUAÇÃO (situation): tenha o prontuário disponível antes de fazer a ligação telefônica e garanta que possa fornecer de imediato todas as seguintes informações: relatar brevemente todo o assunto ou o problema, o que é, quando aconteceu (ou começou) e sua gravidade. Descrever os sinais e os sintomas preocupantes.

B ANTECEDENTES (background): forneça a data de admissão e os diagnósticos médicos atuais. Determine a história clínica pertinente e dê uma sinopse breve do tratamento até agora (p. ex., medicamentos, uso de oxigênio; sonda nasogástrica; punção endovenosa, situação do código).

A INVESTIGAÇÃO (assessment): forneça os sinais vitais mais recentes e qualquer modificação nos seguintes:

☐ Estado mental – sinais neurológicos
☐ Respirações
☐ Pulso – cor da pele
☐ Conforto – dor

☐ Situação gastrintestinal (náusea, vômito, diarreia, distensão)
☐ Eliminação urinária
☐ Sangramento – secreção
☐ Outros _____

R RECOMENDAÇÃO (recommendation): declare o que você acha que deve ser feito. Por exemplo:

☐ Venha ver o paciente agora
☐ Obtenha uma consulta
☐ Obtenha exames adicionais (p. ex., raio X de tórax, gasometria arterial, eletrocardiograma, contagem de leucócitos e outros)
☐ Transfira o paciente para a UTI
☐ O que fazer se o paciente não melhorar
☐ Com que frequência necessita verificar os sinais vitais
☐ Se não houver melhora, quando quer ser chamado?

*Dados de Haig, K, Sutton, S. e Whittington, J. (2006) SBAR: A Shared Mental Model for Improving Communication Between Clinicians. Journal of Quality and Patient Safety, 32(3), 167-175.
Fonte: R. Alfaro-LeFevre Handouts ©2007-2008 www.AlfaroTeachSmart.com.

FIGURA 2.5 O Recurso SBAR promove comunicação consistente.

o plano deles de controle de cuidado tanto quanto possível (não presuma que você tem uma maneira melhor). Se eles estiverem controlando insatisfatoriamente, descubra o *porquê*, para que as razões possam ser abordadas no plano de cuidados (p. ex., existe falta de conhecimento ou o problema é a falta de recursos?).

4. **Você é responsável por garantir que os pacientes tenham os conhecimentos e as habilidades para controle dos próprios problemas de saúde.** (ver Educação-Fortalecimento de Pacientes e Famílias, no Capítulo 4).

PROMOÇÃO DE SAÚDE: TRIAGEM PARA O CONTROLE DE RISCO E O DIAGNÓSTICO PRECOCE

Atualmente, cada vez mais suas investigações incluem a triagem para o controle de risco e o diagnóstico precoce dos problemas de saúde comuns. A triagem é feita, muitas vezes, em pontos significativos durante o ciclo de vida. Por exemplo:

- Investigação do desenvolvimento do bebê
- Medida da altura, do peso e da visão de crianças em idade escolar
- Investigação de depressão e uso de drogas e álcool, com início na adolescência
- Controle do colesterol e da presença de sangue oculto nas fezes em adultos

Você talvez tenha de realizar aconselhamento específico sobre a promoção de saúde (p. ex., cessação do tabagismo) durante todas as interações importantes.

Parceria com os pacientes para a tomada de decisões informadas

Com a conscientização da importância do cuidado centrado no paciente, também nos damos conta da importância da parceria com os pacientes para tomar decisões informadas sobre quais medidas de triagem e de prevenção devem ser seguidas. Isso significa passar de um modelo *paternalista* ("sabemos o que é melhor para você") para um modelo de *parceria* ("queremos que você esteja informado para poder *escolher o que é melhor para você*"). Veja, a seguir, um resumo das informações da U.S. Preventive Services Task Force (USPSTF) relacionados à discussão da triagem de saúde com os pacientes.[2]

A duração das discussões sobre a triagem dos problemas de saúde e o uso de medicamentos para prevenir doenças varia de acordo com:

- As evidências científicas abordando a utilidade do serviço
- A saúde, as preferências e as preocupações de cada paciente

- O estilo de tomada de decisão de cada médico
- As restrições práticas, como a quantidade de tempo disponível

A U.S. Preventive Services Task Force (USPSTF) salienta que você pode considerar as decisões de seus pacientes informadas e decididas mutuamente apenas se eles:

- Entendem os riscos ou a gravidade da doença ou da condição a ser prevenida
- Compreendem o que o serviço preventivo envolve (incluindo os riscos, os benefícios, as alternativas e as incertezas)
- Pesam seus valores sobre os potenciais benefícios e danos associados com o serviço
- Engajam-se na tomada de decisão no nível desejado e estão à vontade para fazê-lo

PREOCUPAÇÕES ÉTICAS, CULTURAIS E ESPIRITUAIS

O sucesso de suas investigações é influenciado pela consciência das preocupações éticas, culturas e espirituais.[1,3] Conforme padrões profissionais, é sua responsabilidade:

1. **Investigar com respeito pela dignidade humana** e a exclusividade do paciente, sem restrições pela consideração da situação social ou econômica, dos atributos pessoais ou da natureza dos problemas de saúde.
2. **Garantir o direito do cliente à privacidade,** protegendo criteriosamente informações de natureza sigilosa. Isso também é lei.
3. **Ser honesto.** Dizer a verdade sobre como usará os dados (p. ex., "Tenho de realizar um trabalho examinando os padrões alimentares de alguém. Você estaria disposto a me falar sobre seus hábitos alimentares?").
4. **Respeitar as crenças religiosas e culturais** e estar consciente das tendências físicas relacionadas à cultura. Isso inclui estar consciente sobre:
   - **Variações biológicas.** Por exemplo, as diferenças entre os grupos raciais e étnicos (como cor e textura da pele e suscetibilidade a doenças como a hipertensão ou a anemia falciforme).
   - **Padrões confortáveis de comunicação.** Por exemplo, como a linguagem e os gestos são usados, se o contato visual ou o toque são aceitáveis e se a pessoa sente-se ameaçada pela proximidade com o outro.
   - **Organização e práticas familiares.** Temos unidades familiares e práticas diversas. Devemos entendê-las para obter *insight* dos outros fatores que influenciam o estado de saúde.
   - **Crenças sobre as pessoas serem capazes ou não de controlar a natureza e influenciar sua capacidade de serem saudáveis** (p. ex., se transfusões de sangue são permitidas ou se há exigência de rituais).
   - **O conceito da pessoa sobre "Deus" e as crenças sobre a relação entre as crenças espirituais e o estado de saúde** (p. ex., "Deus lhe dá o que você merece").

A ENTREVISTA E O EXAME FÍSICO

A entrevista de enfermagem e o exame físico complementam-se e esclarecem um ao outro, como você pode ver no exemplo a seguir.

EXEMPLO

Você entrevista uma mulher que lhe diz: "Minha respiração não parece bem". Você usa o estetoscópio para ouvir seus pulmões. O que ouve (se os sons respiratórios são normais ou anormais) fornece dados adicionais que complementam e esclarecem o que lhe foi dito.

Desenvolvimento de suas habilidades de entrevista

As habilidades interpessoais e de comunicação – sua capacidade para *estabelecer* a comunicação (*rapport*), *fazer perguntas, escutar e observar* – constituem a chave para uma relação terapêutica e a realização da investigação. As pessoas que buscam cuidados de saúde estão em posição bastante vulnerável, uma vez que têm escolhas limitadas. É sua tarefa ajudá-las a sentir que estão em boas mãos e que suas principais preocupações serão abordadas.

Diretrizes: promoção de uma entrevista solidária

As diretrizes a seguir ajudam no estabelecimento de confiança, na criação de uma atitude positiva e na redução da ansiedade.

Como estabelecer a comunicação

Antes de ir para a entrevista

- **Organize-se:** garanta que você possui tudo o que necessita.
- **Não confie na memória:** tenha um instrumento de investigação impressa ou eletrônica para orientar as perguntas a serem feitas (p. ex., utilize um instrumento padronizado).
- **Planeje tempo suficiente:** a entrevista de admissão costuma levar de 30 a 60 minutos.
- **Assegure privacidade:** certifique-se de que haja um ambiente tranquilo, privativo, livre de interrupções ou distrações.
- **Concentre-se:** livre sua mente de outros interesses (outros deveres, preocupações consigo mesmo). Diga a si mesmo: "Conhecer esta pessoa é a coisa mais importante a fazer neste momento".
- **Visualize-se como uma pessoa confiável, acolhedora e útil:** isso o ajuda a ser confiante, acolhedor e útil – seu interesse genuíno transparecerá.

Ao iniciar a entrevista

- **Apresente-se e diga seu nome e cargo.** Tal atitude passa a mensagem de que você aceita a responsabilidade e está disposto a comprometer-se com seus atos. Isso é especialmente importante se você for um estudante.
- **Confirme o nome da pessoa e pergunte como ela gostaria de ser chamada** (p. ex., "Tenho seu nome como Jack Riley. Está certo? De que forma gostaria de ser chamado?"). Use o nome de preferência para auxiliar a pessoa a sentir-se mais relaxada e enviar a mensagem de que você a reconhece como um indivíduo, com coisas de que gosta e coisas de que não gosta.

REGRA De acordo com as metas norte-americanas de segurança do paciente, use ao menos dois identificadores exclusivos para garantir que possui o paciente certo.[4] Por exemplo, pergunte ao paciente seu nome e data de nascimento e verifique também a pulseira de identificação para assegurar que coincidem.

- **Explique com brevidade seu propósito** (p. ex., "Estou aqui para fazer a entrevista de admissão que irá nos ajudar a planejar seu cuidado de enfermagem").

Durante a entrevista

- **Dê atenção total à pessoa:** evite o impulso de fazer muitas anotações ou de ler o instrumento de investigação.
- **Não tenha pressa:** a pressa transmite a mensagem de que não está interessado no que a pessoa tem a dizer.

Como ouvir

- **Seja um ouvinte ativo – ouça os sentimentos e as palavras.** A pessoa que suspira, olha ao longe e diz "Acho que estarei bem assim" pode estar dizendo "Duvido que isso funcione".
- **Permita que a pessoa saiba que você percebe a linguagem corporal que envia uma mensagem em desacordo com o que está sendo dito** (p. ex., "Você diz não ter dor, mas não me parece confortável").
- **Use expressões suplementares, curtas, que levem a pessoa a saber que você a entende** e a incentiva a continuar. Alguns exemplos incluem "Sei", "mmhm", "Oh, não", "E..." e "Então, o quê?". Concordar com a cabeça e manter contato visual também faz a pessoa saber que está sendo escutada.
- **Seja paciente caso a pessoa manifeste algum bloqueio de memória.** Essa informação poderá ser recordada mais tarde, quando você fizer perguntas relacionadas.

- Evite o impulso de interromper. Se a entrevista estiver se desviando do assunto, permita que a pessoa conclua sua frase; depois diga: "Parece que nos desviamos um pouco do assunto. Podemos voltar para...?".
- Permita pausas na conversa. O silêncio proporciona a você e à pessoa tempo para reunir os pensamentos e permite refletir sobre a precisão da informação trazida pelo paciente.

Como fazer perguntas

- Pergunte, em primeiro lugar, sobre o principal problema da pessoa (p. ex., "Qual o principal motivo de sua vinda hoje?").
- Focalize suas perguntas de modo a obter informações específicas sobre sinais e sintomas. (Por exemplo: "Mostre-me onde está o problema. Consegue descrever mais especificamente o que sente? Quando começou? Quando parece ocorrer? Há alguma coisa que proporcione melhora? O que faz piorar?".
- Não use perguntas indutoras (perguntas que levam a pessoa a uma resposta específica; p. ex., "Você não fuma, estou certo?" induz a pessoa a responder "não").
- Use enunciados exploratórios (que comecem com palavras do tipo: conte, descreva, explique e detalhe) para levar a pessoa a contar mais sobre uma condição específica (p. ex., "Conte-me mais sobre seus padrões de sono"). Alguns autores usam os termos *enunciados indutores* em lugar dos *enunciados exploratórios*. Eu uso *enunciados exploratórios* para evitar confusão com as *perguntas indutoras*, que *não devem* ser empregadas.
- Use técnicas de comunicação que intensifiquem sua capacidade de pensamento crítico e de obtenção dos fatos:
    1. Use expressões que o auxiliem a ver a perspectiva da outra pessoa (p. ex., "Do seu ponto de vista, quais são os maiores problemas?" ou "Quais são os problemas, de acordo com sua percepção?").
    2. Reformule as próprias palavras do paciente. Essa técnica esclarece o significado e incentiva a pessoa a ampliar o que está sendo dito (p. ex., "Quando você diz..., o que está querendo dizer?" ou "Quando você diz..., isso significa...?" ou "Deixe-me repetir o que você disse para garantir que entendi").
    3. Faça perguntas com final aberto (aquelas que exigem respostas com mais de uma palavra, como "Como se sente?" em vez de "Está se sentindo bem?").
    4. Evite perguntas com final fechado (as que demandam respostas de uma só palavra), exceto se a pessoa estiver doente demais para dar detalhes ou se estiver tentando esclarecer uma resposta por meio de um sim ou um não.

A Tabela 2.1 fornece exemplos de perguntas com final aberto e final fechado. A Tabela 2.2 resume as vantagens e desvantagens do uso desses tipos de perguntas.

Tabela 2.1   Exemplos de perguntas com final fechado e final aberto

Final fechado	Final Aberto
Está feliz em relação a isso?	Como se sente a respeito?
Você está bem com seu marido?	Como está o relacionamento com seu marido?
Você fica enjoado com isso?	De que forma isso afeta seu estômago?

O que observar

- Investigue com atenção as áreas associadas às queixas verbais (p. ex., se alguém tiver um desconforto abdominal, concentre sua investigação cuidadosamente no abdome).

Tabela 2.2   Vantagens e desvantagens das perguntas de final aberto e final fechado

Vantagens	Desvantagens
Perguntas de final aberto	
Trazem mais informações do que uma pergunta que exige apenas uma palavra como resposta. Proporcionam às pessoas a chance de verbalizar, envolvendo-as no diálogo. Tendem a provocar uma resposta mais honesta. São menos ameaçadoras e é menor a probabilidade de que transmitam julgamentos negativos. São muitas vezes interpretadas como insinuantes de interesse sincero.	Podem permitir que o paciente se afaste das perguntas. Exigem respostas mais extensas. Isso pode ser indesejável em uma situação de emergência ou se o indivíduo estiver confuso, com dor ou dificuldade respiratória. Oportunizam divagar e desviar-se do assunto.
Perguntas de final fechado	
Ajudam a esclarecer as respostas às perguntas de final aberto. Poupam tempo nas situações de emergência. Podem ser úteis para concentrar a entrevista em dados específicos (p. ex., observando a lista de verificação sobre a história de doenças específicas, como hipertensão e ataques cardíacos). Podem ser úteis para aqueles que estão confusos, com dor ou com dificuldade respiratória.	Podem ser mais ameaçadoras. Limitam a quantidade de informação oferecida. Não incentivam a pessoa a expressar preocupações a partir de seu ponto de vista. Não incentivam o diálogo ativo entre o enfermeiro e a pessoa.

- **Use os seus sentidos.** Você vê, ouve ou sente algo incomum?
- **Observe o aspecto geral.** A pessoa parece arrumada, saudável, bem alimentada?
- **Observar a linguagem corporal.** A pessoa parece à vontade? Nervosa? Retraída? Apreensiva? Que comportamentos você vê?
- **Perceber padrões de interação.** Ficar atento às respostas da pessoa ao seu estilo de entrevista (p. ex., algumas vezes, diferenças culturais e pessoais criam barreiras na comunicação).

Como concluir a entrevista

- **Dar um aviso** (p. ex., "Temos cinco minutos para terminar...Vamos garantir que as coisas mais importantes tenham sido abordadas").
- **Solicite ao paciente um resumo de suas preocupações principais,** depois resuma as mais importantes conforme você as observa (p. ex., "Conversamos sobre muitas coisas. Para garantir que eu tenha entendido corretamente, diga-me quais são as três coisas mais importantes em que posso ajudá-lo").
- **Pergunte "o que mais?"** (p. ex., "Há algo mais que você gostaria que eu soubesse?).
- **Ofereça-se como um recurso** (p. ex., "Desejo ser informado sobre seu estado. Permita-me saber se alguma coisa mudou ou se você tem qualquer pergunta").
- **Explique a rotina dos cuidados e forneça informações sobre quem é o responsável pelas decisões do cuidado de enfermagem.** Os pacientes costumam ficar confusos sobre quem é responsável pelo quê.
- **Conclua com uma observação positiva e incentive a pessoa a participar de forma ativa** (p. ex., "Começamos bem. Desejo que você se envolva ativamente no processo decisório sobre seus cuidados.").

O Quadro 2.3 lista os erros comuns de comunicação a serem evitados.

Desenvolvimento de suas habilidades para o exame físico

Para desenvolver habilidades para o exame físico, você precisa ser minucioso, sistemático e hábil nas seguintes técnicas:

- **Inspeção:** observar criteriosamente, com o uso dos dedos, olhos, ouvidos e olfato.
- **Ausculação:** ouvir com o estetoscópio.
- **Palpação:** tocar e pressionar para testar a dor e sentir as estruturas internas, como o fígado.
- **Percussão:** direta ou indiretamente, golpear uma superfície corporal para determinar os reflexos (realizado com um martelo de percussão) ou para

Quadro 2.3 — Você deve evitar estes erros de comunicação

- **Uso do primeiro nome sem permissão** (é desrespeitoso).
- **Uso de adjetivos afetivos** ("benzinho, querida, docinho, vózinha").
- **Uso de fala infantil.** Por exemplo, "Então, você está com dodói na barriga?".
- **Uso de terminologia médica com pessoas leigas.** Muitas pessoas não conhecem termos médicos comuns, tais como micção, sinais vitais, evacuações.
- **Indiferença à comunicação não verbal do paciente.** Por exemplo, tocar em alguém para oferecer apoio e não perceber que a pessoa se retrai, enviando a mensagem de que não quer ser tocada.

determinar se uma área contém líquido (por meio de golpes com os dedos sobre uma superfície).

A forma como você organiza sua investigação é influenciada por três fatores:

1. **A condição da pessoa.** Se o indivíduo estiver doente ou apresentar uma queixa específica, inicie pelo exame das áreas problemáticas, antes de prosseguir para outras partes do corpo (p. ex., se houver dor abdominal, examine inicialmente o abdome; se o indivíduo estiver inconsciente, examine o estado neurológico, respiratório e cardiovascular em primeiro lugar).
2. **O instrumento ou o registro padronizado que você deve preencher.** Em muitos casos, ele direciona sua abordagem.
3. **Sua própria preferência.** Você pode optar pela abordagem da cabeça aos pés, iniciando pelo exame da cabeça e do pescoço e continuando a descer para o tórax, o abdome, as pernas e os pés, nessa ordem. Ou pode escolher a abordagem sistemática, como a mostrada no Quadro 2.4.

Diretrizes: realização de um exame físico

As diretrizes seguintes auxiliam-no a desenvolver hábitos que promovem um exame físico completo e sistemático.

- **Promova a comunicação.** Estabeleça *rapport* e use boas técnicas de entrevista (em vez de trabalhar em silêncio).
- **Proporcione privacidade.** Descubra somente as partes do corpo que estão sendo examinadas, mantendo o restante coberto. Avise a pessoa antes de tocar em uma parte do corpo que ela não consegue visualizar (p. ex., "Vou tocar neste cisto em suas costas").
- **Não confie na memória.** Faça anotações ou digite os dados direto no computador.
- **Escolha um método de organização do exame e use-o de forma consistente para que se torne um hábito.**

Quadro 2.4 — Exame físico sistemático da cabeça aos pés

- **Estado neurológico.** Verifique: estado mental; orientação; reação pupilar; visão e aspecto dos olhos; reflexo de regurgitação; capacidade auditiva, gustativa, tátil e olfativa; modo de andar; coordenação; reflexos dos braços e das pernas; presença de dor ou desconforto (p. ex., cefaleia).
- **Estado respiratório.** Verifique: garganta, vias aéreas, sons respiratórios, frequência e profundidade da respiração, tosse, simetria da expansão do tórax, presença de dor/desconforto (p. ex., precordial).
- **Estado cardíaco e circulatório.** Verifique: frequência cardíaca apical, ritmo, sons cardíacos, qualidade da pulsação (radial, braquial, carótida, femoral, dorsal, podálica); presença de edema periférico; presença de dor/desconforto (p. ex., dor precordial ou nas extremidades).
- **Estado da pele.** Verifique: cor, temperatura, turgidez, edema, lesões, erupções, nódulos, distribuição de pelos. Examinar especificamente as mamas femininas e masculinas quanto a nódulos ou secreção nos mamilos. Verificar prurido/dor/desconforto.
- **Estado musculoesquelético.** Verifique: tônus muscular, força, variação de movimentos, presença de dor/desconforto (p. ex., dores, espasmos).
- **Estado gastrintestinal.** Verifique: condição de lábios, língua, gengivas, dentes; ruídos hidroaéreos; presença de distensão abdominal; impactação; hemorroidas; presença de dor/desconforto (p. ex., sensibilidade abdominal). Se houver vômito, verifique a êmese quanto a cor e presença de sangue.
- **Estado geniturinário.** Verifique: cor e quantidade de urina, presença de distensão da bexiga, secreção (vaginal, uretral), condição da vulva; exame dos testículos; presença de dor/desconforto.

REGRA Dor e tosse são o "quinto e o sexto" sinais vitais. Ao fazer a verificação rotineira dos sinais vitais – temperatura, pulso, respiração e pressão sanguínea –, pergunte sobre "o quinto sinal vital" (se a pessoa apresenta dor ou desconforto) e investigue criteriosamente para determinar a causa. A tosse é o sexto sinal vital. Embora uma investigação pulmonar completa seja importante, você pode aprender muito nos encontros rápidos. Pode dizer algo como: "Você pode tossir para que eu possa escutar o som?". A capacidade (ou incapacidade) da pessoa de atender ao pedido diz muito – por exemplo, se ela tem dor ao tossir, se há congestão ou se o esforço que ela faz para tossir é forte o suficiente para desobstruir os pulmões. O encontro rápido é capaz de identificar os pacientes que necessitam de investigação mais profunda. (Em algumas instituições, a oximetria de pulso é considerada o sexto sinal vital. Trata-se de um método não invasivo de monitorar a porcentagem de hemoglobina que é saturada com o oxigênio. A oximetria de pulso consiste num dispositivo preso ao dedo ou lóbulo da orelha do paciente, ligado a uma unidade eletrônica.)

Conferência dos exames diagnósticos

Seu exame físico estará incompleto até você conferir os resultados dos exames diagnósticos. Esses exames são como um "relatório" sobre o funcionamento do organismo – oferecem evidências fundamentais que o ajudam a determinar o estado de saúde. Os dados coletados durante a entrevista e o exame físico podem ser perfeitamente normais, mas um problema grave pode não ser percebido se não forem verificados os exames laboratoriais (p. ex., problemas renais, hepáticos e hematológicos costumam ser silenciosos). Os exames diagnósticos podem, também, confirmar suas suspeitas (p. ex., você pode suspeitar de uma infecção e confirmá-la por meio de um exame de sangue).

EXERCÍCIOS DE PENSAMENTO CRÍTICO E RACIOCÍNIO CLÍNICO

2.1 Desenvolvimento das habilidades de entrevista e exame físico

As respostas estão no final do livro.

Parte I. Desenvolvimento das habilidades de entrevista

1. **Pratique o uso de perguntas de final aberto.** Reformule cada uma das seguintes perguntas como uma pergunta de final aberto.
   a. "Está se sentindo melhor?"
   b. "Gostou do jantar?"
   c. "Está feliz aqui?"
   d. "Está sentindo alguma dor?"

2. **Pratique o esclarecimento da comunicação usando enunciados reflexivos** (reformulando o que você ouviu) e fazendo perguntas de final aberto. Para cada enunciado a seguir, escreva um enunciado reflexivo e uma pergunta de final aberto que ajudem a esclarecer o que foi dito.
   a. "Estive doente, intermitentemente, durante um mês."
   b. "Nada dá certo para mim."
   c. "Sinto uma dor no lado do corpo que vem e vai."
   d. "Tive esta sensação estranha durante uma semana."

3. **Teste os seus conhecimentos de técnicas de comunicação.** Leia cada uma das frases a seguir e identifique se é um enunciado de final aberto (A), um enunciado de final fechado (F), uma pergunta indutora (I), um enunciado exploratório (E) ou uma expressão ou enunciado suplementar com a intenção de auxiliar a pessoa a continuar (S).
   a. "Você tem medo de morrer?"
   b. "Conte-me quando isso ocorreu pela primeira vez."
   c. "Entendo."
   d. "Você não tem mais medo de alimentar Hector, tem?"
   e. "De que forma você acredita que fará isso em casa?"
   f. "Há história de hipertensão em sua família?"
   g. "E...?"
   h. "Você deseja a visita de sua família, não é?"
   i. "Como você se sente por estar aqui?"
   j. "Você não precisa praticar mais, precisa?"
   k. "Explique o que quer dizer com 'muito tempo.'"

4. Reformule cada uma das perguntas indutoras identificadas no Exercício 3, transformando-a em uma pergunta de final aberto.

Parte II. Desenvolvimento das habilidades de exame físico

1. **Como o exame físico e a entrevista complementam-se,** use as seguintes situações para focalizar as perguntas da entrevista nas áreas de preocupação observadas durante o exame físico.
   a. Você examina e descobre: As mãos e as unhas do paciente estão sujas de terra, embora o resto de seu corpo esteja limpo. O que você dirá ou perguntará a seguir?
   b. Você examina e descobre: O paciente apresenta um nódulo na parte posterior da cabeça. O que você dirá ou perguntará a seguir?
   c. Você examina e descobre: As respirações do paciente estão em 40. O que você dirá ou perguntará a seguir?
   d. Você examina e descobre: O olho direito do paciente está vermelho, lacrimejando e inflamado. O que você dirá ou perguntará a seguir?

2. **Agora, pratique o enfoque do exame físico nas áreas de preocupação expressas pelo paciente.**
   a. O paciente diz: "Tenho uma erupção de pele que aparece e desaparece". O que você responderá e examinará?
   b. O paciente diz: "Meu estômago tem estado dolorido". O que você responderá e examinará?
   c. O paciente diz: "Ocorre ardência quando urino". O que você responderá e examinará?
   d. O paciente diz: "Sinto-me mais pesado do que o normal, como se estivesse cheio de líquido". O que você responderá e examinará?

3. **Sua abordagem à entrevista e ao exame físico** deve ser influenciada por:
   a. Sua própria preferência.
   b. A condição do paciente.
   c. As duas opções anteriores.
   d. Nenhuma das opções anteriores.

Tente você mesmo

1. Pratique a combinação de técnicas de entrevista com o exame físico. Faça uma entrevista e um exame físico fictícios em um colega, amigo ou familiar, usando o instrumento investigativo do curso ou de uma instituição clínica local. Certifique-se de ser capaz de explicar *por que* o formulário exige que você colete cada um dos dados, pois esse entendimento ajudará a aprender a habilidade de pensamento crítico de determinar o que é relevante.
2. Pratique a realização de uma investigação focalizada. Peça a alguém, que você saiba que está tomando medicamentos, permissão para fazer uma investigação do tratamento medicamentoso. Usar a sigla TACIT (tera-

pêutico, alérgico ou adverso, contraindicações, indicações, toxicidade/ *overdose*), para orientar a investigação.

Uso da sigla mnemônica TACIT para investigar os tratamentos medicamentosos

T Efeito Terapêutico? (existe um efeito terapêutico?)
A Reação Alérgica ou Adversa? (Sinais de reação alérgica ou adversa?)
C Contraindicações? (Existem contraindicações para a administração desse medicamento?)
I Interações? (Possíveis interações medicamentosas?)
T Toxicidade/*overdose*? (Existem sinais de toxicidade ou *overdose*?)

3. Discuta de que forma a realização de uma investigação prioritária rápida ajuda-o a priorizar seu pensamento durante a investigação (ver exemplo de investigação prioritária rápida no Quadro 2.2).
4. Aprenda mais sobre sondagem de saúde e prevenção de doenças comuns, nos seguintes sites na rede:
   - Agency For Healthcare Research and Quality (www.ahrq.gov/)
   - Healthy People (www.healthypeople.gov). Você pode fazer o *download* do *Guide to Clinical Preventive Services*, que inclui as recomendações do USPSTF sobre sondagem, aconselhamento e tópicos de medicina preventiva, bem como considerações clínicas para cada tópico.
   - The Centers for Disease Control and Prevention Web page (www.cdc.gov/)
   - Harvard Center For Risk Analysis (www.hcra.harvard.edu/)
5. Em um diário, com um colega ou em grupo, discuta as implicações do assunto em *Vozes* e *Pare e pense*.

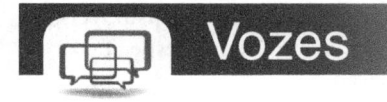

Vozes

Comunicação, competência cultural e cuidados centrados no paciente e na família

"Os pacientes têm características específicas e necessidades não clínicas capazes de influenciar a forma como veem, recebem e participam do atendimento de saúde...há pesquisas que documentam que uma variedade de populações de pacientes experimenta redução de sua segurança, resultados mais insatisfatórios e cuidado com qualidade inferior, com base na raça, etnia, linguagem, deficiência e orientação sexual. Com o não atendimento de necessidades culturais, de comunicação, mobilidade e outras necessidades básicas, os hospitais continuarão a colocar a si e aos seus pacientes em risco de consequências negativas. Para melhorar a segurança e a qualidade gerais do cuidado prestado nos hospitais de todo o país, as organizações de atendimento de saúde devem satisfazer às necessidades singulares de seus pacientes – um a um."[5]

-*The Joint Commission*

Você é seduzido pela tecnologia?
"A tecnologia está no centro do cuidado crítico. Possibilita aos clínicos a realização de milagres, mas isso é também uma força sedutora e autoperpetuadora que precisa de monitoração atenta pelos usuários."[6]
-*Marjorie Funk, PhD, RN, FAHA, FAAN*

IDENTIFICAÇÃO DOS DADOS SUBJETIVOS E OBJETIVOS

Considerar tanto os *dados subjetivos* (o que a pessoa declara) como os *dados objetivos* (o que você observa) auxiliares do pensamento crítico, porque cada um complementa e esclarece o outro. Por exemplo, observe como os dados subjetivos a seguir são apoiados pelos objetivos.

- **Dados subjetivos:** Afirma "Sinto que meu coração está disparando".
- **Dados objetivos:** Pulso radial direito 150 batimentos por minuto, regulares e fortes. Algumas vezes, existem diferenças entre o que você *observa* e o que a pessoa *afirma*, como nos dados seguintes.
- **Dados subjetivos:** Afirma "Sinto-me bem".
- **Dados objetivos:** Cor pálida, apresenta falta de ar com facilidade.

Quando há desacordo entre dados subjetivos e objetivos, há necessidade de mais investigação para se entender todo o âmbito dos problemas.
Usar o que segue para recordar a diferença entre esses dois termos:

S–A: Dados subjetivos = Afirmados
O–O: Dados objetivos = Observados

Ao abordar dados subjetivos, usar *as palavras do próprio* paciente (p. ex., "a dor vem e vai, sem razão aparente"). Usar *termos específicos*, mensuráveis, para abordar dados objetivos (p. ex., temperatura de 39°C é mais específico e mensurável do que as palavras "temperatura elevada").

EXEMPLOS DE DADOS SUBJETIVOS E OBJETIVOS

Dados subjetivos	Dados objetivos
"Estou mal do estômago."	Abdome rijo e distendido
"Meu pé dói."	Claudica com o pé esquerdo
"Arde quando urino."	Urinou 150 mL de urina transparente

IDENTIFICAÇÃO DOS INDÍCIOS E REALIZAÇÃO DE INFERÊNCIAS

Os dados subjetivos e objetivos que você identifica funcionam como *indícios*. Os indícios são dados que proporcionam a impressão inicial dos padrões de saúde ou de doença. Por exemplo, considere os seguintes indícios:

- **Dados subjetivos:** "Recém comecei a tomar penicilina para um abscesso em um dente."
- **Dados objetivos:** Erupção leve na região do tronco.

Esses dados oferecem indícios que podem levá-lo a inferir (suspeitar) que há uma reação alérgica à penicilina. Como você interpreta ou percebe um indício – a conclusão que tira sobre o indício – é chamado de *inferência*.

Sua capacidade para identificar indícios e fazer inferências corretas é influenciada por suas habilidades de observação, conhecimentos de enfermagem e experiência clínica. Seus valores e crenças também afetam a forma como você interpreta alguns indícios; faça um esforço para evitar juízos de valor (p. ex., inferir que uma pessoa que toma banho somente uma vez por semana precisa aprender sobre higiene, em lugar de procurar saber se isso poderia ser parte da cultura da pessoa).

Para não deixar dúvidas quanto a sua compreensão dos indícios e inferências, estude os seguintes exemplos de indícios e inferências correspondentes.

EXEMPLO

Indício	Inferência correspondente
"Tenho problemas com o funcionamento intestinal."	Pode estar constipado.
"Não quero falar."	Pode estar deprimido ou zangado.
Pressão sanguínea 60/50.	Está em choque.
"Não aguento mais esta dor."	A pessoa sente dor severa.

VALIDAÇÃO (CONFIRMAÇÃO) DOS DADOS

A validação (confirmação) de que suas informações são factuais e completas constitui um passo essencial no raciocínio clínico. Ajuda a evitar que sejam cometidos erros relacionados com:

- Fazer pressuposições
- Ausência de informações pertinentes
- Compreensão errônea de situações
- Conclusões apressadas ou foco na direção errada
- Erros na identificação dos problemas

Por exemplo, suponhamos que você pergunte a uma mulher se ela está grávida e obtenha essa resposta: " Não." Se você não confirmar isso com mais informações – por exemplo, perguntando, " Quando ocorreu seu mais recente período menstrual?", ou descobrir os resultados de um teste de gravidez – você poderá continuar seu trabalho, pensando que a paciente não está grávida, quando, na verdade, é essa sua condição. O que pode ser perigoso, em especial, considerando-se que fármacos capazes de prejudicar o feto podem ser prescritos.

REGRA Reconhecimento de pressupostos – reconhecimento de que informações foram consideradas garantidas sem confirmação – é uma habilidade essencial de raciocínio clínico. Como seres humanos, somos todos vulneráveis a fazer pressupostos, em especial, em novas situações. Validar dados – assegurar que as informações coletadas são factuais e completas – ajuda a revelar pressupostos e a fazer correções de modo certo. A condição do paciente muda constantemente. Lembrar-se de: conferir, conferir e conferir mais uma vez. Quanto mais procurar, mais encontrará.

Diretrizes: validação (confirmação) dos dados

As diretrizes a seguir ajudam-no a saber como garantir que seus dados são factuais e completos.

- **Dados que podem ser medidos de forma precisa podem ser aceitos como válidos** (p. ex., altura, peso, resultados de exames diagnósticos). Entretanto, tenha em mente que sempre há possibilidade de erro no laboratório ou de outros fatores que possam alterar a precisão dos exames (p. ex., um teste de glicemia realizado em jejum, apesar de a pessoa ter ingerido alimentos uma hora antes).
- **Dados observados por outra pessoa (dados indiretos) podem ou não ser verdadeiros.** Confirme a informação, observando diretamente e entrevistando *você mesmo* o paciente.
- **As seguintes técnicas ajudam-no a validar dados.**
    - Verifique novamente informação extremamente anormal ou inconsistente com os indícios do paciente (p. ex., use duas balanças para verificar o peso de um bebê que parece muito mais pesado ou muito mais leve do que a balança demonstra; repita um resultado laboratorial extremamente alto ou baixo).
    - Verifique novamente se o seu equipamento está funcionando de modo correto.
    - Verifique novamente os próprios dados (p. ex., verifique a pressão sanguínea do paciente no braço oposto ou 10 minutos mais tarde).
    - Procure fatores que possam alterar a precisão (p. ex., verifique se uma pessoa com temperatura elevada e nenhum outro sintoma não teria acabado de tomar uma xícara de chá quente).
    - Peça a outra pessoa, de preferência um especialista, para coletar os mesmos dados (p. ex., peça a um enfermeiro mais experiente para verificar novamente a pressão sanguínea, quando você não tiver certeza).
    - Compare dados subjetivos e objetivos para ver se o que a pessoa *afirma* é consistente com o que você *observa* (p. ex., compare a frequência real do pulso com a percepção de que o "coração está acelerado").
    - Verifique suas inferências com o paciente (p. ex., "Você não parece confortável.").
    - Compare suas impressões com as de outros membros importantes da equipe de cuidados de saúde (p. ex., "Ele parece ansioso.").

- Ao tomar decisões sobre os dados serem válidos ou não, permita a presença da seguinte regra em sua mente.

REGRA Mais de um indício, maior a probabilidade de ser verdadeiro – mais de uma fonte, maior ainda a probabilidade. O raciocínio clínico exige fazer julgamentos baseados em *evidências*. Procure *mais de um indício* em apoio a suas conclusões. Por exemplo, se a agitação de seu paciente o leva a suspeitar que há risco de violência, inquira os familiares e confira o prontuário a respeito de história de violência.

EXERCÍCIOS DE PENSAMENTO CRÍTICO E RACIOCÍNIO CLÍNICO

2.2 Dados subjetivos e objetivos; indícios e inferências; validação de dados

Os exemplos de respostas estão no final do livro.

Parte I. Dados subjetivos e objetivos

1. Liste os *dados subjetivos* observados no caso a seguir (o que *afirmou* o Sr. Michael?)

Relato do caso

O Sr. Michaels afirma ter 51 anos. Foi admitido ontem com dor precordial. Seu médico prescreveu os seguintes exames: eletrocardiograma, radiografia do tórax e exames sanguíneos completos, incluindo o de glicemia. Os resultados desses exames foram recentemente colocados no prontuário. Ao conversar com o Sr. Michaels, ele afirma: "Sinto-me muito melhor hoje – não sinto mais dor. É um alívio estar livre daquele desconforto". Você acha que ele aparenta estar um pouco cansado ou abatido; parece falar com lentidão e suspirar com mais frequência do que o normal. Ele nega estar abatido. Seus sinais vitais são os seguintes:
Temperatura: 37°C; Pulso: 74 (regular); Respiração: 22; Pressão sanguínea: 140/90

2. Liste os *dados objetivos* observados no estudo de caso precedente (que informações foram *observadas?*).

Parte II. Indícios e inferências

1. Liste os indícios no caso relatado na Parte I.
2. Liste as inferências que podem ser feitas sobre os indícios identificados.

Parte III. Validação dos dados

1. Decida a validade dos dados e das inferências identificadas na Parte II.
2. Identifique alguns métodos de validação de seus indícios e inferências.

> **Tente você mesmo**
>
> Em um diário, com um colega ou em grupo discuta as implicações do que segue.

> **Pare e pense**
>
> **Confie, mas Confirme**
>
> "Confiar, mas confirmar: é um provérbio russo antigo, que acentua a necessidade de confirmar informações, mesmo quando você acredita na fonte. O provérbio aplica-se a manter seguros os pacientes. Mesmo que você tenha recebido informações que pareçam verdadeiras, confirme-as da melhor maneira possível.

AGRUPAMENTO DOS DADOS RELACIONADOS

Da mesma forma que juntar peças num quebra-cabeças ajuda-o a obter uma primeira noção de como ficará a figura concluída, agrupar dados de saúde relacionados ajuda-o a entender um quadro inicial de vários aspectos da condição de saúde.

Os instrumentos investigativos orientam-no a agrupar dados (p. ex., informações sobre nutrição na maioria estão num só lugar; sobre atividades, em outro, e assim por diante). Mas não há instrumento que *faça todo o agrupamento* necessário para compreender cada problema e todos eles. Você tem que *pensar* nas relações entre os dados no instrumento. Por exemplo, o agrupamento *dos dados nutricionais* tem também relação com os dados no item *estado da* pele (nutrição insatisfatória é um fator de risco de problemas de pele). A seção a seguir ajuda-o a entender os princípios de agrupamento de dados, essenciais ao raciocínio clínico.

Agrupamento dos dados de acordo com a finalidade

Muitos enfermeiros querem uma maneira para agrupar os dados que preencha todas as finalidades. No entanto, lembre-se: "um tamanho não serve para todos" e "mais do que uma maneira é uma exigência na atualidade." Se você agrupar os dados de uma única maneira, obterá uma visão estreita e poderá esquecer problemas importantes. Você tem que ter certeza de que seus dados sejam agrupados de acordo com a sua finalidade. Por exemplo, o agrupamento dos dados de acordo com os padrões de saúde funcional de Gordon (Quadro 2.5) ajuda-o a identificar as preocupações de enfermagem, porém não é muito útil para decidir como estabelecer prioridades – a hierarquia das necessidades humanas de Maslow (Quadro 2.6) é melhor para essa finalidade.

Aplicação do processo de enfermagem **105**

Quadro 2.5 — Padrões de saúde funcional de Gordon

- **Percepção de saúde – controle de saúde:** Percepção do estado de saúde e do bem-estar geral. Adesão às práticas preventivas de saúde.
- **Padrões nutricionais e metabólicos:** Padrões de ingestão de alimentos e líquido, equilíbrio hídrico e eletrolítico, capacidade geral de cura.
- **Eliminação:** Padrões de funcionamento excretor (intestino, bexiga e pele) e percepção do cliente.
- **Atividade e exercício:** Padrão de exercício, atividade, lazer, recreação e atividades da vida diária; fatores que interferem com o padrão individual esperado ou desejado.
- **Cognitivo – perceptivo:** Adequação dos modos sensoriais, como a visão, a audição, o paladar, o toque, o olfato, a percepção de dor, as capacidades funcionais e cognitivas.
- **Sono – repouso:** Padrões de sono e repouso/períodos de relaxamento durante as 24 horas, assim como a qualidade e a quantidade.
- **Autopercepção – autoconceito:** Atitudes sobre si mesmo, percepções das capacidades, imagem corporal, identidade, sensação geral de valor e padrões emocionais.
- **Papel – relacionamento:** Percepção dos principais papéis e responsabilidades na atual situação de vida.
- **Sexualidade – reprodução:** Satisfação ou insatisfação percebida com a sexualidade. Estágio e padrão reprodutivos.
- **Enfrentamento – tolerância ao estresse:** Padrão geral de enfrentamento, tolerância ao estresse, sistemas de apoio e capacidade percebida de controlar e lidar com as situações.
- **Valor – crença:** Valores, metas ou crenças que orientam as escolhas ou as decisões.

Fonte: um resumo de Gordon, M. (2011). *Manual of nursing diagnosis* (12th ed). Burlington, MA: Jones & Bartlett Learning.

Quadro 2.6 — Necessidades humanas (Maslow)

Agrupar dados conforme as *Necessidades Humanas* (Maslow) ajuda-o a estabelecer prioridades.

- **Necessidades fisiológicas (sobrevivência) (Prioridade nº 1):** Alimento, líquidos, oxigênio, eliminação, calor, conforto físico.
- **Necessidades de segurança e proteção (Prioridade nº 2):** Coisas necessárias para a segurança física (p. ex., uma bengala) e a proteção psicológica (p. ex., o brinquedo favorito da criança).
- **Necessidade de amor e pertencimento (Prioridade nº 3):** Família e pessoas significativas.
- **Necessidade de autoestima (Prioridade nº 4):** Coisas que fazem com que as pessoas se sintam bem com elas mesmas e confiantes em suas capacidades (p. ex., estar bem-arrumado, ter as realizações reconhecidas).
- **Necessidades de autoatualização (Prioridade nº 5):** Necessidade de crescer, mudar e atingir as metas.

Fonte: resumido de Maslow, A. (2011). *Toward a psychology of being-reprint of the 1962 first edition.* Eastford, CT: Martino Publishing.

REGRA Agrupar os dados de acordo com a sua finalidade – como você agrupa as informações influencia os tópicos identificados. Para identificar tópicos de enfermagem e problemas, usar um modelo de enfermagem (p. ex., Quadro 2.5). Para identificar sinais e sintomas de possíveis problemas clínicos, usar um modelo médico (p. ex., Quadro 2.7). Para estabelecer prioridades urgentes, usar a Abordagem ABC (estado das vias aéreas, respiração, sistema cardíaco e circulatório). Lembrar-se de que a abordagem ABC NÃO é usada durante a ressuscitação cardiorrespiratória (consultar a American Heart Association, em http://www.heart.org/HEARTORG/quanto a procedimentos corretos para a ressuscitação cardiorrespiratória).

A Figura 2.6 mostra o relacionamento entre o agrupamento de dados e a identificação de problemas de saúde. A Figura 2.7 mostra um mapa investigativo que pode orientar você a combinar a informação da investigação prioritária rápida e as maiores preocupações de enfermagem.

Agrupar dados conforme um modelo de enfermagem
↓
Ajuda a identificar diagnósticos e problemas de enfermagem

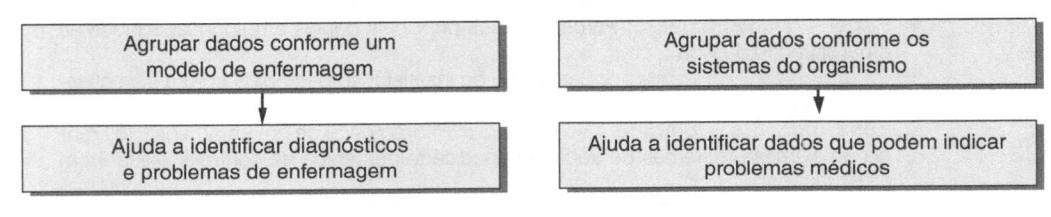

Agrupar dados conforme os sistemas do organismo
↓
Ajuda a identificar dados que podem indicar problemas médicos

FIGURA 2.6 Relação entre agrupamento de dados e identificação da saúde.

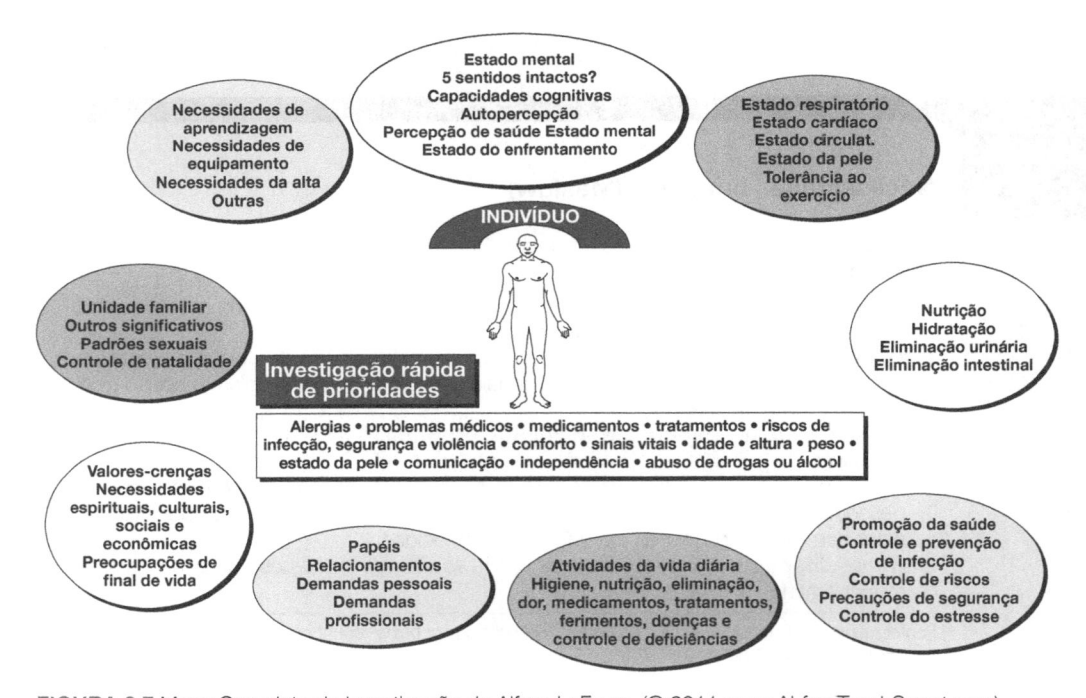

FIGURA 2.7 Mapa Completo de Investigação de Alfaro-LeFevre. (© 2011 www.ALfarcTeachSmart.com)

Aplicação do processo de enfermagem **107**

Quadro 2.7 — Agrupamento de dados de acordo com sistemas orgânicos

Agrupar dessa maneira ajuda-o a identificar os dados que devem ser encaminhados ao médico.

1. Agrupe um breve perfil do paciente (dados vitais), incluindo o seguinte: nome, idade, motivo para a procura de atendimento de saúde, sinais vitais, qualquer problema clínico ou diagnóstico conhecido, alergias ou problemas com a dieta.
2. Agrupe qualquer dado suspeito de anormalidade nos sistemas seguintes
   - Sistema respiratório
   - Sistema cardiovascular
   - Sistema nervoso
   - Sistema tegumentar (pele)
   - Sistema gastrintestinal
   - Sistema musculoesquelético
   - Sistema geniturinário

EXERCÍCIO DE PENSAMENTO CRÍTICO

2.3 Agrupamento de dados relacionados

Exemplos de respostas estão no final do livro.

1. Por que é importante organizar os dados tanto de acordo com uma estrutura de sistemas orgânicos como com um modelo de enfermagem?
2. Em uma folha separada, agrupe os dados a seguir de acordo com os sistemas orgânicos (Quadro 2.7)

Dados do paciente
1. Idade: 36 anos.
2. Casada, três filhos pequenos.
3. Profissão: Paisagista e dona de casa.
4. Religião: Episcopal.
5. Diagnóstico médico: Pneumonia.
6. Temperatura: 37,7°C; Pulso: 100; Respiração: 28; Pressão sanguínea: 104/68.
7. Afirma estar preocupada quanto à maneira como o marido está cuidando dos filhos, algo "muito difícil para ele".
8. Afirma sentir-se fraca e cansada o tempo todo, mas que não consegue descansar, pois não para de tossir.
9. Apetite insatisfatório. Tem se alimentado com menos do que a metade das refeições normais. Está se obrigando a ingerir líquidos (1.000 mL por turno).
10. Afirma que fuma um maço de cigarros por dia.
11. Afirma que jamais teve de ser hospitalizada (os filhos nasceram em casa).
12. Afirma que todos os exames realizados deixaram-na nervosa; está preocupada com a possibilidade de contrair aids em decorrência de picadas de agulhas.

13. Pulmões apresentam roncos bilaterais; ela tosse e expele muco amarelado e espesso.
14. Raios X do tórax mostram melhora durante os últimos dois dias.
15. Contagem de glóbulos brancos está aumentada para 16.000.

3. Após a organização desses dados, conforme as categorias de sistemas do organismo ou um modelo de enfermagem, você talvez descubra que algumas categorias não apresentaram dados na listagem. Se isso ocorrer na área clínica, o que deve ser feito?

Tente você mesmo

1. Elaborar um mapa conceitual de como os dados do paciente no item 2 têm relação recíproca. Se não souber como fazer esse mapa, *download* "Nuts and Bolts of Concept Mapping", em http://www.alfaroteachsmart.com/handouts.html
2. **Compreender os modelos de enfermagem é fundamental para conseguir e entender os métodos de enfermagem de cuidado do paciente.** Compare e contraste os resumos dos vários modelos para cuidado do paciente (p. ex., *Modelo de Adaptação de Roy*, *Modelo de Autocuidado de Orem*, *Ciência Humana* e *Modelo de Cuidado de Watson* e outros), postados em http://www.clayton.edu/health/nursing/nursingtheory

IDENTIFICAÇÃO DOS PADRÕES/TESTE DAS PRIMEIRAS IMPRESSÕES

Depois que você reúne seus dados em grupos relacionados, começa a obter as primeiras impressões dos padrões de funcionamento humano. Há necessidade, entretanto, de testar essas impressões e decidir se os padrões são realmente o que parecem ser. O teste das primeiras impressões envolve:

- decidir o que é relevante
- tomar decisões experimentais sobre o que os dados sugerem
- focalizar sua investigação para obter informações mais aprofundadas e entender melhor as situações em jogo

Tal como a analogia do quebra-cabeças, você reúne algumas peças e pensa que já sabe qual é a aparência do quadro. Porém, algumas vezes, *as últimas poucas peças o surpreendem com detalhes que mudam todo o quadro*. Pense sobre o exemplo a seguir, em que um enfermeiro agrupou os seguintes dados:

- **Dados objetivos:** Homem de 72 anos; cego; escoriações no braço direito e na testa.

- **Dados subjetivos:** "Uso minha bengala para saber onde estou. Esbarro muito nas coisas."

As informações citadas sugerem um padrão de lesões frequentes relacionadas à cegueira. Não há, entretanto, informação suficiente. Você deve examinar os dados, decidir o que é relevante ou não e procurar razões para a ocorrência das lesões. Por exemplo, pense sobre os seguintes dados relevantes e irrelevantes em relação às lesões desse homem cego.

- **Relevante:** Idoso, cego, diz que se bate nas coisas, usa bengala, tem escoriações no braço direito e na testa.
- **Irrelevante:** Homem

Os dados obtidos sustentam a conclusão de que as lesões estão relacionadas à cegueira. Mas você precisa fazer mais perguntas, como: "Ele mora sozinho ou existe outra pessoa responsável por seu cuidado?" e "As lesões são realmente causadas pela cegueira?". Talvez ele esteja caindo devido a fraqueza ou tonturas. Resumindo, se ele estivesse usando corretamente a bengala, você acredita que esbarraria em tudo o tempo todo? Essas perguntas que surgem com a identificação dos padrões orientam-no a coletar informações adicionais para *testar as impressões iniciais* e descrever os problemas com maior clareza. Por exemplo, no caso do homem recém-descrito, podem ser usadas perguntas investigativas para esclarecer como e por que ele se machuca. Talvez você descubra que as lesões estão relacionadas com desmaios, uso inadequado da bengala, abuso ou uso medicamentos anticoagulantes.

Para focalizar sua investigação no teste das primeiras impressões e na obtenção de dados essenciais sobre os padrões de saúde ou de doença, tenha em mente os princípios a seguir do raciocínio clínico.

1. **Determine o que é relevante e o que não é.** Pergunte-se quais informações relevantes podem estar faltando.
2. **Descubra como ou por que motivo o padrão foi criado** (procure os fatores contribuintes). Lembre-se de que, geralmente, existe mais de um fator contribuinte, porque os problemas de saúde são complexos.

COMUNICAÇÃO E REGISTRO

A fase final da *investigação* é a comunicação e o registro. Esta seção enfoca principalmente a comunicação e o registro de sinais e sintomas, durante *uma investigação inicial da base de dados*. Outras diretrizes para a comunicação e o registro durante a *implementação* pertencem ao Capítulo 4.

Comunicação e registro de achados anormais

Ao mesmo tempo em que as políticas e os procedimentos para comunicar e registrar informações variam de um local a outro, esta seção traz os princípios gerais aplicáveis a *toda* a comunicação e registro.

Vamos começar analisando a importância do relato dos achados anormais. Comunicar tudo o que você suspeita ser anormal provoca três coisas:

1. Promove o diagnóstico precoce e o tratamento, mesmo que você não tenha o conhecimento para diagnosticar sozinho os problemas.
2. Mantém informados os demais profissionais responsáveis pelo cuidado de seu paciente.
3. Ajuda-o a aprender. Você recebe ajuda para determinar se as informações são significativas.

Comunicar dados anormais "sinaliza" sintomas preocupantes, ajudando você e os demais cuidadores a identificar as tendências indesejáveis no estado do paciente.

Decidir o que é anormal

Há muitos fatores a serem considerados na decisão do que é anormal (p. ex., a idade, o processo da doença, a cultura, a tolerância ao estresse). Se você for um novato na profissão, consultar o preceptor, professor ou supervisor direto, solicitando que revise os dados de sua investigação para garantir que nada esteja faltando.

REGRA Antes que você identifique achados anormais, precisa saber o que é normal para cada paciente. Para decidir se seu paciente tem achados anormais, compare seus dados com padrões aceitáveis de normalidade. Se os achados não estiverem *dentro dos limites de normalidade,* considere-os *anormais.* Por exemplo, se estiver cuidando de um adulto e descobrir um pulso em repouso de 110 batimentos por minuto, você suspeitará de anormalidade, pois os limites normais para um adulto em repouso situam-se entre 60 e 100 batimentos por minuto. Lembre-se de que os limites normais podem variar de acordo com o indivíduo e com a situação. Por exemplo, uma pulsação de 110 batimentos por minuto pode ser normal para uma criança ou para alguém que está ansioso, mas anormal para um adulto que dorme, cujo pulso em repouso é geralmente de 60 batimentos por minuto. Pergunte-se sempre: isso é normal para alguém com essa idade, cultura, estilo de vida, problemas ou nessa situação?

O Quadro 2.8 mostra perguntas a serem feitas para determinar o que é normal ou anormal.

Diretrizes: comunicação e registro

A seguir cinco princípios e diretrizes básicos para a tomada de decisões clínicas ou resposta a perguntas de exames relativas à comunicação e ao registro de dados.
- Relatar e registrar – comunicação e documentação exatas e completas – são um desafio constante para todos os enfermeiros e membros

Aplicação do processo de enfermagem **111**

> **Quadro 2.8** **Determinação do normal *versus* anormal**
>
> **Pergunte ao paciente**
> - Você diria que isso é normal ou anormal para você?
> - O que você descreveria como normal para você?
>
> **Pergunte a si mesmo**
> - O que é aceito como normal para alguém com a idade desse paciente? Com essa estatura física? Com essa cultura? Com esse estado de desenvolvimento?
> - O que é aceito como normal para alguém com:
>   - Esse processo de doença?
>   - Esse tratamento medicamentoso?
>   - As crenças e a bagagem cultural dessa pessoa?
>   - Essa profissão, esse nível socioeconômico, esse estilo de vida?
> - Se comparar os dados que coletei com aqueles reunidos na admissão (dados básicos) ou com os coletados nas últimas 24 a 48 horas, existem mudanças que demonstrem o aumento dos problemas?
> - Existem demasiados fatores ligeiramente anormais que, quando reunidos, sugerem um quadro geral de anormalidade?
> - Aquilo que o indivíduo aceita como normal seria prejudicial a sua saúde?

da equipe de saúde. Os momentos mais desafiadores ocorrem durante períodos envolvendo crises, sinais vitais anormais e transferências. Ainda assim, esses são os momentos em que a comunicação e a documentação têm enorme importância.

- **Comunicação e documentação andam juntas.** Em vários casos, há necessidade de os enfermeiros preencherem documentação específica que precisa ser usada para orientar a comunicação verbal (p. ex., o instrumento SBAR, Figura 2.5). Preencher a documentação antes de fazer os comunicados verbais ajuda a garantir que tudo foi pensado e que você tem as informações mais importantes e necessárias a serem relatadas. O instrumento totalmente preenchido funciona como material de consulta que promove a continuidade dos cuidados após sua saída.
- **Documentação precisa e completa é essencial para**
  1. comunicar as necessidades do paciente entre os cuidadores,
  2. oferecer cuidados efetivos e seguros,
  3. conseguir dados que ajudam os pesquisadores a melhorar a qualidade do cuidado e
  4. criar um registro que mostra se foram atendidos ou não os padrões de cuidado.

REGRA Sempre atenda às normas/rotinas e protocolos para (1) comunicar a condição do paciente de um cuidador a outro e (2) registrar os dados no prontuário do paciente. Essas políticas e procedimentos existem para garantir que as informações mais importantes do paciente sejam comunicadas e registradas no momento oportuno, mantendo os pacientes seguros e guiando você quanto ao preenchimento dos prontuários que podem ajudá-lo a evitar processos por negligência.

- **Ao suspeitar de que os pacientes precisam de investigação ou tratamento mais qualificado que aquele que você consegue oferecer, siga as políticas e procedimentos para ativar a cadeia de comando.** Seja persistente – só abandone o problema quando seu paciente conseguir a ajuda qualificada necessária. Registre todas as tentativas de contato com provedores de cuidados acerca das mudanças nas condições do paciente. Inclua os nomes de todos que foram avisados, um resumo breve da razão do telefonema e a resposta do provedor de cuidados.
- **Use as regras de "Ler novamente" e "Repetir novamente" em todas as comunicações importantes.** Ao receber prescrições verbais – ou anotar valores laboratoriais –, escreva o que ouviu (ou lance no computador), depois *leia novamente* ("Você deseja que seja iniciada a administração de amoxicilina, 500 mg, quatro vezes ao dia"). *Repetir* informações essenciais ("Você não é alérgico a nada."). Pedir aos outros que repitam o que você disse ("Por favor, repita o que eu disse para que eu saiba que está certo."). Estratégias passivas, como *concordar com a cabeça* ou *ouvir sem dizer nada*, contribuem para erros de comunicação.
- **Preencher a documentação logo que possível.** O preenchimento enquanto sua memória está fresca promove a precisão e ajuda-o a identificar o que pode ter esquecido de fazer. O preenchimento tardio leva a omissões e erros. Na justiça, os jurados podem interpretar o preenchimento tardio como um cuidado abaixo do padrão.
- **Talvez você precise registrar algumas informações em prazo específico.** Por exemplo, pode ser solicitado a registrar os diagnósticos presentes na admissão – e as intervenções principais iniciadas dentro de prazos específicos (p. ex., os pacientes com determinadas infecções devem receber o antibiótico dentro de um determinado prazo a partir da admissão).
- **Não deixe espaços em branco no prontuário do paciente.** Havendo espaço para algum registro, embora a informação não se aplique à situação em questão, coloque um "N/A" (não se aplica).
- **Verifique as listas de "não usar" da organização,** para ter certeza de que não utiliza abreviaturas potencialmente perigosas. Podem ser encontrados *links* para as listas de "não usar" em www.jointcommission.org.
- **Evite termos que tenham conotação negativa (p. ex., "bêbado", "desagradável").** Na justiça, eles podem transmitir uma atitude negativa de sua parte.
- **Seja conciso, registre os fatos e seja específico.**

EXEMPLO

Errado: Parece ter problemas respiratórios e queixa-se de dor precordial.

Certo: Ruídos respiratórios reduzidos na base inferior esquerda. Queixa-se de "dor penetrante" com a inspiração, na base inferior esquerda. Respiração: 32; pulso: 110; pressão sanguínea: 130/90.

- Se fizer uma inferência, apoie-a com evidências.

EXEMPLO

Errado: Parece descontente.

Certo: Parece descontente. Declara que está "bem", mas não faz contato visual, usa apenas respostas lacônicas e afirma que "não tem vontade de falar".

- **Se conseguir informações de pessoas significativas,** liste o nome e o relacionamento da pessoa com o paciente (p. ex., "Esposa afirma que ele é alérgico a morfina").
- **Se cometer um erro, observe as políticas e os procedimentos para corrigi-lo.** *Nunca encubra as palavras originais.* Isso pode insinuar que você teve a intenção de encobrir os fatos, o que é considerado má prática.
- **Preservar o sigilo de todos os registros e comunicações – isso é lei.** Jamais deixar expostas informações do paciente ou evidenciadas na tela do computador; desligar o monitor quando não o utilizar; recuperar imediatamente os impressos.
- **Nunca revele sua senha.** Mude-a com frequência para evitar que alguém a adivinhe (a maioria das instituições troca a senha automaticamente a cada 45 a 90 dias). Informe seu supervisor imediato se suspeitar que alguém está usando a sua senha.
- **Encontre uma maneira de *refletir* sobre o prontuário e o quadro completo.** Sempre que usar o computador, *smartphone* ou outro dispositivo manual, não apenas jogue dados nele. Confira duas vezes se há exatidão, busque tendências e *pense* sobre o que registra para identificar padrões e assegurar que as informações estejam completas.

EXERCÍCIOS DE PENSAMENTO CRÍTICO E RACIOCÍNIO CLÍNICO

2.4 Comunicação e registro de dados significativos

Os exemplos de respostas estão no final do livro.

1. **Pratique a identificação do que é normal e anormal.** Estude os dados a seguir. No espaço à esquerda, coloque "N" ao lado dos dados normais e "A" ao lado dos dados anormais.

a. Diz que costuma ter uma evacuação a cada dois dias.
b. Temperatura de 38,8°C.
c. Frequência do pulso de 72 e regular (adulto).
d. Frequência do pulso de 150 (adulto).
e. Tem urticária por todo o corpo.
f. O bebê chora quando a mãe sai do quarto.
g. O paciente queixa-se de dor ao urinar.
h. A avó, de repente, não reconhece o neto preferido.
i. A avó diz: "Posso enxergar bem se estiver com meus óculos".
j. O bebê chora, puxa as orelhas e não consegue ser consolado pela mãe.

2. **Aprenda como fazer perguntas relevantes.** Possuir um instrumento de investigação, criado para a obtenção de informações específicas, em situações específicas (p. ex., no trabalho de parto e no parto), é a chave para a obtenção de dados completos, relevantes. Perguntar-se *porque é exigida cada informação que o instrumento o orienta a coletar* ajuda-o a desenvolver a habilidade de raciocínio clínico para a *formulação de perguntas relevantes.* Consiga com seu professor ou preceptor um instrumento investigativo (ou use um dos que é parte deste capítulo): pergunte a si mesmo por que precisa registrar os dados que ele exige que sejam registrados.

Tente você mesmo

1. Decida onde se situa sua documentação em relação a um dos artigos a seguir:
   Document It Right: Would Your Charting Stand Up to Scrutiny? by Maureen Habel, RN, MA http://ce.nurse.com/ce510/document-it-right-would-your-charting-stand-up-to-scrutiny/ Chizek, M. (2010). Documentation: Getting It Right. Accessed November 7, 2011, from http://nursing.advanceweb.com/Continuing-Education/CE-Articles/Documentation-Getting-It-Right.aspx
2. Discuta como pode usar o mapa de investigação completa, da Figura 2.7, como um fluxograma, para analisar as preocupações mais importantes de seus pacientes.
3. Em um diário, com um colega ou em grupo, discuta as implicações do que vem a seguir.

Vozes

Documentação e controle do tempo: precisa-se de ajuda

Estou com problemas com a documentação eletrônica. Gosto desse tipo, mas estou inseguro quanto à melhor forma de uso. Busco, principalmente, conselhos sobre como gerenciar o tempo. Acho que se registrar as investigações

nos quartos dos pacientes, como devo fazer, fico muito distraído pelo paciente ou outra pessoa que esteja conversando comigo. Geralmente, parece demorar demais. Começo meu plantão, conferindo cada paciente e fazendo as primeiras investigações. Depois, passo para os fármacos, troco os curativos e atendo às prescrições. Só inicio a documentação quase no final do plantão. Faço anotações durante o trabalho e depois as digito, no local indicativo do horário certo. Isso leva tempo e, quando alguma coisa dá errado, ainda tento fazer a documentação após meu plantão. Não estou conseguindo solucionar problemas do plano de cuidados em cada plantão, principalmente porque me esqueço de clicar nele. Estou lutando com esse sistema. Se alguém desenvolver um que funcione bem para registro eletrônico, controle do tempo e redução de erros de documentação, por favor, reparta a informação.
 -*Resumido de uma discussão online sobre uso de prontuários eletrônicos.*

Fazendo parte da vida das pessoas
Como enfermeiro, você fará parte da vida das pessoas... carregará imensa responsabilidade... verá pessoas em seus melhores e piores momentos... nunca se aborrecerá, sempre ficará frustrado... experimentará fracassos devastadores, terá triunfos retumbantes... chorará muito, rirá muito... verá a vida humana iniciar e terminar... e SABERÁ O QUE É SER HUMANO E HUMANISTA[7]
 — *Melodie Chenevert, RN, BSN, MN, MA*

As necessidades espirituais importam
A espiritualidade engloba todo o ser humano. Embora muitas pessoas não sejam filiadas a um sistema de crenças reconhecido, organizado – uma religião estabelecida –, praticamente todos os seres humanos são espirituais e adotam certos princípios individuais. Esses princípios dão forma à visão que têm de si mesmos, do mundo e de Deus, ou de um poder superior.[8]
 — *Susan Richardson, RN, MS, CS*

Depende
Sei que meus alunos estão pensando criticamente quando lhes faço uma pergunta e eles respondem "depende".[9]
 — *Toni C. Wortham, RN, BSN, MSN*

Pare e pense

Cuide dos pacientes e não do computador
Os pacientes chamam o computador que os enfermeiros levam ao quarto "o enfermeiro organizado e ocupado". Certifique-se de que os pacientes saibam que você está cuidando *deles* e não o computador.

A autoeficácia é fundamental ao aprendizado de novas habilidades
Acreditar em sua capacidade de fazer o necessário para alcançar suas metas – o que se entende como possuir autoeficácia – é extremamente importante ao aprendizado de novas habilidades. Se você tiver problemas de confiabilidade, ou ver os outros com esse tipo de problema, deve se dar conta de que isso

causará esgotamento mental que afetará muito sua capacidade para aprender. Você deve resolver logo os problemas de confiança, buscando ou oferecendo apoio. Mais sobre autoeficácia pode ser encontrado via *Google*, onde surgirão vários recursos.

Este Capítulo e o NCLEX

- Enfatizar a investigação e o monitoramento (cuidado seguro e eficaz)
  - Antes, durante e após procedimentos.
  - Antes, durante e após a administração de fármacos.
  - Estabelecimento de prioridades (o que você deve fazer primeiro?)
- Inicial = Investigação. Quando você observa a palavra *inicial*, a resposta correta provavelmente refere-se às necessidades a serem *investigadas*.
- Se a pergunta fornecer dados investigativos, decida se tem *informações suficientes* para fazer o diagnóstico ou para intervir. Se você não as tiver, a resposta correta provavelmente aborda o que *mais* precisa ser investigado.
- Quando solicitado a priorizar, aplique a hierarquia de necessidades, de Maslow (Quadro 2.6).
- Procure sempre os *dados anormais* na pergunta, uma vez que isso influencia a tomada de decisão.

Um plano completo para o exame está em https://www.ncsbn.org/1287.htm

Pontos-chave

- A segurança, precisão e eficiência de todas as outras etapas do processo de enfermagem dependem de sua capacidade de reunir dados investigativos precisos, relevantes e completos.
- A investigação e o diagnóstico sobrepõem-se – com frequência, você vai e volta entre as duas etapas.
- Para promover um raciocínio clínico sólido, suas investigações devem ser intencionais, priorizadas, focalizadas, relevantes, sistemáticas, precisas, completas e registradas de maneira padronizada.
- Sua capacidade de estabelecer comunicação, fazer perguntas, ouvir e observar é essencial para a construção de um relacionamento terapêutico, elemento central para a realização da investigação.
- A validação (confirmação) dos dados garante que sua informação seja factual, completa e ajuda a evitar pressupostos e logo passar às conclusões.
- A Figura 2.1 mostra como as seis fases da investigação levam ao *diagnóstico*.
- Ao mesmo tempo em que assegurar a coleta abrangente de dados significa a reunião dos dados, *antes de ver a pessoa, quando você a vê* e *depois de vê-la, sempre* considere sua investigação direta do paciente a principal fonte de informação.
- Este capítulo discute três tipos de investigação – investigação da base de dados, focalizada e prioritária rápida.
- Rastrear em busca de fatores de risco conhecidos criadores de problemas de saúde é elemento importante de uma *investigação*.
- A parceria com os pacientes significa a passagem do modelo paternalista ("sabemos o que é melhor para você") para o modelo de parceria ("queremos que você seja informado que você pode escolher o que for melhor para você").
- A entrevista e o exame físico complementam-se; você obtém *dados subjetivos* a partir

do que os pacientes dizem e *dados objetivos* a partir do que você observa durante o exame físico.
- As habilidades do exame físico incluem a inspeção, a auscultação, a palpação e a percussão. Seu exame físico está incompleto, até que sejam verificados os resultados dos exames diagnósticos.
- Os padrões determinam que você aplique princípios éticos e investigue as necessidades culturais, espirituais e de comunicação dos pacientes.
- Sua capacidade de identificar indícios e fazer inferências corretas é influenciada por suas habilidades observacionais, conhecimento de enfermagem e experiência clínica.
- Para evitar deixar de perceber problemas de enfermagem ou médicos, use tanto a estrutura dos sistemas orgânicos quanto o modelo de enfermagem para agrupar os dados.
- A identificação dos padrões e o teste das primeiras impressões ajudam-no a evitar pressupostos e a tirar conclusões precipitadas.
- Comunicar e registrar os dados anormais de maneira oportuna, assegura a detecção precoce dos problemas do paciente e ajuda-o a aprender como os especialistas reagem, quando os pacientes têm determinados sinais e sintomas.
- Examine este capítulo quanto a regras importantes, mapas e diagramas destacados ao longo do texto; depois, compare onde você se situa em relação aos resultados esperados do aprendizado, citados na abertura do capítulo (página 76).

Referências

1. American Nurses Association. (2010). *Nursing scope and standards of performance and standards of clinical practice*(2nd ed). Silver Springs, MD: nursesbooks.org.
2. U.S. Preventive Services Task Force. *Guide to clinical preventive services: Recommendations of the U.S. preventive Services task force.* Recuperado em 15 de novembro de 2011, em http://www.ahrq.gov/clinic/pocketgd.htm
3. American Nurses Association. (2008). *Code of ethics for nurses with interpretive statements* (2nd ed). Silver Springs, MD: nursesbooks.org.
4. The Joint Commission. (2011). National patient safety goals. Recuperado em 15 de novembro, em www.thejointcommission.com
5. The Joint Commission. (2011). Advancing effective communication, cultural competence, and patient- and. family-centered care: A roadmap for hospitals. Recuperado em 11 de novembro de 2011, em http://www.jointcommission.org/Advancing_Effective_Communication/
6. Funk, M. (2011). As health care technology advances: Benefits and risks. *American Journal of Critical Care, 20*(4), 285–291.
7. Chenevert, M. (2010). *A student's road survival kit* (6th ed.). St. Louis, MO: Mosby-Elsevier.
8. Richardson, S. (2011). Making a spiritual assessment. Recuperado em 15 de novembro de 2011, em http://ce.nurse.com/ce249–60/making-a-spiritual-assessment/
9. Wortham, T. (Verbal communication, May 8, 2011). Alfaro_Chap02.indd 88

Capítulo 3

Diagnóstico

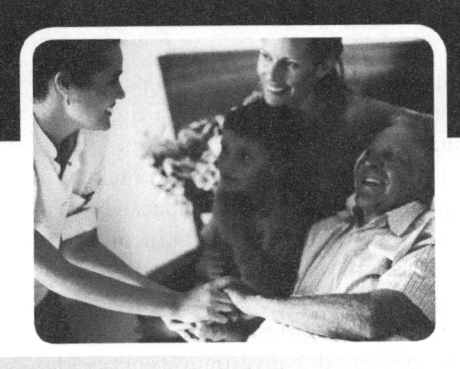

O que há neste capítulo?

Neste capítulo, você aprende princípios do raciocínio diagnóstico – como analisar as informações coletadas durante a Investigação para, de forma correta, identificar problemas reais e potenciais. Você aprende por que o diagnóstico é um ponto essencial no processo de enfermagem, como tomar decisões sobre o uso de várias questões de enfermagem e médicas e evitar erros diagnósticos. Com a ênfase na importância de promover a independência e identificar as reações humanas às doenças, tratamentos e mudanças nas circunstâncias de vida, você investiga a crescente responsabilidade dos enfermeiros, relativas ao diagnóstico. Examina o impacto das doenças crônicas e as incapacidades na vida das pessoas e aprende quanto às implicações de mudanças na abordagem de diagnosticar e tratar (DT) para uma forma mais pró-ativa de prever, prevenir, controlar e promover (PPCP). Finalmente, investiga formas de (1) incluir os pacientes como parceiros no processo diagnóstico; (2) ser um diagnosticador seguro e efetivo e (3) mapear os diagnósticos para promover o raciocínio clínico.

Padrões da ANA relacionados com este capítulo

Padrão 2 **Diagnóstico.** O enfermeiro analisa os dados da investigação para determinar os diagnósticos ou os problemas.

Exercícios de pensamento crítico e raciocínio clínico

Exercício 3.1 Diagnóstico: identificação de problemas reais e potenciais; o que dizem os Padrões da ANA; Diagnóstico e comprometimento; Aumento das responsabilidades relacionadas aos diagnósticos; mudança para um modelo de cuidados preditivo; Diagnósticos de enfermagem *versus* diagnósticos médicos; Uso de terminologia padronizada

Exercícios 3.2 Tornar-se um diagnosticador competente; Mapear diagnósticos/problemas; Identificar complicações potenciais; Identificar problemas que exijam cuidados multidisciplinares

Resultados esperados de aprendizagem

Após estudar este capítulo, você será capaz de:

1. Aplicar os princípios básicos do raciocínio diagnóstico – inclusive dando os passos específicos para evitar erros diagnósticos – para identificar problemas reais e potenciais no ambiente clínico.
2. Discutir as implicações legais do termo *diagnóstico*.
3. Explicar por que os padrões da ANA declaram que os enfermeiros determinam tanto os diagnósticos quanto os problemas.
4. Descrever a relação entre *diagnóstico* e *comprometimento*.
5. Explicar as possíveis consequências dos erros de diagnóstico.
6. Comparar e contrastar o modelo de diagnosticar e tratar com o modelo de prever, prevenir, controlar e promover.
7. Discutir como usar os caminhos críticos e os sistemas eletrônicos de apoio à decisão para identificar problemas reais e potenciais.
8. Decidir quais os termos padronizados serão usados nos diferentes ambientes clínicos.
9. Identificar recursos que podem auxiliá-lo a fazer diagnósticos clínicos.
10. Descrever como monitorar para detectar complicações potenciais (CP).
11. Decidir suas responsabilidades em relação aos problemas médicos e de enfermagem reais e potenciais.
12. Explicar seu papel em relação a ser parte de uma equipe multidisciplinar de saúde.
13. Elaborar diagramas ou mapas que deem uma ideia clara dos problemas do paciente.
14. Oferecer enunciados diagnósticos resumidos, usando o método PES ou PRS.

DIAGNÓSTICO: IDENTIFICAÇÃO DE PROBLEMAS REAIS E POTENCIAIS

Este capítulo ajuda-o a aprender o processo de raciocínio diagnóstico – como analisar as informações obtidas durante a investigação para identificar problemas reais e potenciais.

Continuando a analogia do quebra-cabeças do Capítulo 2, após concluir a Investigação, você deve ter todas as peças do quebra-cabeças (dados). Durante o *Diagnóstico*, você decide que peças unirá para completar o quebra-cabeças e ter um quadro claro dos problemas, tópicos e riscos de seu paciente.

Lembrar-se de que no Capítulo 2 foi informado que *Investigação* e *Diagnóstico* se sobrepõem, conforme mostrado a seguir:

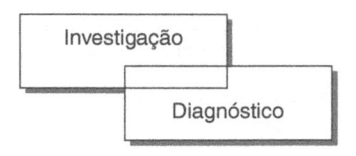

O *diagnóstico* é um elemento fundamental no raciocínio clínico pelas seguintes razões:

1. **A finalidade do diagnóstico é esclarecer a natureza exata dos problemas e riscos que devem ser abordados, para que sejam atingidos os resultados esperados do cuidado.** Se você não entender completamente os problemas e quais fatores estão contribuindo para eles, como saber o que fazer a respeito? Se não prestar atenção aos riscos, como prevenir problemas?
2. **As conclusões tiradas durante essa fase afetam todo o plano de cuidados.** Se suas conclusões forem corretas, seu plano provavelmente atingirá o objetivo. Se elas não forem corretas seu plano, provavelmente, será falho, podendo até ser perigoso.

REGRA Diagnóstico – ao menos 50% de seu desafio. Determinar problemas reais e potenciais e esclarecer os fatores contribuintes exige um pensamento crítico profundo e constitui, ao menos, 50% do desafio para desenvolvimento do plano de cuidado.

A Figura 3.1 mostra como a *Investigação* leva ao *Diagnóstico*.

INVESTIGAÇÃO

- Coleta de dados
- Identificação de indícios e realização de inferências
- Validação (confirmação) de dados
- Agrupamento de dados relacionados
- Identificação de padrões/teste das primeiras impressões
- Comunicação e registro dos dados

↓

Raciocínio clínico
(Análise, síntese, reflexão, conclusões)

↓

DIAGNÓSTICO (IDENTIFICAÇÃO DE PROBLEMAS)

- Criação de uma lista de problemas/diagnósticos suspeitados
- Descarte de problemas/diagnósticos similares
- Nome dos problemas/diagnósticos reais e potenciais e esclarecimento do que os está causando ou para eles contribuindo
- Determinação dos fatores de risco que devem ser controlados
- Identificação dos recursos, pontos positivos e áreas para a promoção da saúde

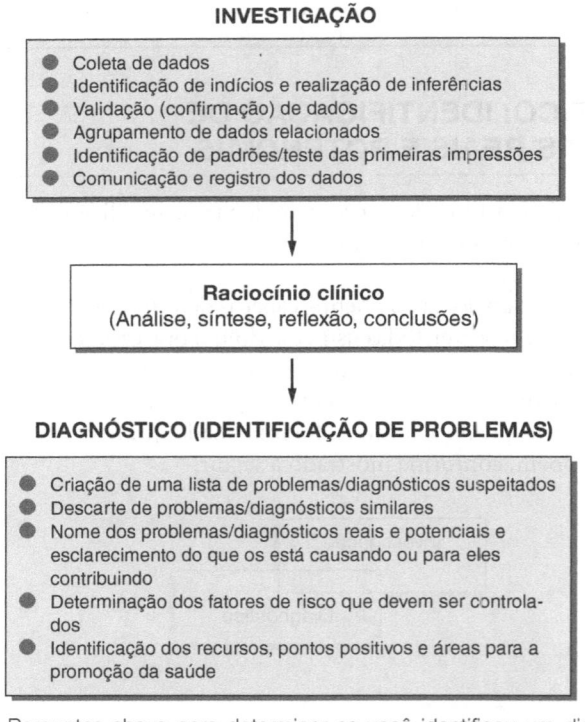

FIGURA 3.1 Perguntas-chave para determinar se você identificou um diagnóstico de enfermagem ou um problema multidisciplinar (colaborativo).

O que dizem os padrões da ANA

Como a aplicação dos padrões é essencial para o raciocínio clínico, examinemos o que dizem os padrões da ANA sobre diagnóstico: "o enfermeiro analisa os dados da investigação para determinar os diagnósticos *ou os problemas*".[1] Sendo enfermeiro, você lida com problemas muito específicos (diagnósticos) e problemas mal definidos (questões).

Diagnóstico e comprometimento

Um elemento inicial importante para aprender sobre *diagnóstico* é compreender o conceito de comprometimento – ser responsável e responder por alguma coisa. O comprometimento pode ser moral, ético ou legal – ou os três. Como enfermeiro, você tem comprometimento moral, ético e legal com o diagnóstico, conforme indicado na regra a seguir.

REGRA O termo diagnóstico implica que existe uma situação exigindo tratamento apropriado, qualificado. Isso significa que, se você diagnosticar um problema real ou potencial, deve decidir se (1) está qualificado para fazer o diagnóstico e (2) quer aceitar a responsabilidade de tratá-lo. Se não estiver, você responde pela obtenção de ajuda qualificada. Se não perceber problemas importantes ou riscos, é sua responsabilidade o que ocorrer (p. ex., o não reconhecimento de que seu paciente tem risco de desenvolver úlceras por pressão e a área ficar lesionada, a responsabilidade é sua).

AS CRESCENTES RESPONSABILIDADES RELATIVAS AOS DIAGNÓSTICOS

Leis e padrões continuam a mudar para refletir o modo como a prática da enfermagem está crescendo. Dependendo das qualificações e do ambiente da prática, os enfermeiros podem ter uma ampla gama de responsabilidades relacionadas ao diagnóstico e ao tratamento de inúmeros problemas de saúde. Seguem as responsabilidades relativas ao diagnóstico (identificação de problemas), essenciais a seu papel de enfermeiro.

- **Reconhecer riscos à segurança do paciente e de transmissão de infecção e abordá-los imediatamente** (p. ex., se seu paciente estiver semiconsciente, certifique-se de ter erguido as laterais da cama; se seu paciente apresentar sinais de doença contagiosa, você deve iniciar os procedimentos para precauções de isolamento, de acordo com os protocolos da instituição).
- **Identificar as reações humanas** (como os problemas, os sinais e sintomas e os regimes de tratamento *têm impacto na vida dos pacientes*) e promover o funcionamento ideal, a independência e a qualidade de vida. Por exemplo, se seu paciente tiver artrite debilitante, você identifica o impacto desse problema em sua vida diária.

- **Antecipar possíveis complicações** e agir para evitá-las (p. ex., se identificar alguém com risco de aspiração, deve tratar os riscos, por exemplo, virando o paciente de lado).
- **Iniciar intervenções urgentes.** Você não espera para dar um diagnóstico final diante de sinais e sintomas indicativos da necessidade de tratamento imediato (p. ex., se o paciente apresenta hemorragia, notifique o médico imediatamente e inicie as intervenções dirigidas à correção do problema – como baixar a cabeceira da cama ou aplicar pressão no local do sangramento).

REGRA Exceto se você for enfermeiro especialista, as leis estaduais norte-americanas proíbem-no de fazer diagnósticos médicos. Você é responsável, no entanto, por dar a maior prioridade à investigação – e à comunicação – dos sinais e sintomas que indiquem a necessidade de atenção de um outro profissional especialista. Por exemplo, se o paciente apresentar sinais e sintomas de infarto do miocárdio (p. ex., dor precordial e falta de ar), você é responsável por (1) suspeitar que isso pode ser o problema; (2) reconhecer que é de alta prioridade; (3) fazer o que pode para controlar o problema (p. ex., posicionar o paciente, facilitando a respiração) e (4) comunicar a equipe imediatamente.

MUDANÇA PARA UM MODELO PREDITIVO DE CUIDADO (PREVER, PREVENIR, CONTROLAR, PROMOVER)

Conforme tratado brevemente no Capítulo 1, o oferecimento de cuidados mudou de "diagnosticar e tratar (DT)", que implica aguardar os sinais e os sintomas para iniciarmos o tratamento para um modelo preditivo – prever, prevenir, controlar e promover (PPCP). Esse modelo baseia-se em evidências. Graças às pesquisas, conhecemos o curso característico da maioria dos problemas de saúde, e sabemos também como *alterá-lo*, por meio de intervenções precoces.

O uso do modelo PPCP exige que você faça três coisas:[2]

1. **Diante de problemas conhecidos,** você prevê as complicações mais comuns e perigosas e age imediatamente para (a) preveni-las e (b) controlá-las, caso não possam ser evitadas.

EXEMPLO

Sendo um enfermeiro iniciante que trabalha no setor de emergência, você admite uma mulher com suspeita de um ataque cardíaco. Comunica isso imediatamente, para que possa ser providenciado o controle do problema e de suas complicações potenciais (p. ex., uma via endovenosa [EV] é inserida para que os medicamentos possam ser aplicados com o objetivo de melhorar o fluxo sanguíneo ao coração e prevenir arritmias se necessário).

2. **Havendo problemas ou não,** você busca evidências de *fatores de risco* (fatores que as evidências sugerem que podem contribuir para problemas de saúde). Se identificar fatores de risco, seu objetivo é reduzi-los ou controlá-los, evitando, assim, os problemas em si.

> **EXEMPLO**
>
> Você realiza uma investigação e decide que um adolescente está com a saúde excelente. Reconhece, entretanto, que ele apresenta comportamento sexual de risco. Reconhecendo que esse comportamento coloca o jovem em risco para contrair HIV e outras doenças sexualmente transmissíveis, concentra-se na abordagem dos fatores de risco.

3. **Em todas as situações,** garanta que as necessidades de segurança e aprendizagem sejam atendidas e promova conforto, funcionamento e independência ideais.

> **EXEMPLO**
>
> Você está cuidando de alguém que é asmático e foi recentemente submetido a uma colonoscopia, já tendo alta. Ao fornecer as orientações da alta, você investiga as necessidades de aprendizagem do paciente relativas aos cuidados em casa e inicia o ensino, conforme indicação. Aborda ainda como deve controlar sua asma. Pode destacar que um programa de caminhadas diárias fortalece os músculos, previne a osteoporose, melhora a resistência, é essencial para o controle de peso e promove o funcionamento pulmonar e cardiovascular (todos especialmente importantes para os asmáticos).

O uso do modelo PPCP exige conhecimento da promoção de saúde e também do processo da doença, do tratamento e do prognóstico (o curso normal e o resultado de uma lesão ou doença). Tenha em mente que o termo *prever* no PPCP não significa que uma complicação *irá* acontecer. É um pressuposto pensar assim: "Meu paciente tem esse problema, portanto posso prever que ele terá, também, essas complicações". Pela abordagem PPCP, você antecipa a possibilidade de complicações e planeja as maneiras para detectá-las, preveni-las e controlá-las precocemente.

Uma vez que várias complicações têm relação com fármacos, recorde a regra a seguir:

> **REGRA** Reconciliação de medicamentos – uma garantia de que você tem uma lista completa e atualizada dos medicamentos tomados – e de que monitora as reações do paciente aos regimes medicamentosos como um elemento importante da previsão e controle dos problemas colaborativos.

Falha em salvar e equipes de resposta rápida

O tópico de *falha em salvar* acarretou novos procedimentos que trazem equipes de resposta rápida ao paciente para garantir intervenção precoce e cuidados adequados. A falha em salvar é definida como uma incapacidade do profissional para salvar a vida de um paciente hospitalizado, quando ele tem uma complicação (uma condição não presente na admissão).[3] Por exemplo, suponha que os enfermeiros fracassem no monitoramento de pacientes idosos de forma atenta com relação a complicações pós-operatórias comuns como problemas respiratórios, cardíacos e vasculares (p. ex., trombose venosa profunda). Depois, suponha que o paciente tenha alguma dessas complicações e morra por isso. Isso é considerado *falha em salvar*, porque, se os enfermeiros tivessem detectado os sinais e sintomas e reagido com adequação (p. ex., comunicação ao especialista), essas complicações graves poderiam ter sido evitadas. Os enfermeiros estavam em posição de conseguir salvar o paciente das complicações graves, mas fracassaram nisso. O trabalho de pesquisadores como Clarke e Aiken, na Universidade da Pennsylvania, além do trabalho posterior de outros, melhorou significativamente nossa capacidade de identificar e corrigir questões associadas ao monitoramento de complicações (a que chamamos vigilância dos enfermeiros).[4] Hoje, temos *equipes de resposta rápida* chamadas pelos enfermeiros para auxiliá-los na investigação e controle de pacientes que parecem demonstrar sinais e sintomas preocupantes. Essas equipes, compostas por especialistas (p. ex., médicos, terapeuta respiratório, farmacêutico e enfermeiros), trazem todos os especialistas necessários para tratar o paciente junto ao leito.

Muitos locais também iniciaram o Código H* (Código de Ajuda – *Code Help*). O *Code Help* foi desenvolvido quando uma criança morreu e a família não conseguiu para ela a atenção que acreditava ser necessária (http://www.josieking.org). Se pacientes, famílias e visitantes estão preocupados com o fato de as necessidades do paciente não serem atendidas, podem chamar o telefonista para que seja iniciado um Código H. Exemplos de assuntos capazes de desencadear esse código incluem atrasos em obter medicação para dor, falta de comunicação ou sinais e sintomas preocupantes. Dependendo da preocupação, há uma resposta dos profissionais adequados.

Condições passíveis de prevenção pelo cuidador e condições adquiridas no atendimento de saúde

A prevenção de complicações é fundamental na prevenção da dor e do sofrimento, sendo ainda fundamental à sobrevivência financeira das organizações de saúde. O Centers for Medicare and Medicaid Services (CMS) não reembolsa hospitais para condições passíveis de prevenção pelo profissional cuidador, o que inclui condições adquiridas durante o atendimento e outras passíveis de prevenção pelo cuidador. Seguem exemplos de condições passíveis de prevenção pelos cuidadores:[5]

- Objeto estranho retido após cirurgia

---

* No Brasil alguns hospitais têm utilizado equipes de resposta rápida acionadas por "alerta vermelho", "código vermelho" ou outras denominações que atuam principalmente nos casos de parada cardiorrespiratória.

- Embolia gasosa
- Incompatibilidade sanguínea
- Úlceras de pressão em estágio III e IV
- Quedas e trauma, inclusive fraturas, deslocamentos, lesões intracranianas, lesões por esmagamento, queimaduras e choque elétrico
- Infecção do trato urinário associada a sondagem vesical
- Infecção vascular associada ao cateter
- Manifestações de controle glicêmico insatisfatório, inclusive cetoacidose diabética, coma hiperosmolar não cetótico, coma hipoglicêmico, diabetes secundário com cetoacidose, diabetes secundário com hiperosmolaridade
- Trombose venosa profunda ou embolia pulmonar, após substituição total do joelho ou quadril, com exceções pediátricas e obstétricas
- Infecção em local cirúrgico, após:
  - Enxerto para desvio de artéria coronária – mediastinite
  - Cirurgia bariátrica
  - Procedimentos ortopédicos, inclusive coluna, pescoço, ombro, cotovelo

A Figura 3.2 resume elementos-chave do modelo de cuidado preditivo.

Caminhos clínicos (mapas de cuidados)

Os caminhos clínicos – também chamados de caminhos críticos ou mapas de cuidados – são exemplos de uso do modelo PPCP. Essas vias são modelos padronizados multidisciplinares, baseados em evidências, que preveem o atendimento diário, necessário para o alcance de resultados relativos a problemas específicos, em um determinado prazo. (Um exemplo de caminho crítico está no Apêndice A.)

Existem vantagens e desvantagens no uso dos caminhos críticos.

- **Vantagens dos caminhos clínicos**
  1. Fornecer abordagens focalizadas nos resultados, baseadas em evidências.
  2. Alertar para os problemas encontrados com frequência e o cuidado previsto para situações específicas (p. ex., reparação de uma fratura de quadril).
  3. Ajudar a aprender o curso habitual do tratamento de problemas comuns por meio de experiências repetidas no uso de caminhos com diferentes pacientes.

- **Desvantagens dos caminhos críticos**
  1. Você pode estar tão influenciado por conhecer antecipadamente os principais diagnósticos e o cuidado previsto, que é fácil se tornar complacente, pensando que já conhece os problemas e, portanto, não precisando se preocupar muito com a investigação.
  2. Não é raro que os pacientes apresentem comorbidades, significando que têm outros problemas, como uma doença pulmonar ou uma questão importante de saúde mental, que não são considerados pelo caminho.

**MODELO PREDITIVO DE CUIDADOS
(PREVER, PREVENIR, CONTROLAR, PROMOVER)**

Prever complicações comuns

- Monitorar atentamente presença de sinais e sintomas de complicações (vigilância do enfermeiro)
- Iniciar intervenções para prevenir complicações
- Estar preparado para controlar complicações inevitáveis (p. ex., ter os fármacos e o equipamento necessário disponível)
- Garantir que as necessidades de segurança e aprendizagem sejam atendidas
- Promover a saúde, o conforto e a independência

FIGURA 3.2 Modelo de cuidado preditivo. (© 2011 R.Alfaro-LeFevre Workshop Handouts).

Ao utilizar os caminhos críticos, mantenha a mente aberta e pense de modo independente. Sempre determine as necessidades específicas de seu paciente, não presuma que ele se "ajusta" ao caminho crítico típico. Certifique-se de analisar todos os problemas do paciente e não apenas os abordados no caminho ou via.

Teste no ponto de cuidado

Para garantir a detecção precoce de problemas, você estará envolvido em testes no ponto de cuidado – teste diagnóstico, feito pelos enfermeiros no domicílio ou à cabeceira do leito. Os exemplos de testes no ponto de cuidado incluem medida da glicose sanguínea e o teste para detecção de sangue nas fezes. Em unidades especializadas (p. ex., tratamento intensivo), os enfermeiros podem ser responsáveis por testes complexos do ponto de cuidado. Certifique-se de verificar as políticas e os protocolos para saber os exames pelos quais é responsável e os de responsabilidade do laboratório. Certifique-se de estar preparado para testes no ponto de cuidado, praticando a sua realização, caso não os faça com frequência (em alguns casos, necessitará ser aprovado em testes para comprovar sua competência).

Controle da doença e da incapacidade

Mais enfermeiros, atualmente, estão envolvidos no controle de doenças e incapacidades, o que implica ajudar os pacientes a autocontrolarem problemas crônicos (Quadro 3.1). No controle da doença e da incapacidade, os enfermeiros são responsáveis por ensinar aos pacientes o controle dos sintomas, auxiliando-os a utilizar o sistema de saúde. Em parceria com os médicos, proporcionam o material básico dos cuidados, aplicando seu conhecimento e usando as diretrizes baseadas em evidências. Os enfermeiros são participantes fundamentais na redução dos custos e na melhoria da qualidade de vida, ao trabalharem com pacientes com enfermidade crônica, para melhorar a adesão aos planos de tratamento, às dietas e aos medicamentos.

Quadro 3.1 Promoção da saúde em pessoas com problemas crônicos*

As doenças crônicas têm um longo curso de enfermidade. Elas raramente resolvem-se de forma espontânea e, em geral, não são curadas por medicamentos ou evitadas por vacinas. As doenças crônicas – como a doença cardíaca, o câncer e o diabetes – respondem por 7 em cada 10 mortes e afetam a qualidade de vida de 90 milhões de norte-americanos. As condições crônicas incapacitantes causam importantes limitações nas atividades de 1 em cada 10 norte-americanos (25 milhões de pessoas). Os cursos prolongados de algumas doenças e consequentes incapacidades resultam muitas vezes em dor e sofrimento, bem como em redução da qualidade de vida. Embora as doenças crônicas estejam entre os problemas de saúde mais comuns e onerosos, também estão entre os mais passíveis de prevenção. A adoção de comportamentos saudáveis, como a ingestão de alimentos nutritivos, a atividade física e a prevenção do uso do tabaco, podem prevenir ou controlar os efeitos devastadores dessas doenças. Os Estados Unidos não conseguem reduzir seus enormes custos do atendimento de saúde, muito menos seus problemas de saúde prioritários, sem abordar de maneira mais agressiva a prevenção da doença crônica e das incapacidades por elas causadas.

* Resumido a partir de http://www.doh.state.fl.us/Family/chronicdisease/.

Apoio da informática e de eletrônicos às decisões

A informática – uso de computadores para controlar a informação, auxiliar no diagnóstico e no processo decisório – é um campo em constante evolução. Com o aperfeiçoamento do uso de recursos de apoio eletrônico, é importante lembrar a regra a seguir:

REGRA Ao mesmo tempo em que os sistemas eletrônicos de apoio são recursos valiosos, capazes de detectar tendências, facilitar a identificação de problemas e ajudar a aprender, seu valor será tão bom quanto to boa for a interface homem-computador. Há necessidade de enfermeiros experientes, conhecedores dos princípios diagnósticos e familiarizados com os sinais e os sintomas de problemas comuns dos pacientes, além da tecnologia, para que sejam usados em segurança e com eficiência os recursos eletrônicos.

DIAGNÓSTICOS DE ENFERMAGEM *VERSUS* DIAGNÓSTICOS MÉDICOS

A NANDA-I faz as seguintes distinções entre diagnósticos de enfermagem e médicos[6]:

- "**Um diagnóstico de enfermagem é** um julgamento clínico sobre experiências/reações reais ou potenciais individuais, familiares ou comunitárias a problemas de saúde/processos de vida. Um diagnóstico de enfermagem dá a base à escolha das intervenções de enfermagem para o alcance dos resultados pelos quais o enfermeiro é responsável. O diagnóstico de enfermagem trata das reações humanas a estressores biopsicossociais e/ou problemas de saúde que um enfermeiro licenciado e competente trata." A meta principal do estudo dos problemas que devem ser considerados diagnósticos de enfermagem é identificar o papel independente da enfermagem – o que os enfermeiros fazem além de ajudar os médicos a tratarem os pacientes. As perguntas que costumam ser feitas podem ser encontradas em http://www.nanda.org

- "**Um diagnóstico médico** é uma determinação médica de doença ou síndrome, feita por um médico. O foco está no processo da doença e na causa física, genética ou ambiental desse processo. O diagnóstico médico trata de uma doença ou condição médica ou uma patologia (tratar ou curar)."

Você deve ter percebido o uso intercambiável dos termos "problema" e "diagnóstico". Isso ocorre, porque todos os diagnósticos são problemas de saúde. Nem todas as instituições usam o termo *diagnósticos de enfermagem*, algumas podem preferir *problema de enfermagem*. A Tabela 3.1 compara o diagnóstico de enfermagem com o diagnóstico médico. A Figura 3.3 traz perguntas-chave a serem feitas, para determinar se você identificou um diagnóstico/problema de enfermagem, ou um problema médico ou multidisciplinar.

USO DE TERMOS PADRONIZADOS

O uso de termos padronizados é exigido por todas as organizações de cuidados de saúde. O emprego de termos comumente compreendidos é essencial para reduzir erros e facilitar a comunicação, documentação e pesquisa. É também fundamental no desenvolvimento de prontuários de saúde eletrônicos. Uma vez que essa área continua a evoluir, esta seção ajuda-o a tomar decisões sobre os termos que deve usar.

Terminologias Reconhecidas pela ANA

A ANA reconhece 12 terminologias que dão suporte à prática da enfermagem. A Tabela 3.2 traz exemplos de alguns grupos que fazem parte da lista da ANA de terminologias reconhecidas. Uma lista completa pode ser encontrada em http://www.nursingworld.org.

Desenvolver terminologias de enfermagem é um trabalho importante. A medida que os termos são desenvolvidos, os conceitos são estudados com cautela, ampliando a base de conhecimentos da enfermagem e comprovando o valor da enfermagem pela identificação exata dos problemas diagnosticados e controlados pelos enfermeiros, bem como os resultados que eles podem influenciar. Com frequência, as terminologias de enfermagem identificam aquilo que os enfermeiros fazem de forma independente, além de seu papel de implementar o plano médico de cuidados.

Algumas organizações especializadas de enfermagem identificaram os problemas de enfermagem prioritários que os enfermeiros, naquele cenário em particular, diagnosticam, previnem e controlam. Por exemplo, a *Association of Rehabilitation Nurses* (ARN) trata de problemas como *deficiências no autocuidado, questões de mobilidade, questões relativas à bexiga, depressão*

Tabela 3.1 Comparação entre diagnósticos/problemas de enfermagem e médicos

Diagnósticos/problemas de enfermagem	Diagnósticos/problemas médicos
Foco principal	**Foco principal**
Reações humanas (o impacto da doença, trauma ou mudanças de vida nos pacientes, famílias e comunidades) Problemas com o funcionamento independente (atividades da vida cotidiana) Qualidade das questões de vida (p. ex., dor, capacidade de realizar as atividades desejadas)	Doenças, trauma, fisiopatologia Perturbações comportamentais e cerebrais complexas Questões de qualidade de vida (p. ex., dor, capacidade de realizar as atividades desejadas, embora em menor extensão que a enfermagem – costumam encaminhar esses tipos de problemas a outras disciplinas)
Controlador primário do problema	**Controlador primário do problema**
Enfermeiro (pode usar outros recursos, como fisioterapia ou especialidade médica, mas o enfermeiro aceita a responsabilidade primária pelo monitoramento da condição e pela alocação de recursos)	Médico ou enfermeiro especialista[*]
Diagnóstico definitivo	**Diagnóstico definitivo**
Autoridade para fazer um diagnóstico definitivo no domínio da enfermagem	Autoridade para fazer um diagnóstico definitivo no domínio da medicina
Responsabilidades da enfermagem	**Responsabilidades da enfermagem**
Identificação de sinais, sintomas e fatores de risco Detecção precoce de problemas reais e potenciais Início de um plano completo para prevenir, corrigir ou controlar os problemas (o enfermeiro é o principal controlador dos problemas) Monitoramento das respostas do paciente aos cuidados de enfermagem	Identificação de fatores de risco, antecipação de complicações potenciais Monitoramento para detectar e comunicar os primeiros sinais ou sintomas de complicações potenciais, ou mudança na condição Início de ações no domínio da enfermagem para prevenir, minimizar os problemas e suas complicações potenciais Implementação de prescrições médicas (médico ou enfermeiro especialista é o controlador primário dos problemas) e monitoramento das respostas ao tratamento

[*] No Brasil, os diagnósticos médicos são de responsabilidade exclusiva dos médicos, não podendo ser registrado por enfermeiros, mesmo que especialistas.

```
┌─────────────────────────────────────────┐
│ Problema de saúde real ou potencial identificado │
└─────────────────────────────────────────┘
                    │
                    ▼
┌─────────────────────────────────────────┐
│ O domínio da enfermagem inclui a autoridade │
│ para fazer o diagnóstico definitivo e ser o │
│ controlador primário do problema?       │
└─────────────────────────────────────────┘
       │              │              │
      sim         não sabe          não
       ▼              ▼              ▼
┌──────────────┐ ┌──────────────┐ ┌──────────────┐
│ Diagnóstico  │ │ Comunicar o  │ │ Problema     │
│ ou problema  │ │ problema para│ │ médico ou    │
│ de enfermagem│ │ um enfermeiro│ │ multidisci-  │
│              │ │ mais         │ │ plinar       │
│              │ │ qualificado  │ │              │
└──────────────┘ └──────────────┘ └──────────────┘
```

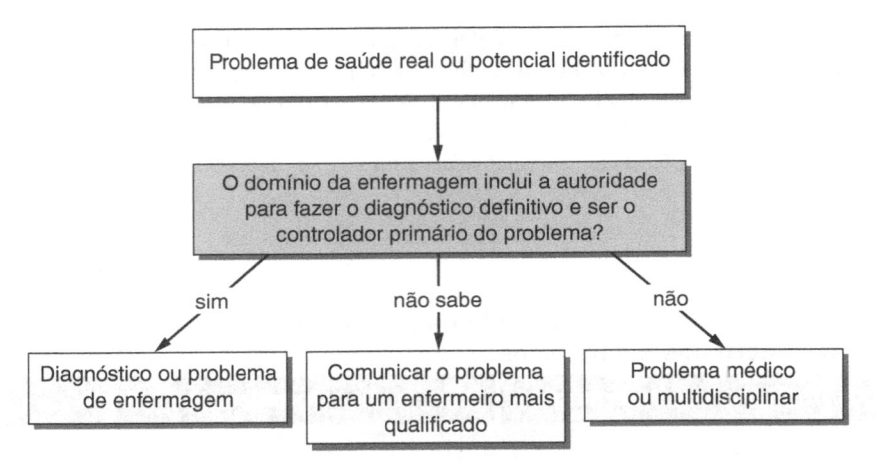

FIGURA 3.3 Perguntas-chave a serem feitas para determinar se o problema identificado é um diagnóstico/ problema de enfermagem ou um problema médico ou multidisciplinar (colaborativo).

e *controle comportamental*.[7] A *Association of periOperative Registered Nurses* (AORN) aborda questões como o risco de *lesão por posicionamento perioperatório, risco de lesão elétrica* e *hipotermia*.[8] O Quadro 3.2 traz exemplos de diagnósticos/problemas prioritários de enfermagem, na enfermagem de saúde do adulto.

Termos Médicos Padronizados

A disciplina médica utiliza a *International Statistical Classification of Diseases and Related Health Problems* (normalmente conhecida como CID), publicada pela Organização Mundial da Saúde (OMS) (http://www.who.int/classifications/icd/en/). Os enfermeiros também usam esses termos, quando tratam do atendimento médico de seus pacientes.

Como saber que termos utilizar?

Dependendo do local de trabalho, há a possibilidade de você utilizar termos de mais de uma terminologia de enfermagem, médica e multidisciplinar aceita. Independentemente do uso de um termo, são três coisas que influenciam:

1. As necessidades clínicas de cada instituição ou local
2. Os termos que têm as melhores evidências em apoio a seu uso (p. ex., desidratação é estudado com rigor há anos, o que não se aplica a deficiência de volume de líquidos)
3. Os termos mais bem compreendidos pelos pacientes e pela equipe de atendimento de saúde multidisciplinar (p. ex., educação do paciente tem uso mais frequente que conhecimento deficiente)

Aplicação do processo de enfermagem **131**

Tabela 3.2   Exemplos de grupos que desenvolvem linguagens padronizadas

Nome do Grupo	Foco	Finalidade
NANDA-I	Diagnósticos	Aumentar a visibilidade das contribuições da enfermagem ao cuidado do paciente, continuando a desenvolver, aperfeiçoar e classificar os fenômenos de preocupação dos enfermeiros. *Site:* http://www.nanda.org
Nursing Interventions Classification (NIC)	Intervenções	Identificar, rotular, validar e classificar as ações realizadas pelos enfermeiros, incluindo as intervenções de cuidado direto e indireto (intervenções feitas diretamente com os pacientes, como ensino, e as feitas indiretamente, como obtenção de exames laboratoriais). *Site:* http://www.nursing.uiowa.edu
Nursing-Sensitive Outcomes Classification (NOC)	Resultados	Identificar, rotular, validar e classificar resultados do paciente, sensíveis à enfermagem, e indicadores para avaliar a validade e a utilidade da classificação e definir e testar os procedimentos de medida para os resultados e os indicadores. *Site:* http:// www.nursing.uiowa.edu
Home Health Care Classification (HHCC)	Diagnósticos, intervenções e resultados	Proporcionar a estrutura para documentar e classificar o cuidado domiciliar e o cuidado ambulatorial. Consiste em duas taxonomias inter-relacionadas: HHCC de Diagnósticos de Enfermagem e HHCC de Intervenções de Enfermagem. *Site:* http:// www.sabacare.com
International Classification for Nursing Practice (ICNP®)	Diagnósticos, intervenções e resultados	Apreender as contribuições da enfermagem para a saúde e proporcionar uma estrutura para que as terminologias e as classificações existentes sejam cruzadas, possibilitando a comparação dos dados de enfermagem de vários países em todo o mundo. *Site:* http://www.icn.ch/icnp.htm
SNOMED CT (Systematized Nomenclature of Medicine – Clinical Terms)	Terminologia clínica abrangente	Integrar, vincular e mapear os termos de várias disciplinas como a medicina, a enfermagem e a terapia ocupacional. *Site:* http://www.nlm.nih.gov/research/umls/Snomed/snomed_main.html

REGRA   Conheça os termos exigidos e os proibidos em sua instituição ou escola. Considerando-se sua movimentação entre locais de atuação, você deve anotar os termos usados em padrões, políticas, protocolos e prontuários eletrônicos (EHRs). Pergunte se existe uma lista de termos recomendados. São esses que você deve usar. Além disso, revise a *Lista do que não usar* (costumam ser abreviaturas que podem não ser compreendidas por outras pessoas). Você pode fazer um download de *Institute for Safe Medical Practice's List of Error-Prone Abbreviations, Symbols, and Dose Designations*, em http://www.ismp.org (Estados Unidos) e http://www.ismp-canada.org (Canadá).

Quadro 3.2	Diagnósticos/problemas de enfermagem comuns na saúde do adulto*

- Risco de infecção ou transmissão de infecção
- Riscos à segurança (p. ex., quedas)
- Risco de violência ou autolesão
- Problemas nas vias aéreas e respiratórios
- Deglutição prejudicada – risco de aspiração
- Estado mental alterado-confusão
- Comunicação prejudicada
- Dor-náusea-desconforto
- Ansiedade-medo-questões de enfrentamento
- Questões de higiene oral[†]
- Risco de úlceras por pressão ou integridade da pele prejudicada
- Imobilidade-intolerância ao exercício
- Nutrição alterada
- Eliminação intestinal alterada
- Eliminação urinária alterada
- Constipação
- Diarreia
- Desidratação
- Educação do paciente
- Deficiências no autocuidado (alimentação, banho, vestir-se, higiene íntima)
- Padrões de sono alterados
- Riscos de reações alérgicas (p. ex., látex, medicamentos, ambiente)
- Cessação do tabagismo
- Sofrimento espiritual

*Lista parcial. Os problemas estão resumidos e não com os enunciados específicos.
†Vinculadas à incidência de pneumonia.

EXERCÍCIOS DE PENSAMENTO CRÍTICO E RACIOCÍNIO CLÍNICO

3.1 Diagnóstico: identificação de problemas reais e potenciais; o que dizem os padrões da ANA; diagnóstico e comprometimento; aumento das responsabilidades associadas ao diagnóstico; mudança para um modelo de cuidados preditivo; diagnósticos de enfermagem *versus* diagnósticos médicos, uso de terminologia padronizada

Exemplos de respostas estão no final do livro.

1. Como se relaciona o raciocínio diagnóstico com o raciocínio clínico?
2. Os padrões da ANA dizem que os enfermeiros respondem pelo tratamento de diagnósticos ou problemas. Como saber se você está lidando com um diagnóstico ou um problema?
3. Qual é a relação entre diagnóstico e comprometimento?
4. Qual é a relação entre controle de riscos e prevenção e controle de problemas de saúde?
5. Ao iniciar em novo contexto clínico, como saber quais os termos a usar e quais a evitar?
6. De que forma a falha em salvar e a vigilância de enfermagem têm relação com o modelo PPCP?

Tente você mesmo

1. Em uma folha de papel, trace uma linha na metade vertical. À esquerda, liste as vantagens de usar os caminhos/vias críticas. À direita, liste as desvantagens. Depois, decida o que fazer para ultrapassar as desvantagens.
2. Discuta um período em sua vida pessoal ou profissional, em que compreendeu mal algum problema ou uma questão. Como percebeu o mal-entendido e o que fez a respeito?
3. Discuta os tópicos abordados nos artigos a seguir:
   - Friese, C., & Aiken, L. (2008). Failure to Rescue in the Surgical Oncology. *Oncol Nurs Forum,* 35(5):779–785. Acessado em 4 de janeiro de 2011, em *http://www.medscape.com/viewarticle/583103*
   - McGee, E. (2010). Failure to Rescue. Recuperado em 4 de janeiro de 2011, em *http://nursing.advanceweb.com/Article/Failureto-Rescue.aspx*
4. Faça um mapa de como se inter-relacionam: raciocínio diagnóstico, problemas de enfermagem, problemas médicos, modelo PPCP, caminhos críticos, vigilância de enfermagem, falha em salvar, comprometimento, diagnósticos, problemas, PCs.

TORNAR-SE UM DIAGNOSTICADOR COMPETENTE

Ser um diagnosticador competente exige conhecimento, experiência e uma capacidade de dialogar com outras pessoas sobre o processo diagnóstico. Para ter um diálogo inteligente, há necessidade de uma compreensão profunda dos seguintes termos.

Termos-chave relacionados ao diagnóstico

Diagnosticar. Fazer um julgamento e denominar especificamente os problemas de saúde reais e potenciais ou os fatores de risco presentes, com base em evidências dos dados da investigação.

EXEMPLO

Após a realização de uma investigação, o enfermeiro diagnosticou risco de aspiração relacionado a redução do nível de consciência e reflexo da tosse insatisfatório.

Diagnóstico. Além de se referir à segunda etapa do processo de enfermagem, um *diagnóstico* significa duas coisas: (1) O *processo* de diagnosticar (p. ex., "Aprendemos a diagnosticar no primeiro semestre.") e (2) O *resultado* do processo diagnóstico (p. ex., "O que é o diagnóstico?")

Diagnóstico definitivo. O diagnóstico mais específico e correto.

> **EXEMPLO**
>
> Quando inseguro se a frequência urinária de seu paciente tem relação com alguma infecção, você encaminha o problema a um médico ou enfermeiro especialista, para que possa ser feito um diagnóstico definitivo. **Discussão**: ser *muito específico* em relação ao diagnóstico é essencial para conseguir determinar o tratamento definitivo. Você ficaria satisfeito com um diagnóstico de "doença pulmonar", ou gostaria de um diagnóstico definitivo (p. ex., pneumonia ou asma)?

Intervenções definitivas. As ações ou os tratamentos *mais específicos* necessários para prevenir, solucionar ou controlar um problema de saúde.

> **EXEMPLO**
>
> Se um paciente tem pneumonia bacteriana, você deve incentivar a ingestão de líquidos, auxiliar no tossir, podendo administrar oxigênio. Se, no entanto, você não aplicar a intervenção definitiva de administrar um antibiótico eficaz contra aquela bactéria, o problema persistirá ou até irá piorar.

Problema ou risco potencial. Um problema de saúde que pode surgir se não realizadas ações de prevenção.

> **EXEMPLO**
>
> *Risco de lesão relacionado a equilíbrio insatisfatório* e *história de quedas frequentes*. **Discussão**: a Tabela 3.3 compara as responsabilidades de enfermagem em relação a diagnósticos/problemas reais, potenciais e possíveis.

Tabela 3.3 Responsabilidades da enfermagem pelos diagnósticos/problemas de enfermagem reais, potenciais e possíveis

Diagnósticos/problemas de enfermagem	Responsabilidades da enfermagem
Problema/diagnóstico real: os dados da pessoa mostram sinais e sintomas ou características definidoras do diagnóstico. **Exemplo:** Função respiratória alterada relacionada à dor e ao muco espesso como evidenciado pela expectoração de muco espesso, declaração de dor com a inspiração profunda e respirações superficiais.	Comparar os sinais e os sintomas do paciente com os sinais e os sintomas dos diagnósticos suspeitados; determinar a causa ou os fatores relacionados. Decidir se trata de forma independente ou encaminha o problema.
Problema/diagnóstico de risco (potencial): os dados da pessoa mostram os fatores de risco do diagnóstico/problema, mas sem sinais, sintomas ou características definidoras. **Exemplo:** Função respiratória alterada relacionada à dor.	Controlar os fatores de risco e monitorar os sinais e sintomas do problema.
Diagnóstico/problema possível: você suspeita da presença de um diagnóstico/problema, mas os dados do paciente necessitam de mais esclarecimento antes de você poder decidir se o diagnóstico/problema está presente. **Exemplo:** Possíveis questões relativas à eliminação intestinal.	Coletar mais dados para esclarecer se o diagnóstico/problema está presente ou se há outros fatores (de risco) relacionados presentes.

Competência. Possuir o conhecimento e as habilidades para identificar problemas e riscos, bem como realizar as ações com segurança e eficiência em várias situações.

> **EXEMPLO**
>
> Após o primeiro semestre de enfermagem, o aluno demonstrou competência para administrar medicamentos. **Discussão**: você é considerado competente para realizar uma ação ou para diagnosticar problemas de saúde após ter concluído os cursos apropriados e ser aprovado nos testes (clínicos e teóricos), demonstrando competência.

Qualificado. Ser competente e ter autoridade para executar uma ação ou dar uma opinião profissional.

> **EXEMPLO**
>
> Suponha que você é competente para administrar medicamentos EV. Se trabalhar em outro hospital, deverá verificar se tem autoridade para fazer isso. **Discussão**: a autoridade para realizar investigações, desempenhar ações de enfermagem e fornecer conselhos profissionais situa-se no "alcance da prática" e deriva-se de leis (leis estaduais de prática), comissões estaduais de enfermagem, licenças e certificação; padrões nacionais, estaduais, padrões, políticas de saúde, normas e protocolos institucionais. No Capítulo 1, a Figura 1.2 traz como determinar o alcance de sua prática ajuda-o a determinar suas qualificações

Domínio da enfermagem. Atividades e ações que o enfermeiro tem qualificação legal para realizar, seja de forma independente, seja sob a orientação de um médico ou de enfermeiro especialista. Também se refere aos diagnósticos que o enfermeiro está qualificado a fazer.

> **EXEMPLO**
>
> Todos os enfermeiros são responsáveis pelo diagnóstico *de riscos de lesão*, de forma independente. Em locais de atendimento crítico, eles são responsáveis pelo diagnóstico de problemas com o ritmo cardíaco e início do tratamento, de acordo com ordens ou protocolos institucionais. **Discussão**: ao evoluir em sua formação e experiência clínica, seu domínio da enfermagem (alcance da prática) incluirá uma gama maior de responsabilidades. Você é o responsável pela manutenção da competência em seu domínio de prática.

Domínio médico. Ações que os médicos estão legalmente qualificados a desempenhar.

> **EXEMPLO**
>
> Fazer uma cirurgia está no domínio médico, desde que o médico esteja qualificado para isso. **Discussão**: os enfermeiros especialistas atualmente têm mais responsabilidades para tratar problemas no âmbito do domínio médico. Quando enfermeiros assumem a responsabilidade por ações que, previamente, pertenciam apenas ao domínio médico, as ações devem ser aprovadas pelas regras e pelos regulamentos estaduais. Os conselhos de enfermagem

geralmente promulgam declarações de cargos, que descrevem o que os enfermeiros podem e não podem fazer com relação a problemas ou procedimentos médicos específicos.

Resultado. O resultado das intervenções prescritas. Geralmente se refere ao resultado desejado das intervenções (que o problema seja evitado, resolvido ou controlado); inclui um limite de tempo específico, para quando se espera que o resultado seja alcançado.

> **EXEMPLO**
> "Três dias após a cirurgia de substituição total de joelho, a pessoa não mostrará sinais de infecção, será capaz de deambular com um andador e estará pronta para receber alta."

Sinais. Dados objetivos (observáveis) conhecidos por sugerir um problema de saúde (erupções e febre são sinais).

Sintomas. Dados subjetivos (comunicados) conhecidos por sugerir um problema de saúde (dor e fadiga são sintomas).

Indícios. Sinais e sintomas que o induzem a suspeitar da presença de um problema de saúde (erupções, febre, dor e fadiga) ou o desejo de melhorar a saúde ("Eu desejo melhorar meus hábitos alimentares").

Descarte. Decidir que um determinado problema *não* está presente.

> **EXEMPLO**
> Você suspeita que seu paciente tem *intolerância à atividade relacionada a estilo de vida sedentário*. Antes de você conseguir confirmar esse diagnóstico, você descarta se o paciente tem ou não problemas cardíacos ou respiratórios, que passam a ser prioritários.

> **REGRA** O "descarte" é elemento importante do raciocínio diagnóstico. Não desista de investigar diante do primeiro problema imaginado. Pense nos problemas alternativos que os dados poderiam representar. Levar em conta problemas e ideias alternativas é um princípio fundamental do pensamento crítico. Em certos casos, você pode entender que isso seja facilitado pelo apoio decisório eletrônico: o computador solicitará que você avalie vários outros problemas que os dados do paciente podem representar.

Processos de vida. Eventos ou mudanças que ocorrem durante a vida de uma pessoa (p. ex., crescer, tornar-se pai ou mãe, envelhecer, perder um ente querido, passar por uma cirurgia, lidar com doença ou trauma, ter uma doença terminal). Discussão: os enfermeiros estão muito envolvidos em auxiliar pacientes e suas famílias nas transições que ocorrem ao longo da vida.

Fator de risco ou etiologia. Algo conhecido por causar ou contribuir para um problema (p. ex., a redução da visão é um fator de risco de lesão).

Síndrome. Quando um paciente evidencia um grupo de sinais e sintomas relacionados com outros problemas importantes. Por exemplo, *síndrome do estresse pós-traumático*.

Princípios fundamentais do raciocínio diagnóstico

Como uma fundamentação sólida para o raciocínio diagnóstico, esta seção traz princípios fundamentais para análise de dados e identificação de problemas reais e potenciais.

- **Sempre conversar primeiro com o paciente.** Iniciar o diagnóstico, perguntando algo como "Quais são hoje seus principais problemas e metas"? A criação de parcerias com os pacientes, logo no início do processo diagnóstico, garante o envolvimento do membro mais importante da equipe de saúde (o paciente).
- **Fazer um diagnóstico envolve comparar os sinais e sintomas do paciente com o "quadro do livro-texto" dos diagnósticos ou problemas suspeitados.** Por exemplo, se suspeitar de que o paciente corre risco de úlcera por pressão, compare os fatores de risco do paciente com aqueles listados para úlcera por pressão, em um livro. Manter ao alcance recursos impressos ou eletrônicos que descrevem diagnósticos comuns para uma referência rápida aumentará sua precisão, ajudando-o a aprender.
- **Familiarizar-se com os problemas prioritários que costumam ser parte de seu cenário de prática (bem como as responsabilidades relacionadas a esses problemas).** O Quadro 3.2 traz diagnósticos/problemas de enfermagem comuns na saúde do adulto. A terceira capa deste livro e a folha de rosto trazem complicações potenciais (CPs) comuns.

REGRA Ao mesmo tempo em que você, possivelmente, identificará várias prioridades para seu paciente, deve lembrar-se de incluir a presença de algum dos seguintes, em sua lista de problemas prioritários: (1) questões de segurança (p. ex., riscos de lesão, violência ou dano), (2) potencial de infecção e transmissão de infecção e (3) necessidades educativas do paciente. Lembrar-se de "segurança, infecção, educação".

- **Os pacientes costumam apresentar-se com dois ou mais problemas relacionados.** O primeiro passo é identificar o problema principal, examinando as *relações* entre os problemas. Por exemplo, alguém pode se queixar tanto de *ansiedade* quanto de *insônia*. É sua tarefa determinar o principal problema, que provavelmente é a *ansiedade* (causadora da *insônia*).
- **A identificação de problemas está incompleta se você não entender o que os causa ou contribui para eles.** Ter em mente a importância de focalizar a pessoa como um todo e não a doença(s) e passe pelas etapas a seguir para identificar os fatores contribuintes.

1. Fazer aos pacientes e às famílias perguntas como:

- O que em sua opinião está causando isso?
- De que forma seus sintomas estão causando impacto na capacidade de realizar as atividades diárias?
- De que maneira sua vida mudou?
- Como está lidando com essas mudanças?
- Que recursos (pessoais, comunitários) podem ajudá-lo?
2. Determinar se há fatores relacionados à idade desenvolvimental, à doença, ao tratamento ou às mudanças no estilo de vida capazes de contribuir para o(s) problema(s).
3. Descobrir se há fatores culturais, socioeconômicos, étnicos, ambientais ou espirituais que possam estar contribuindo para o(s) problema(s).
4. Conferir seus outros recursos para a coleta de dados (p. ex., prontuários médicos, outros profissionais da saúde, revisão da literatura para identificar outros fatores que possam estar causando ou contribuindo para o(s) problema(s).

REGRA **Sempre se perguntar se é possível que os sinais e os sintomas identificados podem representar um problema médico que precise de investigação profunda por outro profissional.** Por exemplo, se você está cuidando de alguém com constipação crônica, certifique-se de que esse problema está sendo avaliado por um médico, uma vez que pode se tratar de um sinal de câncer.

- **Manter uma mente aberta.** Evite a tendência de ser excessivamente influenciado pelas experiências antecedentes ou pela informação obtida a partir do prontuário do paciente ou outros (p. ex., você pode investigar alguém cujo prontuário revela uma história de dor lombar artrítica crônica e deixar de considerar que o aumento da dor poderia significar algo mais, como um problema renal).
- **Diante da suspeita de um problema específico, procurar outros sinais, sintomas e fatores de risco comumente associados a ele.** Por exemplo, se suspeitar de infecção devido a dor localizada e edema, procure outros sinais de infecção (febre, hiperemia, calor, secreção).

REGRA **"Mais de um indício, maior a probabilidade de que seja verdade. Mais de uma fonte, maior a probabilidade de curso."** Ou seja, mais sinais e sintomas no paciente, imitando os sinais de um problema específico, maior a probabilidade de seu paciente ter o problema.

- Se você não perceber, rotular erroneamente ou identificar um problema que não existe, fez um erro diagnóstico que pode resultar em tratamento inapropriado, perigoso. O Quadro 3.3 resume as causas e os riscos dos erros diagnósticos. O Quadro 3.4 aborda como evitar erros de diagnóstico.

Aplicação do processo de enfermagem **139**

- **Quando fizer um diagnóstico, sustente-o com evidências.** Esteja pronto para relatar os indícios (sinais, sintomas, fatores de risco) que o levaram a diagnosticar. **Justificativa:** indícios (sinais, sintomas, fatores de risco) são como "peças de um quebra-cabeças"; se não as tiver, você não pode completar o quebra-cabeças e rotular o problema. Por exemplo, seu paciente pode ter uma tosse produtiva e febre, provocando uma suspeita de pneumonia. O médico necessita da evidência de um raio X de pulmão, exame de escarro e contagem dos glóbulos brancos para completar o quebra-cabeças e fazer o diagnóstico.

Quadro 3.3 — Causas e riscos dos erros de diagnóstico

Causas dos erros de diagnóstico
- Valorização excessiva da probabilidade de uma explicação ou falha em considerar todos os dados devido a um foco restrito. **Exemplo:** decidir que a ansiedade está relacionada a estresse psicológico, sem considerar que pode haver algum problema físico, como oxigenação insatisfatória, que também causa ansiedade.
- Continuar a analisar quando deveria estar agindo para conseguir ajuda (paralisia analítica). **Exemplo:** continuar a verificar se o reposicionamento e o apoio emocional ajudam no problema respiratório, mesmo que não façam diferença.
- Falha em reconhecer parcialidade ou pressupostos pessoais. **Exemplo:** pressupor que uma pessoa que não toma banho diariamente tenha uma autoimagem insatisfatória.
- Fazer um diagnóstico muito geral (não ser suficientemente específico na escolha de um rótulo diagnóstico para denominar o problema). **Exemplo:** usar eliminação urinária prejudicada em vez de incontinência urinária por pressão relacionada a fraqueza dos músculos do esfíncter da bexiga.
- Falha em incluir o diagnóstico correto na lista inicial de possíveis problemas. **Exemplo:** listar os problemas de não adesão, sem incluir os possíveis problemas de enfrentamento ineficaz ou controle ineficaz do regime terapêutico.
- Pressa para concluir, seja a coleta, seja a análise dos dados. **Exemplo:** apressar-se durante a investigação ou escolher qualquer diagnóstico aproximado para terminar o relatório no prazo em vez de comunicar ao próximo enfermeiro que você não teve tempo.

Riscos de erros no diagnóstico
Quando você não percebe um problema, atribui um rótulo errado ou falha em compreender um problema em sua totalidade, corre o risco de:
- Iniciar intervenções que, na verdade, agravam os problemas.
- Omitir intervenções essenciais para a solução dos problemas.
- Permitir a existência ou a evolução de problemas, sem mesmo detectar sua presença.
- Iniciar intervenções não prejudiciais, mas que constituam perda de tempo e de energia para todos.
- Influenciar outros sobre a existência de problemas incorretamente descritos.
- Prejudicar os pacientes e colocar-se em risco de processo legal.

> **Quadro 3.4 — Como evitar erros diagnósticos**
>
> **Você:**
> - Usa o tempo necessário para certificar-se de que os dados são precisos e completos?
> - Compara os sinais e os sintomas de seus pacientes com o "quadro do livro-texto" do diagnóstico suspeitado?
> - Reconhece suas parcialidades e evita juízo de valor?
> - Avalia outros problemas que os indícios possam significar?
> - Identifica falhas em seu raciocínio?
> - Identifica a(s) causa(s) do(s) problema(s)?
> - Inclui o que o paciente entende como problemas?
> - Escolhe o(s) rótulo(s) diagnóstico(s) mais específico(s), que melhor descreva(m) o(s) problema(s)?
> - Informa o paciente (e pessoas significativas) do que você percebe como problema?
> - Pede que alguém faça nova verificação, caso não tenha certeza?
> - Valida o diagnóstico com o paciente?

- **Procure falhas em seu raciocínio: (1) Que outros problemas poderiam ser representados pelos indícios?** Por exemplo, se alguém lhe disser que está tendo episódios cada vez maiores de dor no ombro esquerdo devido a uma lesão antiga, considere a possibilidade de que essa dor também possa representar um problema cardíaco. **(2) O que poderia estar influenciando a situação do problema suspeitado?** Por exemplo, você talvez tenha eliminado a possibilidade de infecção, porque não há febre, mas quando verifica todos os dados, percebe que um medicamento anti-inflamatório foi tomado, reduzindo a temperatura corporal.
- **Embora a intuição seja uma ferramenta valiosa para a identificação de problemas, nunca faça diagnósticos apenas por intuição:** procure evidências para confirmar sua intuição. O diagnóstico baseia-se em evidências. O Quadro 3.5 mostra como usar com segurança a intuição.
- **O diagnóstico está incompleto até você identificar não apenas os problemas, mas também os pontos fortes, os recursos e as áreas para a melhoria da saúde** (Quadro 3.6).
- **A Figura 3.4 mostra as duas primeiras páginas de um recurso de orientação do raciocínio diagnóstico** (o recurso completo pode ser "baixado" em http://www.ALfaroTeachSmart.com). Usando um instrumento como esse, de forma consistente, você pode ser ajudado a desenvolver bons hábitos de raciocínio diagnóstico. A Figura 3.5 traz um recurso de autoinvestigação do paciente, capaz de ajudar os pacientes a pensarem em seus próprios sinais e sintomas.

Quadro 3.5 — Como usar a intuição com segurança

1. Reconheça que, embora você não tenha evidências da existência de um problema, sua intuição está enviando um sinal vermelho que diz "aqui há um problema", ou "esse paciente precisa de ajuda". Investigue minuciosamente a existência de sinais e sintomas que validem a presença do problema suspeitado. Por exemplo, diga ao paciente, ao médico ou a outro enfermeiro: "Minha intuição diz que..." ou "Tenho a sensação de que..."
2. Se você sabe que algo está errado, mas não é capaz de indicar um problema específico, aumente a frequência e a intensidade da investigação de enfermagem para monitorar atentamente, tentando detectar precocemente os sinais e sintomas.
3. Antes de agir somente pela intuição, pese os riscos da possibilidade de seus atos causarem danos (agravando a situação ou criando novos problemas) e os riscos de não agir de forma alguma (além de monitorar minuciosamente).

Quadro 3.6 — Identificação dos recursos e pontos fortes

1. Pergunte ao indivíduo e às pessoas significativas:
   - Poderia contar-me algumas coisas sobre você que sejam consideradas pontos fortes?
   - Pensaria em alguma coisa que não seja realmente um problema, mas que gostaria de melhorar?
   - Quem são seus melhores recursos? Onde você poderá obter o melhor suporte?
2. Agrupe os dados indicativos de funcionamento normal ou positivo. Rotule essas áreas como pontos fortes e compartilhe-os com o paciente e as pessoas significativas. Por exemplo, você pode dizer: "Você decidiu buscar ajuda, o que é algo saudável a fazer".
3. Liste os pontos fortes que irão ajudá-lo a prevenir ou controlar os problemas identificados.

Exemplos

- **Pontos fortes físicos:** exercita-se diariamente e tem reservas cardíacas e respiratórias excelentes; faz uma alimentação equilibrada; demonstra adaptação física; dorso superior e braços muito fortes (compensando a paraplegia).
- **Pontos fortes psicológicos e pessoais:** motivado; quer ser independente, relaciona entendimento do controle do cuidado com os recursos disponíveis; demonstra boas habilidades para solucionar problemas.

> **INSTRUMENTO DE ANÁLISE ABRANGENTE**
> **Guia para o raciocínio diagnóstico**
>
> **NOTA:** Este instrumento destina-se aos *estudantes* que atendem *pacientes adultos*. Ele não pretende substituir as ferramentas de investigação padronizadas. Ao contrário, ajuda você a fazer uma análise aprofundada para *tirar conclusões* sobre os dados registrados. Embora esse guia incentive-o a abordar os diagnósticos sistematicamente, não substitui a necessidade de julgamento independente ou a capacidade de aplicar os princípios básicos do raciocínio diagnóstico. Usar este instrumento consistentemente ajudará no desenvolvimento dos hábitos que priorizam sua abordagem ao diagnóstico.
>
> **Manutenção do enfoque de enfermagem – para maximizar o autocontrole do paciente, o funcionamento biopsicossocial e a qualidade de vida –** esse instrumento orienta-o por meio do processo de pensamento sobre as preocupações de enfermagem. Incorpora os princípios dos *Padrões funcionais de saúde*, de Gordon, e das *necessidades humanas*, de Maslow, e considera as recomendações de *Healthy People 2010* (p. ex., a triagem para a depressão). Também o impulsiona a verificar se há doenças muitas vezes incluídas nos programas de controle de doenças. Para ajudá-lo a priorizar, lista as perguntas sobre coisas as quais você tem que pensar o quanto antes (p. ex., se os sinais e sintomas são causados por uma doença contagiosa).
>
> Esse instrumento de autoinvestigação está disponível para *download* gratuito apenas para uso de estudantes e pessoal em: www.AlfaroTeachSmart.com (clique em Publications e, depois, em Handouts).

1. Liste os diagnósticos de admissão e os principais problemas atuais de acordo com o paciente, a família e os registros médicos.

2. Exclua a presença de infecção ou doença contagiosa (verificar se há febre, fadiga, dor, hiperemia, calor, edema, secreção, exposição a doenças contagiosas ou substância tóxica; viagem para país estrangeiro).

3. Elimine os sinais e os sintomas do paciente se, na realidade, são problemas medicamentosos. Analise todos os fármacos tomados (inclusive os não receitados e os fitoterápicos). Use a sigla **EDIA** como lembrete:

    ☐ **E**feitos colaterais?
    ☐ **D**osagem excessiva?
    ☐ **I**nterações medicamentosas?
    ☐ **A**lergia ou reações adversas?

4. Elimine os sinais e os sintomas do paciente como reações alérgicas ou causados por história de cirurgia ou traumatismo. Verifique a história do paciente quanto ao seguinte:

    ☐ Artrite ou dor lombar
    ☐ Asma ou outra doença pulmonar
    ☐ Problemas de sangramento
    ☐ Câncer (mama, próstata, outro)
    ☐ Insuficiência cardíaca congestiva
    ☐ Problemas neurológicos
    ☐ Depressão/problemas de saúde mental
    ☐ Diabetes
    ☐ Hipertensão
    ☐ Infecção por HIV
    ☐ Obesidade
    ☐ Doença renal
    ☐ Doença da tireoide
    ☐ Problemas vasculares/circulatórios
    ☐ Problemas de cicatrização
    ☐ Cirurgia/traumatismo
    ☐ Problemas de pele
    ☐ Outras doenças/problemas

5. Ocorreu ganho ou perda de peso significativa? (Considere até as seis semanas anteriores. Lembre que a perda de peso inexplicada pode indicar graves problemas clínicos, como câncer e diabetes; o ganho de peso inexplicado pode indicar graves doenças renais, cardíacas ou da tireoide).

A

(continua)

FIGURA 3.4 Primeiras duas páginas de um instrumento de orientação para o raciocínio diagnóstico. Faça o *download* do instrumento completo em http://www.AlfaroTeachSmart.com. (© 2011 AlfaroTeachSmart.com)

Aplicação do processo de enfermagem **143**

INSTRUMENTO DE ANÁLISE ABRANGENTE
Guia para o raciocínio diagnóstico

6. Determine o padrão de tabagismo e seu possível papel nos problemas atuais:

   Sim ☐ Parou de fumar ☐ Nunca fumou ☐ Maços por dia _____

7. Para as mulheres pré-menopáusicas (idade < 55 anos), elimine a possibilidade de gestação (muitos medicamentos, estudos diagnósticos ou tratamentos atingem o feto).

8. Descarte a existência de problemas (ou fatores de risco para problemas) com qualquer um dos seguintes itens.

	(Circular os que se aplicam)			
☐ Respiração, tosse ou oxigenação?	Sim	Não	RP[1]	PP[2]
☐ Pressão sanguínea, pulsação, sangramento, circulação?	Sim	Não	RP	PP
☐ Dor, rigidez ou desconforto?	Sim	Não	RP	PP
☐ Temperatura corporal ou sudorese?	Sim	Não	RP	PP
☐ Capacidade de pensar ou perceber o ambiente?	Sim	Não	RP	PP
☐ Comunicação (ver, ouvir ou falar)?	Sim	Não	RP	PP
☐ Alimentação, digestão, nutrição?	Sim	Não	RP	PP
☐ Eliminação intestinal?	Sim	Não	RP	PP
☐ Desidratação, edema ou desequilíbrio eletrolítico?	Sim	Não	RP	PP
☐ Movimento, variação de movimento ou intolerância à atividade?	Sim	Não	RP	PP
☐ Erupção, problemas de pele, úlceras ou perfusão tissular?	Sim	Não	RP	PP
☐ Sono?	Sim	Não	RP	PP
☐ Infecção (vulnerável ou contagiosa a outros)?	Sim	Não	RP	PP
☐ Segurança (risco de lesão ou quedas; fraqueza ou convulsões)?	Sim	Não	RP	PP
☐ Ansiedade, enfrentamento ou controle do estresse?	Sim	Não	RP	PP
☐ Dependência de álcool ou drogas?	Sim	Não	RP	PP
☐ Desafios de crescimento e desenvolvimento?	Sim	Não	RP	PP
☐ Mudanças no estilo de vida (p. ex., divórcio, mudança, nascimento de filhos)?	Sim	Não	RP	PP
☐ Papéis, relacionamentos, sexualidade ou autoestima?	Sim	Não	RP	PP
☐ Necessidades de ensino do paciente ou da família?	Sim	Não	RP	PP
☐ Dificuldades em casa ou no trabalho?	Sim	Não	RP	PP
☐ Capacidade de realizar as tarefas desejadas, assim como as necessárias?	Sim	Não	RP	PP
☐ Crenças pessoais, religiosas, espirituais, culturais?	Sim	Não	RP	PP
☐ Questões éticas?	Sim	Não	RP	PP
☐ Problemas socioeconômicos?	Sim	Não	RP	PP

COMO PRIORIZAR: os problemas geralmente se apresentam agrupados (os pacientes raramente apresentam apenas um problema). Antes de prosseguir para a página seguinte, estude o exposto anteriormente e considere as *relações* entre os problemas. Por exemplo, se a dor estiver contribuindo para a depressão ou para os problemas de movimentação, ela é o problema principal. Se não tiver certeza sobre a presença de um problema, ***colete mais dados***.

[1] RP = em risco para o problema (sem a presença de sinais e sintomas, mas os fatores de risco são evidentes).
[2] PP = possível problema (dados insuficientes, mas você suspeita de um problema).

B

FIGURA 3.4 Primeiras duas páginas de um instrumento de orientação para o raciocínio diagnóstico. (continuação)

INSTRUMENTO ABRANGENTE DE AUTOINVESTIGAÇÃO DO PACIENTE

Nota para nossos pacientes colaboradores: Como VOCÊ é quem melhor se conhece, desejamos que esteja informado e envolvido, participando em seu cuidado. Os estudos mostram que as pessoas que estão ativamente envolvidas em tomar decisões sobre seu cuidado têm mais probabilidade de melhores resultados. Em todos os aspectos de seu cuidado, lembre dos seguintes passos listados pela Joint Commission para a abordagem "Manifeste-se":

- ☐ Manifeste-se caso tenha perguntas ou preocupações ou, se não entender, pergunte novamente. É o seu corpo, e você tem o direito de saber.
- ☐ Preste atenção ao cuidado que está recebendo. Garanta que está recebendo os tratamentos e os medicamentos corretos pelos profissionais de saúde corretos. Não presuma nada.
- ☐ Aprenda sobre o seu diagnóstico, os exames médicos aos quais está sendo submetido e o seu plano de tratamento.
- ☐ Solicite a um membro da família ou amigo de confiança para ser seu defensor.
- ☐ Conheça seus medicamentos e porque os toma. Os erros de medicamentos são os mais comuns no atendimento de saúde.
- ☐ Use um hospital, clínica, centro cirúrgico ou outro tipo de organização de atendimento de saúde que tenha sido rigorosamente avaliado quanto aos padrões de qualidade e segurança de vanguarda, como os previstos pela Joint Commission.
- ☐ Participe de todas as decisões sobre seu tratamento. Você é o centro da equipe de atendimento de saúde.

1. **Concentre-se e ajude-nos a priorizar. Diga-nos seus três maiores problemas ou preocupações.**

2. **Por favor, liste qualquer problema médico atual.**

3. **Liste qualquer cirurgia a que se submeteu, incluindo a data em que foi realizada.**

4. **(Para mulheres) quando foi sua última menstruação?**

5. **É fumante?**   ☐ Sim   ☐ Parou de fumar   ☐ Nunca fumou   ☐ Maços por dia

Se for fumante, recomendamos fortemente que pare. Por favor, peça nossas informações sobre a cessação do tabagismo. Você PODE fazer isso, com ajuda!

*Abordagem "Manifeste-se" é cortesia da Joint Commission, http://www.jointcommission.org/

(continua)

FIGURA 3.5 Primeiras duas páginas de uma ferramenta de autoavaliação do paciente. Faça o *download* da ferramenta completa em http://www.AlfaroTeachSmart.com. (© 2011 AlfaroTeachSmart.com)

Aplicação do processo de enfermagem **145**

INSTRUMENTO ABRANGENTE DE AUTOINVESTIGAÇÃO DO PACIENTE

6. Ingere álcool?   ☐ Sim   ☐ Não   ☐ Se sim, quanto por semana?

7. Listar alergias e medicamentos que está usando (inclusive os sem prescrição e os fitoterápicos).

Alergias:

Medicamento	Dose	Tomado com que frequência?	Última dose?	Prescrito pelo médico?

8. Algum de seus sintomas pode estar relacionado com medicamentos? Lembre da sigla EDIA:

☐ **E**feitos colaterais?
☐ **D**osagem excessiva?
☐ **I**nterações medicamentosas?
☐ **A**lergia ou reações adversas?

9. Que exames de diagnóstico foram realizados (p. ex., colonoscopia, mamografia)?

10. Colocar um X no quadro se houver história familiar de qualquer dos seguintes itens:

☐ Câncer   ☐ Glaucoma
☐ Doença cardíaca   ☐ Problemas de saúde mental
☐ Diabetes   ☐ Outros
☐ Hipertensão

11. Filhos/gestações:

Número de filhos vivos: _____   Número de mortos: _____

Para as mulheres, número de gestações que teve: _____

FIGURA 3.5 Primeiras duas páginas de uma ferramenta de autoavaliação do paciente. (continua)

MAPEAMENTO DE DIAGNÓSTICOS/PROBLEMAS

Mapear os sinais, sintomas e problemas do paciente ajuda-o a desenvolver habilidades de raciocínio, uma vez que você cria um quadro das relações entre os dados do paciente. O mapeamento tem algumas regras, possibilitando-lhe focalizar o pensamento e as relações, mais do que as regras. O seu cérebro tem mais facilidade de lidar com figuras que com palavras, em especial, se seu hemisfério cerebral dominante é o direito.

A Figura 3.6 mostra um fluxograma estruturado de mapeamento, que o orienta a analisar informações-chave ao fazer diagnósticos. Esse fluxograma solicita que você leve em conta todos os fatores possíveis que contribuem para o problema. Ao considerar todos os fatores contribuintes para um problema, você pode, depois, examinar o fluxograma e decidir quem está encarregado de controlar quais fatores contribuintes. Por exemplo, se seu paciente cirúrgico está tomando esteroides, você tem que lembrar que isso o coloca em risco de cicatrização insatisfatória de feridas. Você sabe assim que precisa ser mais cuidadoso no monitoramento da ferida. Pode também discutir com o médico sobre o que pode ser feito quanto ao regime de esteroides.

H.M.O (HELP ME OUT)®/AJUDE-ME

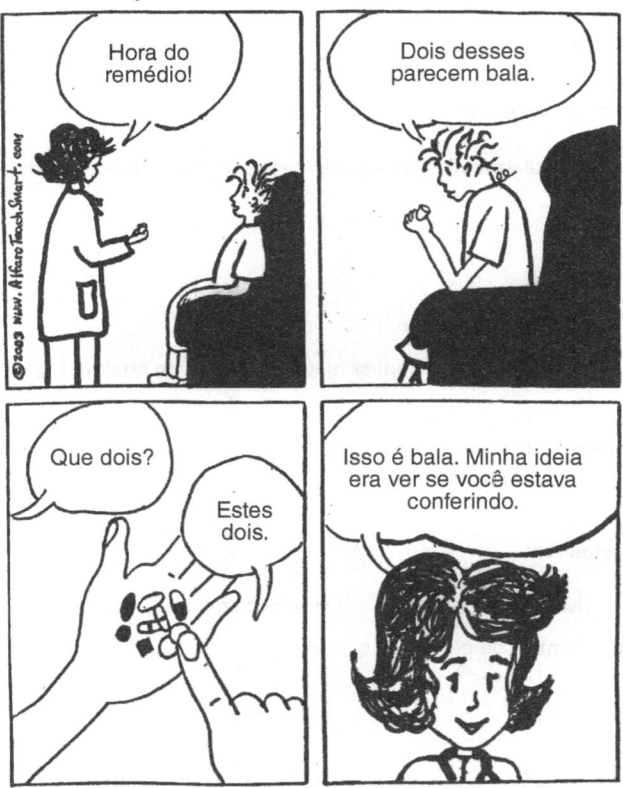

- Hora do remédio!
- Dois desses parecem bala.
- Que dois? Estes dois.
- Isso é bala. Minha ideia era ver se você estava conferindo.

A Figura 3.7 mostra um mapa resumido de diagnósticos, com lacunas a serem preenchidas. A Figura 3.8 mostra o mapa diagnóstico resumido, já com as lacunas preenchidas. Mais informações sobre como mapear podem ser encontradas em *Nuts and Bolts of Concept Mapping*, material a ser baixado de http://www.alfaroteachsmart.com/handouts.html.

FIQUE DO LADO DE SEUS PACIENTES (S.I.D.E.)*

S. Segurança e conforto. Faça da segurança e do conforto sua prioridade.

I. Prevenção de infecção. Fique alerta a riscos de infecção; lave as mãos e ensine os pacientes a fazerem o mesmo.

D. Dignidade. Ajude os pacientes a manter o autorrespeito; garanta privacidade.

E. Envolvimento e educação. Envolva os pacientes e as famílias no processo decisório; ensine-lhes o que precisam saber para serem independentes.

© 2012 www.AlfaroTeach Smart.com

QUESTIONÁRIO PARA O MAPEAMENTO DE DIAGNÓSTICO/PROBLEMA

INSTRUÇÕES: Para obter um quadro claro dos diagnósticos que identifica, use esta página para mapear seu problema e todos os fatores relacionados ou contribuintes.

DIAGNÓSTICO DE ENFERMAGEM OU PROBLEMA:

SINAIS E SINTOMAS DO PACIENTE

COMPLICAÇÕES POTENCIAIS:

FATORES CONTRIBUINTES OU RELACIONADOS (DE RISCO)

- Qual a principal razão para admissão?
- Diagnósticos médicos ou fisiopatologia relacionados?
- Fatores relacionados a medicamentos?
- Fatores relacionados ao tratamento (p. ex., repouso no leito prescrito)?
- Fatores relacionados à idade?
- Fatores identificados pelo paciente ou pela família?
- Fatores ambientais?
- Fatores constitucionais (p. ex., nutrição insatisfatória)?
- Fatores de conforto (p. ex., dor)?
- Fatores sociais, econômicos, espirituais ou culturais?
- Outros fatores?

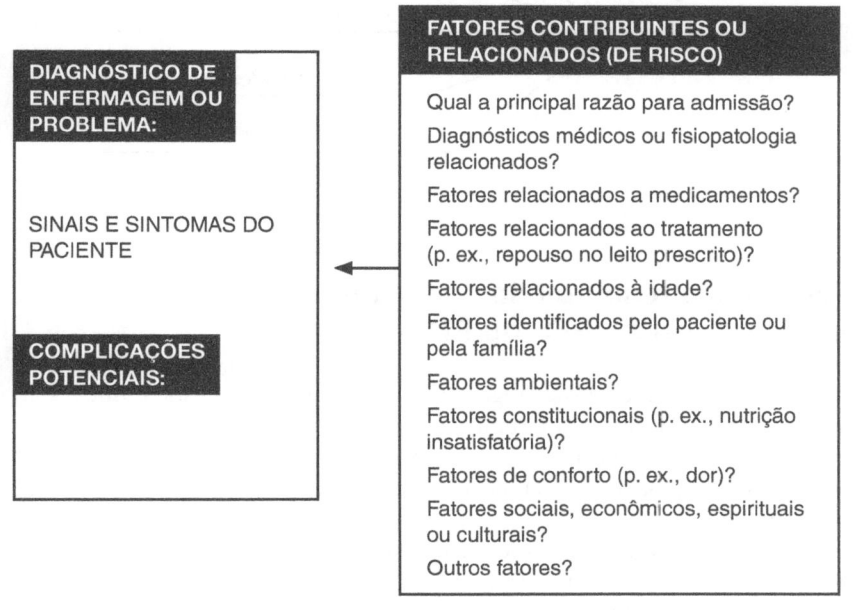

FIGURA 3.6 Fluxograma estruturado de mapeamento que o orienta a preencher as lacunas trazendo informações importantes que devem ser levadas em consideração ao fazer o diagnóstico.

MAPA RESUMIDO DE DIAGNÓSTICO COM LACUNAS A SEREM PREENCHIDAS

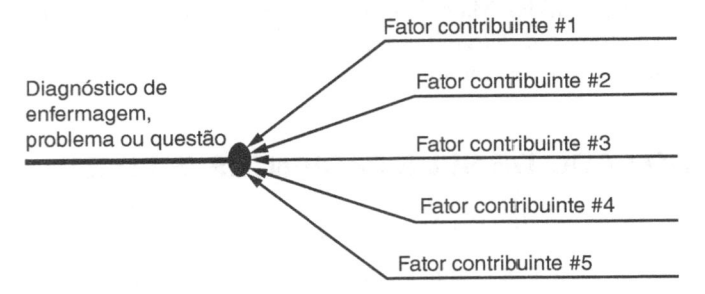

Diagnóstico de enfermagem, problema ou questão
- Fator contribuinte #1
- Fator contribuinte #2
- Fator contribuinte #3
- Fator contribuinte #4
- Fator contribuinte #5

FIGURA 3.7 Mapa resumido do diagnóstico com lacunas a serem preenchidas.

MAPA RESUMIDO DO DIAGNÓSTICO PREENCHIDO

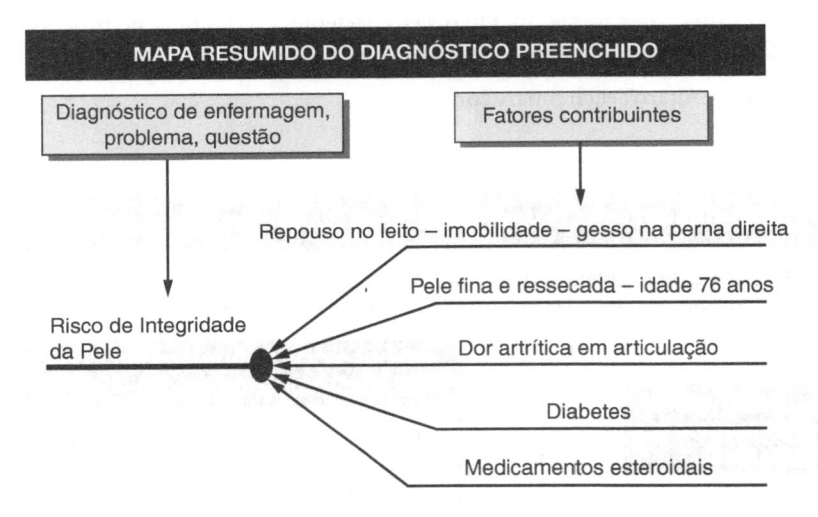

Diagnóstico de enfermagem, problema, questão → Risco de Integridade da Pele

Fatores contribuintes:
- Repouso no leito – imobilidade – gesso na perna direita
- Pele fina e ressecada – idade 76 anos
- Dor artrítica em articulação
- Diabetes
- Medicamentos esteroidais

FIGURA 3.8. Mapa diagnóstico resumido preenchido.

Registro dos resumos de enunciados usando o formato PES ou PRS

Talvez haja necessidade de você registrar os enunciados diagnósticos que resumem os elementos mais importantes dos diagnósticos identificados. Nesse caso, costuma ser usado o formato PES (problema, etiologia, sinais e sintomas), também chamado de método PRS (problema, fatores relacionados e sinais e sintomas).

Para registrar um diagnóstico *real* – quando você identificou sinais e sintomas do diagnóstico – use o formato PES ou PRS para criar um enunciado com três partes, assim:

1. Enuncie o problema.

Aplicação do processo de enfermagem **149**

2. Use "relacionado a" para ligar o problema e sua etiologia – a causa ou fatores relacionados (risco).
3. Dê os sinais e os sintomas que mostram evidências de que o diagnóstico está presente, usando palavras "como evidenciado por".

> **EXEMPLO**
> Comunicação prejudicada relacionada a barreira linguística, conforme evidenciado por discurso e compreensão apenas em alemão.

Para o registro de um diagnóstico potencial ou de risco – quando você identificou fatores de risco, mas não identificou os sinais e sintomas reais do diagnóstico – usar um enunciado com duas partes, que descreva o problema e os fatores de risco presentes.

> **EXEMPLO**
> Risco de úlcera por pressão relacionada a imobilidade e sudorese excessiva.

Ao redigir enunciados resumidos, seja o mais explícito que puder. Acrescente "secundário a" após o formato PES (ou PRS), para abordar os problemas relacionados centrais.

> **EXEMPLO**
> Úlcera por pressão no calcanhar direito relacionada a imobilidade e perda das sensações *secundária a lesão medular.*

O Quadro 3.7 mostra um enunciado diagnóstico resumido com lacunas a serem preenchidas.

IDENTIFICAÇÃO DE COMPLICAÇÕES POTENCIAIS

Identificar complicações potenciais é uma habilidade de desenvolvimento complexo para enfermeiros em início de carreira. As diretrizes a seguir ajudam-no a ser um clínico seguro ao aprender como identificar complicações potenciais.

Quadro 3.7 Enunciado resumido do diagnóstico/problema

Os enunciados diagnósticos ajudam a comunicar os elementos mais importantes do diagnóstico, de forma resumida.

_____ relacionado a _____ como evidenciado por _____ .

Diretrizes: identificação de complicações potenciais

- **Até que você se sinta confiante na identificação de complicações potenciais, comunique todos os dados anormais.** O que pode parecer um indício isolado para você talvez leve uma pessoa mais experiente a preocupar-se.
- **Liste questões de saúde presentes e passadas.** Problemas de saúde anteriores costumam indicar problemas de saúde atuais não identificados. Por exemplo, se seu paciente tem uma história de depressão ou violência, considere se tais problemas poderiam hoje estar presentes.
- **Procure complicações relacionadas a medicamentos.** Revise todos os fármacos tomados e certifique-se de que o regime medicamentoso está atualizado. Use o mnemônico SODA:
    - S – Efeitos secundários?
    - O – Overdose/toxicidade?
    - D – Interações de drogas?
    - A – Alergia ou reação adversa?
- **Considere a possibilidade de reações alérgicas** (se há corantes usados em estudos diagnósticos, ou outros fatores ambientais).

REGRA Diga a seus pacientes que se certifiquem de que os cuidadores conhecem suas alergias – enfatize que uma reação alérgica nova pode ser leve, mas exposição posterior pode ser bastante pior. Siga os protocolos de registro de alergias de forma que sinalize esse problema a todos os cuidadores. Possivelmente, você colocará uma pulseira no paciente, além de registrar as alergias em local específico no prontuário.

- **Esteja atento às modalidades de tratamento ou de diagnóstico recentes** – determine se existem ou não complicações potenciais comumente associadas (p. ex., trombos, êmbolos e sangramento são complicações potenciais da cateterização cardíaca).

REGRA Para identificar complicações potenciais, pergunte "O que pode complicar? Que problemas podem ocorrer e como são os sinais e os sintomas desses problemas?" Por exemplo, se você tem alguém com costelas fraturadas, investigue o assunto em um livro ou outro recurso e descubra as complicações comuns ao caso (nesse caso, pneumotórax e hemotórax). Em seguida, examine sinais e sintomas de pneumotórax e hemotórax (dor no peito, respirações aumentadas, sensações de não conseguir ar suficiente, sons respiratórios diminuídos). Esses são sinais e sintomas em relação aos quais você necessita monitorar seu paciente.

- **Lembre que o surgimento de complicações é, frequentemente, sutil.** Os sinais e os sintomas pioram gradualmente durante um período de tempo. Sempre compare seus dados com aqueles lançados por outros no prontu-

ário nas últimas 24 a 48 horas (às vezes, por mais tempo). Por exemplo, se obtiver uma leitura de temperatura de 37,6°C compare com as temperaturas durante as 24 a 48 horas anteriores.
- **Revise os caminhos críticos, as políticas, as rotinas, os protocolos e os padrões que abordam as situações de seu paciente** (p. ex., controle dos drenos torácicos). Normalmente, eles o orientam na investigação de sinais e sintomas específicos que devem ser comunicados para monitorar surgimento de complicações potenciais.
- **Leia os prontuários dos pacientes** (p. ex., investigações de enfermagem, história clínica e exame físico, notas da evolução, consultas, estudos diagnósticos). Garanta que tem conhecimento dos problemas clínicos anteriores, pois eles seguidamente apontam para os problemas futuros.
- **Em situações complexas, recorra ao médico ou a um enfermeiro mais experiente.** Por exemplo, diga algo como: "Existem sinais e sintomas específicos que devemos comunicar?".

IDENTIFICAÇÃO DE PROBLEMAS QUE EXIGEM ABORDAGENS MULTIDISCIPLINARES

A conclusão do capítulo aborda problemas que demandam atendimento multidisciplinar. O atendimento multidisciplinar – uma abordagem de equipe que une médicos, enfermeiros e profissionais das ciências de saúde aliados, para trabalharem com os pacientes e suas famílias, oferecendo atendimento especializado e centrado no paciente, algo que atualmente tem sido normal. Com esse modelo de atendimento, são elaborados planos colaborativos de tratamento e o oferecimento dos cuidados é uma responsabilidade compartilhada.

Ser parte de uma equipe multidisciplinar significa estar muito consciente de não trabalhar isoladamente. Diante de situações complicadas de pacientes pergunte "É possível que este paciente consiga alcançar os resultados desejados, no prazo esperado, usando apenas os conhecimentos de enfermagem para o controle dos cuidados?" Se a resposta for "não", inicie os encaminhamentos apropriados. Por exemplo, se o resultado para uma mulher saudável, submetida a uma histerectomia, for "deambulará no primeiro dia após a cirurgia", sua expectativa será que esse resultado seja alcançado com uso tão somente dos recursos de enfermagem. Se, no entanto, a mulher tiver outros problemas coexistentes, avalie a possibilidade de solicitar o envolvimento de um fisioterapeuta no planejamento e controle deambulatório.

EXERCÍCIOS DE PENSAMENTO CRÍTICO E RACIOCÍNIO CLÍNICO

3.2 Tornar-se um diagnosticador competente; mapear diagnósticos/problemas; identificar complicações potenciais; identificar problemas que exigem cuidados multidisciplinares

Exemplo de respostas encontram-se no final do livro.

1. Escolher entre as palavras abaixo e preencher as lacunas dos enunciados:
   qualificado   conhecimento   comprometimento   prática
   encaminhar   domínio   experiência   diálogo
   a) Tornar-se um diagnosticador competente exige _____, _____ e ser capaz de _____, de forma inteligente, com os outros a respeito do processo.
   b) O termo diagnóstico implica a existência de um problema que exige tratamento _____.
   c) Você é qualificado para diagnosticar um problema de saúde específico, de modo independente, enquanto dentro de seu _____ de _____, e você quer aceitar _____ para controlar o problema e os fatores contribuintes. Caso contrário, você está comprometido em _____ o problema suspeitado a um profissional qualificado.
2. Confira seu conhecimento de termos-chave. Escolha entre as palavras a seguir, escreva o termo(s) que combine com as definições logo adiante (escrever o termo junto à letra).

   diagnosticar   diagnóstico   domínio médico   diagnóstico definitivo
   problema potencial comprometido   competência   ser qualificado
   processos de vida   domínio da   resultado   diagnóstico médico
   diagnóstico de   enfermagem
   enfermagem   intervenções definitivas   fator de risco
   sinais   sintomas   descartar   reação humana
   problema multidisciplinar

   ____a. Algo que, reconhecidamente, contribui para (ou está associado a) um problema específico
   ____b. Um problema de saúde que alguém corre risco
   ____c. O julgamento feito após conclusões sobre os dados da investigação; pode ainda referir-se à habilidade de analisar dados para fazer um juízo
   ____d. Fazer um juízo, identificar e nomear fatores de risco, problemas ou pontos fortes, com base nas evidências da investigação
   ____e. Ser responsável e responder por alguma coisa
   ____f. Amplitude de atividades e ações que um médico está legalmente qualificado a iniciar ou prescrever
   ____g. Amplitude de atividades e ações que um enfermeiro está legalmente qualificado a iniciar ou prescrever
   ____h. Costuma referir-se ao resultado desejado ou esperado das intervenções (i.e., o problema está prevenido, resolvido ou controlado)
   ____i. A forma como as pessoas reagem a problemas de saúde ou processos de vida; preocupação importante dos enfermeiros
   ____j. Eventos ou mudanças que ocorrem durante o período de vida de alguém (p. ex., tornar-se pai ou mãe, envelhecer, separações, perdas)
   ____k. O diagnóstico mais específico
   ____l. As ações mais específicas necessárias para prevenir, resolver ou controlar um problema

_____ m. Um problema que exige diagnóstico definitivo e tratamento por um médico e enfermeiros especialistas também podem tratar alguns desses problemas
_____ n. Ter conhecimentos e habilidade para realizar uma ação ou dar opinião
_____ o. Ter a competência e a autoridade para realizar uma atividade
_____ p. Dados objetivos (observados) conhecidos como associados a um diagnóstico
_____ q. Decidir que um problema não está presente
_____ r. Dados subjetivos (comunicados) associados a um diagnóstico
_____ s. Um juízo clínico sobre um indivíduo, família ou comunidade
_____ t. Situação complexa de um paciente que exige controle colaborativo do enfermeiro, médico e outros profissionais de saúde

3. Conferir quanto você conhece sobre a diferença entre problemas de enfermagem e médicos: escreva "E" diante de expressões que descrevem características de problemas de enfermagem.
   _____ a. Trata, na maior parte do tempo, de problemas com a anatomia e a fisiologia.
   _____ b. Inclui problemas de saúde relacionados à independência e às atividades da vida diária.
   _____ c. O diagnóstico definitivo costuma ser validado por exames diagnósticos.
   _____ d. Lida com problemas reais ou potenciais e com as respostas humanas à doença ou às mudanças de vida.
   _____ e. Os sinais e sintomas não melhoram depois de realizadas intervenções prescritas pelos enfermeiros.
   _____ f. Os sinais e os sintomas melhoram após a realização de intervenções prescritas pelos enfermeiros.

4. Aplicar o modelo PPCP. Imagine ter admitido homem de 58 anos que machucou a cabeça numa queda doméstica. Foi descartada uma concussão, mas o paciente tem uma laceração feia na perna, suturada no setor de emergências. Os sinais vitais estão normais. Ele é alérgico à penicilina.

   a) Que informação essencial está faltando?
   b) Que complicações podem ocorrer?
   c) O que você irá monitorar para detectar se essas complicações estão começando a acontecer?

5. Escreva um enunciado diagnóstico resumido para o problema a seguir, preenchendo as lacunas:
   Problema: a sra. Cappelli tem temperatura de 38,3°C. Dorme muito e bebe apenas um copo de suco diário. Diz que o apetite está fraco, que se sente fraca e que não urina desde a noite passada. Está numa dieta regular, sem restrição de líquidos. _____ relacionado a _____ e _____ evidenciado por _____ e _____.

Tente você mesmo

Com um colega ou em grupo:

1. Determine as implicações do seguinte enunciado: *O diagnóstico* envolve comparar os sinais e sintomas de seu paciente com o que o livro-texto traz, em relação aos diagnósticos ou problemas suspeitados por você.
2. Uma boa maneira de começar a aprender como identificar problemas de enfermagem é "fazer o trabalho da frente para trás". Assim: inicie com uma lista de problemas comuns e investigue cada um de seus pacientes em relação a eles (bem cedo os problemas e seus sinais relacionados, sintomas e fatores de risco ficarão conhecidos de você). Investigue seus pacientes em relação à presença de todos os problemas listados no Quadro 3.2
3. Discuta suas responsabilidades relacionadas a problemas médicos, cirúrgicos e multidisciplinares (use a Tabela 3.1 e o Quadro 3.2 como guias).
4. Discuta o artigo a seguir em relação à importância de identificar riscos:
   - Midgley, M., Aumiller, L., & Moskowitz, M. (2011). Every Nurse is a Risk Manager recuperado em 27 de novembro de 2011, em http://ce.nurse.com/ce105-60/every-nurse-is-a-risk-manager/
5. Em um diário, com um colega ou em grupo, discuta as implicações do material em *Vozes* e *Pare e pense*.

Vozes

Diagnóstico – o mesmo que resolver um quebra-cabeças humano
Cuidar de um paciente realmente doente é o mesmo que resolver um quebra-cabeças humano. A tecnologia e as máquinas complexas, os tubos e as sondas, os medicamentos e derivados do sangue, os problemas multissistêmicos e as cirurgias difíceis tornam bastante intimidador o cuidado do paciente. Mas faz disso um desafio e algo que entusiasma. Recordo um caso que deixou perplexos os médicos. Um paciente, de repente, começou a piorar, vários dias após uma cirurgia cardíaca de céu aberto. Médicos e enfermeiros procuraram as complicações pós-cirúrgicas, mas nada encontraram. Como eu já presenciara algo assim em um paciente, trouxe a possibilidade de *isquemia intestinal*. Médicos examinaram o abdome, fizeram uma ressecção abdominal e salvaram a vida do paciente. O médico escreveu, agradecendo-me. (Resumido de Rains, L. (2010).Thinking like a nurse. Recuperado em 28 de novembro de 2011, em http://www.ajc.com/jobs/thinking-like-a-nurse-640609.html.)

Nem todos os problemas são criados da mesma maneira – determine a causa
Para tratar dos problemas de saúde, certifique-se de compreender as causas subjacentes. Por exemplo, há estudos que apoiam que feridas crônicas são biologicamente diferentes de feridas agudas, como as incisões cirúrgicas, de

modo a exigir tratamento diferenciado. As feridas agudas costumam seguir a sequência de cura do organismo, em uma maneira previsível e ordenada. As crônicas, no entanto, como as úlceras por pressão, normalmente "permanecem" na fase inflamatória da cicatrização, exigindo um plano de tratamento intensivo baseado em evidências. Cuidados locais na ferida, sem o cuidado de apoio correto, com base na etiologia ou causa, não trarão resultado![9]

—Elizabeth A. Ayello, PhD, RN, CS, CWOCN

Prever, prevenir e controlar a violência
O fator mais importante que ajuda a prever, prevenir e controlar a violência é fazer perguntas sobre a história de episódios anteriores de violência. Com pacientes enraivecidos ou de alto risco, fazer perguntas como "Alguma vez já perdeu o controle ou foi violento?"... "O que você faz quando sente que está perdendo o controle?"... "O que você pode fazer ao se sentir assim?".

-Nico Oud, RN, MNSc, Dipl. N. Adm

Uma atmosfera segura evita lesão em pacientes e enfermeiros
Pesquisadores liderados por Jennifer Taylor, PhD, MPH, descobriram que a atmosfera de segurança de uma unidade estava associada a lesão do paciente e do enfermeiro, sugerindo que sua segurança pode estar associada aos resultados. Para cada 10 pontos de aumento, num escore médio da atmosfera de uma unidade, as probabilidades de úlcera por pressão diminuíram 44 a 48% e as de lesão do enfermeiro, 40 a 45%.[11]

Pare e pense

Nenhum paciente é um caminho crítico
Os caminhos críticos são desenvolvidos para problemas específicos e não para pessoas específicas.

Tendência de confirmação: um erro diagnóstico comum
Você deve ficar atento quanto a tendências confirmatórias (a tendência das pessoas de enxergar apenas as evidências que apoiam suas crenças iniciais). Por exemplo, um colega que é um enfermeiro especialista trabalha em um setor de emergências. Um dos enfermeiros comunicou que acabara de admitir uma paciente com apendicite, relatando todos os sinais e sintomas em apoio ao diagnóstico de apendicite (p. ex., dor abdominal no lado direito, vômito e história familiar de apendicite). Quando o enfermeiro especialista examinou a paciente, perguntou sobre o mais recente período menstrual da mulher, fez um exame, solicitou estudos e descobriu uma gestação ectópica, com risco de morte.

A diferença entre diagnosticadores novatos e diagnosticadores experientes
A principal diferença entre clínicos especialistas e estudantes reside no fato de que os especialistas têm bastante experiência "armazenada". Rapidamente, sondam a fundo para descartarem ou incluírem problemas. Por outro lado,

os estudantes têm tópicos importantes relativos à confiança – "elementos de drenagem cerebral" – incapazes de reduzir informações para aquilo que importa. Os especialistas que pensam em voz alta, explicando como fazem seus diagnósticos, têm enorme valor como auxiliares dos estudantes e, consequentemente, ganham habilidades de raciocínio diagnóstico.

Este capítulo e o Nclex

- Ao priorizar os diagnósticos, as necessidades fisiológicas ficam acima de qualquer outro elemento. Tópicos sobre vias aéreas e dados laboratoriais anormais são a mais alta prioridade. Riscos de suicídio, riscos à segurança e riscos de infecção são, também, uma prioridade.
- Certifique-se de anotar e associar todos os dados que interessam. Deixar para trás um elemento importante das informações pode levá-lo a uma resposta errada. Análise e aplicação são assuntos de alto nível.
- Tenha a expectativa de tópicos relativos a todas as especialidades de enfermagem importantes, bem como orientações antecipadas, prevenção de infecção, de lesão e de erro; sistemas familiares; diversidade cultural; direitos legais e responsabilidades; bioterrorismo, resposta a desastres, sexualidade humana e saúde mental.

Pontos-chave

- Este capítulo concentra-se no raciocínio diagnóstico – como analisar as informações obtidas durante a investigação para identificar problemas reais e potenciais.
- O termo diagnóstico tem implicações legais. Implica que existe um problema que exige tratamento qualificado.
- Quando você identifica um problema, precisa decidir se aceita a responsabilidade pelo seu tratamento ou não. Em caso negativo, cabe-lhe comunicar o problema ao profissional apropriado.
- Incluir os pacientes como colaboradores no diagnóstico é a chave para a prevenção de erros e a identificação de problemas prioritários.
- Dependendo de suas qualificações e contexto de prática, talvez você tenha uma ampla gama de responsabilidades associadas ao diagnóstico, prevenção e tratamento de vários problemas de saúde.
- O atendimento de saúde mudou de um modelo DT (diagnosticar e tratar) para um modelo PPCP, mais preditivo. Com esse modelo, você antecipa complicações potenciais e intervém precocemente.
- A vigilância pelo enfermeiro é um elemento central do modelo PPCP, sendo fundamental à prevenção de falhas para salvar.
- Exames no ponto de cuidado e controle de doenças e incapacidades são cada vez mais papéis importantes do enfermeiro.
- Ao usar os caminhos críticos, sempre determine as necessidades específicas dos pacientes e não pressuponha que eles "estejam adequados" ao caminho crítico normal. Certifique-se de ter avaliado todos os problemas do paciente e não apenas os abordados pelo caminho crítico.
- Dependendo do contexto em que você atua, é possível que use termos de mais de uma terminologia de enfermagem, médica e multidisciplinar aceita. O uso ou não de um termo é influenciado por três coisas: (1) as necessidades clínicas de cada instituição ou contexto de atuação; (2) os termos que têm as melhores evidências que apoiem seu uso, (3) os termos que são mais bem com-

- preendidos pelos pacientes e pela equipe de atendimento multidisciplinar.
- Os pacientes costumam se apresentar com dois ou mais problemas relacionados. A primeira etapa é identificar o principal, procurando as relações entre os problemas.
- A identificação de problemas só estará completa quando você compreender o que causa ou contribui para os problemas.
- Para ser um diagnosticador competente – e saber como responder às questões do NCLEX e dos programas eletrônicos de apoio à decisão – faça dos princípios e das regras do diagnóstico, tal como abordados neste capítulo, hábitos de pensamento.
- O desenvolvimento de suas habilidades de raciocínio diagnóstico exige experiência, conhecimentos e saber como dialogar a respeito do processo. Por isso, você precisa de uma compreensão profunda de termos-chave relacionados ao diagnóstico, conforme mostrado neste capítulo.
- Mapear diagnósticos e levar em conta todos os fatores que contribuem para eles é essencial para a identificação de um plano de tratamento completo.
- Se for exigido que redija um enunciado resumido para descrever os diagnósticos que faz, use o método PES ou PRS (problema, risco ou fatores relacionados, sinais e sintomas).
- No atendimento multidisciplinar, os planos de tratamento são elaborados de forma colaborativa, com vários profissionais de saúde, e o atendimento de saúde é uma responsabilidade compartilhada. É sua a responsabilidade de comunicar os problemas que podem necessitar de mais do que especialização do enfermeiro para serem solucionados por meio do início de uma abordagem multidisciplinar.
- Examine este capítulo quanto a regras, mapas e diagramas importantes salientados em todo o capítulo; em seguida, compare onde você se situa em relação aos resultados esperados do capítulo, arrolados na abertura (página 122).

Referências

1. American Nurses Association. (2010). *Nursing: scope and standards of practice* (2nd ed.). Silver Spring, MD: Nursesbooks.org.
2. Alfaro-LeFevre, R. (2013). *Critical thinking, clinical reasoning, and clinical judgment: A practical approach* (5th ed.). Philadelphia, PA: Saunders-Elsevier.
3. McGee, E. (2010). Failure to Rescue. Advance for Nurses. Recuperado em 25 de novembro, , 2011, em http://nursing.advanceweb.com/Article/Failureto-Rescue.aspx
4. Friese, C., & Aiken, L. (2008). Failure to Rescue in the Surgical Oncology. *Oncol Nurs Forum*, 35(5):779–785. Recuperado em 25 de novembro, 2011, em http://www.medscape.com/viewarticle/583103
5. Centers for Medicare and Medicaid Services. (2011). Provider preventable conditions. Recuperado em 25 de novembro, 2011, em http://www.medicaid.gov
6. NANDA-I (Web site). Recuperado em 26 de novembro, 2011, em http://www.nanda.org
7. Association of Rehabilitation Nurses. (2007). *Evidence-based rehabilitation nursing: Common challenges and interventions.* Gle nview, IL: Author.
8. Association of periOperative Registered Nurses. (2010). *The perioperative nursing data set* (3rd ed.). Denver, CO: Autora.
9. Ayello, E. Personal communication, 2010.
10. Oud, N. Personal communication, 2010.
11. Taylor, J., Dominick, F., Agnew, J., et al. (2011). Do nurse and patient injuries share common antecedents? An analysis of associations with safety climate and working condition Web Site of BMJ Quality and Safety. Accessado em 25 de novembro, em http://bit.ly/scZ7lb

Capítulo 4

Planejamento

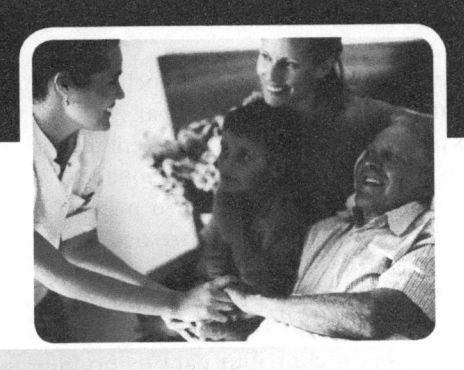

O que há neste capítulo?

Ter um plano registrado focalizado, específico e atualizado faz a diferença entre o cuidado seguro e eficiente e o cuidado de risco (até mesmo perigoso). Este capítulo examina o raciocínio clínico durante a elaboração de um plano de cuidados amplo (o Capítulo 5 trata do planejamento contínuo, necessário durante a *implementação*). Aqui você aprende as habilidades necessárias para ser capaz de registrar um plano que atenda aos padrões de prática e promova um cuidado seguro e eficiente. Aprende as quatro finalidades principais do plano de atendimento e como determinar que problemas *devem* ser registrados. Passa a entender os princípios e as regras mais importantes do desenvolvimento dos resultados centralizados nos pacientes e das intervenções de enfermagem individualizadas. Para finalizar, esclarece suas responsabilidades relacionadas ao registro de um plano abrangente, incluindo como usar planos eletrônicos padronizados.

Padrões da ANA relacionados com este capítulo[1]

Padrão 3	**Identificação de resultados.** O enfermeiro identifica os resultados esperados do plano individualizado para o paciente ou para a situação.
Padrão 4	**Planejamento.** O enfermeiro desenvolve um plano que prescreve estratégias e alternativas para a obtenção dos resultados esperados.
Padrão 5a	**O enfermeiro coordena o oferecimento de cuidados.**
Padrão 5b	**Promoção de ensino e saúde:** o enfermeiro emprega estratégias para promover a saúde e um ambiente seguro.

Exercícios de pensamento crítico e raciocínio clínico

Exercícios 4.1	Estabelecimento de prioridades; esclarecimento de resultados esperados; enunciado de resultados; reconhecimento de resultados afetivos, cognitivos e psicomotores
Exercícios 4.2	Determinação das intervenções; individualização de intervenções com base nos problemas e resultados; monitoração para detectar complicações potenciais; garantia de que o plano seja registrado adequadamente

Resultados esperados de aprendizagem

Após estudar este capítulo, você será capaz de:

1. Descrever as quatro principais finalidades do plano de cuidados.
2. Explicar como a sigla RPIA ajuda-o a lembrar os quatro principais componentes do plano.
3. Explicar a diferença entre planejamento inicial e permanente.
4. Citar cinco elementos que influenciam o estabelecimento de prioridades.
5. Decidir como estabelecer prioridades ao elaborar um plano de cuidados completo.
6. Fornecer quatro razões pelas quais os resultados específicos e mensuráveis constituem a chave do planejamento eficiente.
7. Abordar a relação entre resultados e responsabilidade.
8. Tomar decisões sobre assumir responsabilidade.
9. Explicar a importância da consideração dos resultados clínicos, funcionais e de qualidade de vida.
10. Discutir como usar planos padronizados (p. ex., caminhos críticos e planos eletrônicos).
11. Explicar o papel do gerenciamento de casos no planejamento eficiente e de custo efetivo do cuidado.
12. Discutir como avaliar os riscos e os benefícios na determinação das intervenções de enfermagem.
13. Determinar intervenções específicas adaptadas à situação peculiar de cada paciente.
14. Elaborar e registrar um plano abrangente de cuidados, feito especialmente para o paciente.
15. Avaliar prontuários de pacientes para determinar se o plano de cuidados está adequadamente documentado.

RACIOCÍNIO CLÍNICO DURANTE O PLANEJAMENTO

Com foco no planejamento inicial abrangente, este capítulo trata do que é necessário pensar ao desenvolver e registrar um plano de cuidados. O capítulo 5 aborda o planejamento permanente e diário durante *a Implementação*, *inclusive como tomar decisões sobre a delegação dos cuidados.*

Aqui você aprende a garantir que o plano registrado promove segurança e eficiência, atende aos padrões de prática e, com clareza, comunica o gerenciamento dos cuidados a todos os envolvidos no atendimento de seu paciente. Recordar do Capítulo 1 *que Planejar* é um elemento essencial *da Implementação* (colocar o plano em ação).

Ter um plano bem planejado é a chave para uma *Implementação* segura e eficaz.

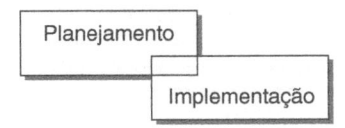

Planejamento
Implementação

QUATRO PRINCIPAIS FINALIDADES DO PLANO DE CUIDADOS

O plano de cuidados registrado serve às seguintes finalidades:

1. Direcionar o cuidado e a documentação.
2. Promover a comunicação entre os cuidadores, facilitando, dessa forma, a continuidade do cuidado.
3. Criar um registro que pode, posteriormente, ser usado para avaliação, pesquisa e razões legais.
4. Proporcionar documentação das necessidades de cuidados de saúde para o Medicare, Medicaid e outras finalidades de reembolso de seguro.

Para atender às finalidades citadas, o plano de cuidados deve ter os componentes listados a seguir.

Componentes principais do plano de cuidados

A sigla **RPIA** ajuda-o a lembrar os quatro principais componentes do plano de cuidados.

R Resultados esperados
P Problemas reais e potenciais
I Intervenções específicas
A Avaliação/anotações da evolução

A Figura 4.1 mostra as fases do *Planejamento* no âmbito do desenvolvimento de um plano inicial de atendimento.

REGRA Uma vez que o plano de cuidados orienta as intervenções feitas durante a Implementação, é sua responsabilidade garantir que o plano seja:

1. Individualizado para o paciente, levando em conta suas circunstâncias peculiares (p. ex., idade, estado de saúde, cultura, valores, capacidades, desejos e recursos), e
2. Registrado conforme as políticas e os protocolos da instituição.

PLANEJAMENTO

( ) Atendimento às prioridades urgentes
( ) Esclarecimento dos resultados esperados
( ) Decisão sobre problemas a serem registrados
( ) Determinação das intervenções individualizadas de enfermagem
( ) Garantia de que o plano seja registrado adequadamente

FIGURA 4.1 O planejamento no contexto do desenvolvimento de um plano de cuidados abrangente.

Aplicação do processo de enfermagem **161**

PLANOS PADRONIZADOS E ELETRÔNICOS

Hoje, em muitos casos, você terá planos padronizados e eletrônicos para orientar seu atendimento. Essas ferramentas são úteis porque detectam tendências e o levam a pensar nos aspectos essenciais que devem ser incluídos no plano. Por exemplo, se você inserir o diagnóstico de diabetes, o computador pedirá que seja considerada a necessidade de enviar uma consulta ao departamento dietético, para que alguém discuta as necessidades nutricionais com o paciente. No entanto, tenha em mente a regra a seguir.

REGRA Os planos padronizados e eletrônicos são guias que em geral – mas nem sempre de forma completa – se aplicam às situações individuais de pacientes. Você é responsável pela discriminação do que se aplica e do que não se aplica, bem como pela individualização do cuidado dessa forma.

SEGURANÇA DO PACIENTE, PREVENÇÃO DE INFECÇÃO, CONTROLE DA DOR E DA CONTENÇÃO

Ainda com foco no cuidado baseado em evidências, os padrões nacionais para questões importantes como segurança do paciente, prevenção da infecção e controle da dor e da contenção são constantemente aperfeiçoados e atualizados. Esses padrões fornecem abordagens focalizadas e abrangentes à prevenção de sofrimento desnecessário do paciente. Também ajudam a reduzir custos. Quando você for para um novo ambiente clínico, pergunte a respeito das políticas e protocolos relacionados com itens como o controle da dor, o uso de contenção e a prevenção de infecção, quedas e erros. Garanta que sejam incorporados ao plano de cuidados.

ATENDIMENTO DE PRIORIDADES URGENTES

Alguns enfermeiros dirão que o *planejamento* inicia com o estabelecimento de prioridades. Outros dirão que ele inicia com o esclarecimento dos resultados. De alguma maneira, todos estão certos. Para iniciar, você faz duas coisas:

1. Determina os problemas urgentes (p. ex., os que exigem atenção imediata), antes de utilizar o tempo para esclarecer resultados.
2. Depois de lidar com as prioridades urgentes, determina os resultados *gerais* esperados – geralmente chamados de resultados de alta – para saber como priorizar no contexto maior de cuidados do paciente.

Por exemplo, pense sobre como suas prioridades poderiam diferir se estivesse planejando os cuidados para pacientes com estes dois resultados de alta:

- Três dias após a cirurgia, o paciente terá alta para casa, com condições de demonstrar os cuidados com a incisão.
- Três dias após a cirurgia, o paciente terá alta para uma instituição de enfermagem habilitada a cuidar da incisão e oferecer acompanhamento médico.

Quando seu paciente for capaz de controlar os próprios cuidados em casa, você atribui alta prioridade ao ensino do cuidado do ferimento. Mas, se o seu paciente está recebendo alta para uma instituição de enfermagem habilitada, o ensino dos cuidados do ferimento é de baixa prioridade – talvez seja até inapropriado, dependendo da capacidade do paciente.

Você notará que a identificação bem cedo dos resultados desejados na fase de planejamento é essencial para o estabelecimento de prioridades. Para ajudá-lo a aprender como identificar prioridades urgentes, o Quadro 4.1 traz os princípios básicos para o estabelecimento de prioridades.

ESCLARECIMENTO DOS RESULTADOS ESPERADOS

Os padrões da ANA destacam a importância da identificação precoce de resultados no processo de enfermagem.[1] Na realidade, recorde que a *identificação de resultados* é tão importante que, por vezes, é considerado como a "sexta etapa" no processo de enfermagem. Assim como o NCLEX, neste livro abordamos o tema como uma parte integrante do *planejamento*.

Os resultados esperados (desejados) são descrições do que o paciente será capaz de fazer, quando o plano estiver concluído. As descrições de resultados servem a três finalidades principais:

1. **Os resultados são os "instrumentos de medida" para o plano de cuidados.** Você determina o sucesso do plano, verificando se o paciente atingiu os resultados esperados. Por exemplo, suponha que tenha o resultado esperado de *"o paciente terá alta, capaz de trocar seu próprio curativo, no terceiro dia pós-operatório"*. No terceiro dia após a cirurgia, ele é capaz de fazer isso?
2. **Os resultados direcionam as intervenções.** Por exemplo, no caso anterior, você deve garantir que o paciente receba as orientações e as práticas necessárias para as trocas de curativo.
3. **Os resultados são fatores de motivação.** Ter um prazo para a realização das coisas faz todos trabalharem com vistas ao mesmo prazo.

REGRA O esclarecimento precoce dos resultados esperados (os benefícios que se espera alcançar em cada paciente após a realização das intervenções) é a chave para a segurança e a eficiência. Se não souber os resultados esperados das intervenções – e a evidência que apoia a probabilidade de que atinja esses resultados – você não deve intervir, porque não pensou de forma minuciosa.

Quadro 4.1 — Estabelecimento de prioridades: Princípios Básicos

1. **Escolha um método de atribuição de prioridades e use-o de maneira consistente.** Por exemplo, para a identificação de prioridades iniciais e urgentes, alguns enfermeiros usam o método ABC (garantir que o paciente não tenha ameaças às vias aéreas [airway] respiração [breathing] e circulação [circulation]).
2. **A Hierarquia das Necessidades de Maslow é útil para o estabelecimento de prioridades, especialmente quando forem questões do NCLEX.**
   - **Prioridade 1. Necessidades fisiológicas** – problemas com risco à vida (ou fatores de risco) impondo uma ameaça às necessidades fisiológicas (p. ex., problemas com a respiração, circulação, nutrição, hidratação, eliminação, regulação da temperatura, conforto físico).
   - **Prioridade 2. Segurança e proteção** – problemas (ou fatores de risco) impondo ameaça à segurança e à proteção (p. ex., perigos ambientais, medo).
   - **Prioridade 3. Amor e pertencimento** – problemas (ou fatores de risco) impondo ameaça ao sentir-se amado e fazer parte de alguma coisa (p. ex., isolamento ou perda de um ente querido).
   - **Prioridade 4. Autoestima** – problemas (ou fatores de risco) impondo ameaça à autoestima (p. ex., incapacidade para realizar as atividades normais).
   - **Prioridade 5. Metas pessoais** – problemas (ou fatores de risco) impondo ameaça à capacidade de atingir as metas pessoais.
3. **Os problemas apresentam-se geralmente agrupados** – estude a relação entre os problemas para determinar as principais prioridades. Atribuir alta prioridade para os problemas que contribuem para outros problemas. Por exemplo, se alguém tem dor no peito e dificuldade respiratória, o controle da dor é uma alta prioridade porque a dor causa aumento do estresse e da demanda de oxigênio.
4. **Use as seguintes estratégias para o estabelecimento de prioridades:**
   - **Pergunte "que problemas necessitam de atenção imediata e o que poderia acontecer se eu esperasse até mais tarde para atendê-los?".** Agir imediatamente e de forma adequada para iniciar o tratamento como indicado (p. ex., notificar outro profissional e iniciar ações para reduzir o problema).
   - **Identificar os problemas com soluções simples e iniciar ações para solucioná-los** (p. ex., corrigir a posição de uma pessoa para melhorar a respiração, chamar um amigo ou familiar para participar). Algumas vezes, as ações simples têm grande impacto sobre o estado fisiológico e psicológico.
   - **Desenvolver uma lista inicial de problemas, identificando-os como reais ou potenciais, bem como suas causas, se conhecidas.** Esse método proporciona um registro visual sobre o qual se pode refletir e verificar se algo está faltando, além de pensar se um problema pode estar contribuindo para outro.

Metas, Objetivos, Resultados e Indicadores

Os termos metas, objetivos, resultados e indicadores são, às vezes, usados de modo intercambiável, mas têm algumas diferenças. Metas e objetivos referem-se a uma intenção (p. ex., "Nossa meta ou objetivo é ensinar a essa pessoa algo sobre o diabetes."). Resultados e indicadores referem-se a consequências específicas (p. ex., "Como saberemos que essa pessoa realmente aprendeu o que precisa saber sobre o diabetes?"). O exemplo a seguir mostra um resultado com os indicadores correspondentes.

EXEMPLO

Exemplo de resultado	Indicadores correspondentes
Mantém a pele intacta	A pele não mostra sinais de descoloração ou irritação
	Controle de fatores de risco registrado no prontuário, conforme o protocolo (p. ex., o paciente tem nutrição e hidratação adequadas, é reposicionado de hora em hora, recebe cuidados com a pele a cada 8 horas)

Princípios dos resultados centralizados no paciente

Para ser aprovado no NCLEX e ter sucesso no ambiente clínico, garanta seu conhecimento sobre os seguintes princípios de resultados centralizados no paciente.

1. **Os resultados descrevem os *benefícios específicos* que você espera ver no paciente após o cuidado ter sido prestado.** Em alguns casos, por exemplo, com um recém-nascido, os resultados podem descrever o que você espera ver no cuidador (p. ex., "O pai dará banho com segurança no recém-nascido").
   - Resultados de curto prazo descrevem *os benefícios precoces que se espera* ver das intervenções de enfermagem (p. ex., "Será capaz de andar até o banheiro sem auxílio, até amanhã").
   - Resultados de longo prazo descrevem os benefícios que se espera *ver em determinado tempo após o plano ter sido implementado* (p. ex., "Será capaz de andar de modo independente até o final do corredor, três vezes por dia, 10 dias após a cirurgia").
2. **Os resultados podem estar relacionados com os *problemas* ou com as *intervenções*.**
   - Os resultados para os problemas declaram o que você espera observar no paciente, quando os problemas estiverem resolvidos ou controlados (p. ex., "O paciente não apresentará sinais ou sintomas de infecção").
   - Os resultados para as intervenções declaram o benefício que se espera observar no paciente após a realização de uma intervenção (p. ex., ao aspirar a traqueostomia de alguém, você espera que os ruídos respiratórios fiquem mais claros após o procedimento). Se não conseguir identificar claramente os benefícios esperados no paciente após o procedimento da enfermagem, não deve intervir.
3. **Para determinar os resultados esperados para os problemas:** Relate e, depois, reverta o problema para mostrar a melhoria específica desejada (Figura 4.2).

Aplicação do processo de enfermagem **165**

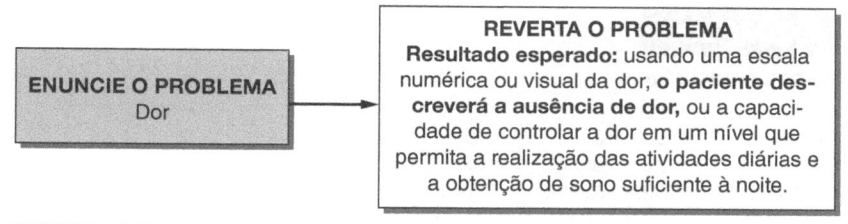

ENUNCIE O PROBLEMA Dor	→	**REVERTA O PROBLEMA** **Resultado esperado:** usando uma escala numérica ou visual da dor, **o paciente descreverá a ausência de dor,** ou a capacidade de controlar a dor em um nível que permita a realização das atividades diárias e a obtenção de sono suficiente à noite.

FIGURA 4.2 Como determinar resultados para os problemas.

4. **Para determinar os resultados para as intervenções** relate os benefícios específicos que espera ver no paciente após a intervenção ser realizada (Figura 4.3).

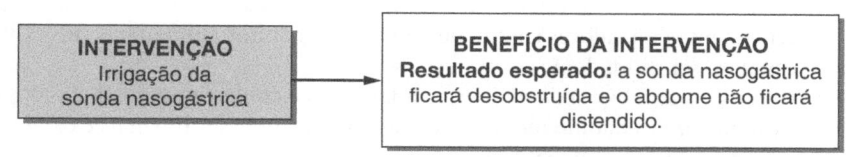

INTERVENÇÃO Irrigação da sonda nasogástrica	→	**BENEFÍCIO DA INTERVENÇÃO** **Resultado esperado:** a sonda nasogástrica ficará desobstruída e o abdome não ficará distendido.

FIGURA 4.3 Como determinar resultados para as intervenções.

5. **Para criar resultados muito específicos,** inclua os componentes a seguir.

Os cinco componentes dos enunciados de resultados

Sujeito: Quem é a pessoa que se espera que atinja os resultados (p. ex., o paciente ou os pais)?

Verbo: Que ações a pessoa deve realizar para alcançar o resultado?

Condição: Sob quais circunstâncias o indivíduo deve realizar as ações?

Critérios de desempenho: Quão bem a pessoa deve realizar as ações?

Tempo previsto: Até quando se espera que o indivíduo seja capaz de realizar as ações?

> **EXEMPLO**
>
> "Os pais darão banho no recém-nascido sem auxílio, no quarto, por volta do dia 8/05".

6. **Use verbos mensuráveis** (aqueles que descrevem coisas que podem ser vistas, sentidas, cheiradas ou ouvidas). Por exemplo, suponha que você escreva um resultado para uma mulher em que conste "entenderá como usar a técnica esterilizada". A palavra *entender* é vaga e, portanto, não é mensurável. Pergunte-se: "Como posso realmente saber se ela entende?". A única maneira de realmente saber como ela entendeu é se ela realmente verbalizar ou demonstrar a técnica esterilizada. Veja os exemplos a seguir.

> **EXEMPLOS**
>
> **Verbos mensuráveis**
>
> | Identificar | Listar | Andar |
> |-------------|--------------|-----------------|
> | Descrever | Segurar | Tossir |
> | Relatar | Exercitar-se | Expressar |
> | Demonstrar | Desempenhar | Perder |
> | Comunicar | Manifestar | Ter ausência de |
>
> **Verbos não mensuráveis**
>
> | Saber | Entender | Aprender |
> |--------|----------|----------|
> | Pensar | Valorizar| Sentir |

7. **Considere** os resultados afetivos, cognitivos e psicomotores, como descritos nos itens a seguir.

   - **Domínio afetivo:** resultados associados com mudanças nas atitudes, sentimentos ou valores (p. ex., decidir que os hábitos alimentares necessitam ser mudados).
   - **Domínio cognitivo:** resultados que lidam com o conhecimento adquirido ou com as habilidades intelectuais (p. ex., aprender os sinais e os sintomas do coma diabético).
   - **Domínio psicomotor:** resultados que lidam com o desenvolvimento das habilidades motoras (p. ex., habilidade para caminhar com as muletas).

> **EXEMPLOS**
>
> **Verbos usados nos resultados cognitivos, psicomotores e afetivos:**
>
> - **Domínio afetivo:** expressar, repartir, comunicar, relacionar, explicar
> - **Domínio cognitivo:** discutir, descrever, listar, identificar, explicar, demonstrar
> - **Domínio psicomotor:** desempenhar, andar, administrar, demonstrar

As diretrizes a seguir ajudam-no a esclarecer os resultados esperados.

Diretrizes: como determinar resultados centralizados no paciente

1. Inicie fazendo perguntas primeiro aos pacientes (p. ex., Relate duas ou três metas que você gostaria de atingir.)
2. Seja realista e considere:
   - Estado de saúde, prognóstico geral
   - Permanência esperada
   - Crescimento e desenvolvimento
   - Valores e cultura do paciente
   - Outras terapias planejadas para o paciente
   - Recursos humanos, materiais e financeiros disponíveis
   - Riscos, benefícios e evidência científica atual

- Mudanças no estado que indicam a necessidade de modificar os resultados atualmente esperados
3. Compare atentamente a situação real do paciente com os planos padronizados e decida se os resultados são adequados à situação desse paciente.
4. Em casos complexos, desenvolva resultados de curto e de longo prazo. Use os resultados de curto prazo como degraus para o alcance dos de longo prazo.
5. Certifique-se de que os resultados e os indicadores sejam mensuráveis: que descrevam alguma coisa que possa ser ouvida, vista, sentida ou cheirada na pessoa para demonstrar que os resultados foram alcançados.
6. O Quadro 4.2 mostra como usar a sigla SMART para lembrar-se das cinco principais características de metas e resultados bem elaborados.

Relação dos resultados com a responsabilidade

A determinação dos resultados ajuda-o a decidir a responsabilidade pela resolução dos problemas. Estude a Figura 4.4, útil para que você decida qual é sua responsabilidade, após a identificação dos resultados esperados.

Resultados clínicos, funcionais e de qualidade de vida

Levar em consideração os resultados clínicos, funcionais e de qualidade de vida auxilia a garantir que você elabora um plano completo de cuidados que trata dos resultados esperados mais importantes.

Os resultados clínicos descrevem o estado esperado dos problemas de saúde, em determinados pontos no tempo, após o tratamento ter sido administrado. Eles abordam se os problemas estão resolvidos ou constatam seu grau de melhora.

Quadro 4.2

A sigla SMART para Metas e Resultados

O SMART ajuda-o a lembrar as características de metas e resultados bem elaborados.

S (specific) – específico
M (measurable) – mensurável
A (agreed) – acordado por todas as partes
R (realistic) – realista
T (Time bound) – com um prazo

Source: P. SMART: Characteristics of Good Objectives. Recuperado em 16 de janeiro, 2012, em *http://www.scn.org/cmp/modules/pd-smar.htm*

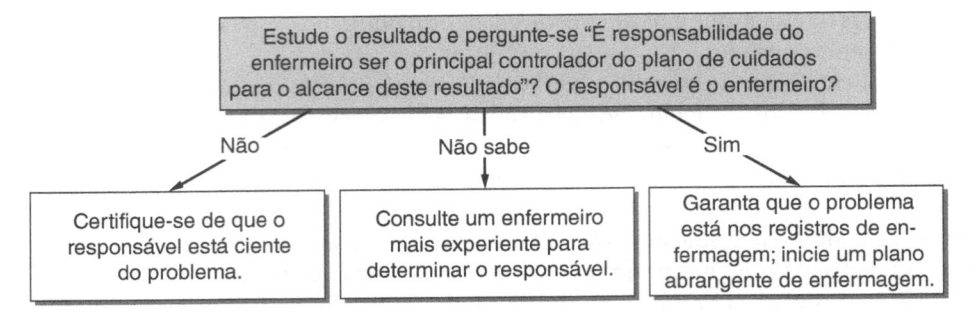

```
                    ┌─────────────────────────────────────────────┐
                    │ Estude o resultado e pergunte-se "É responsabilidade do │
                    │ enfermeiro ser o principal controlador do plano de cuidados │
                    │ para o alcance deste resultado"? O responsável é o enfermeiro? │
                    └─────────────────────────────────────────────┘
               Não              Não sabe              Sim
```

Certifique-se de que o responsável está ciente do problema.	Consulte um enfermeiro mais experiente para determinar o responsável.	Garanta que o problema está nos registros de enfermagem; inicie um plano abrangente de enfermagem.

FIGURA 4.4 Determinar os resultados ajuda-o a decidir quem está comprometido com a solução dos problemas.

EXEMPLO DE RESULTADOS CLÍNICOS

- Dreno de tórax retirado no terceiro dia de pós-operatório
- Pulmões limpos, ausência de sinais de infecção dois dias após a admissão
- Consegue demonstrar cuidado da ferida três dias após a cirurgia

Os resultados funcionais descrevem a capacidade de funcionamento do paciente em relação às atividades usuais desejadas.

EXEMPLO DE RESULTADOS FUNCIONAIS

- Quatro dias após a substituição total do joelho, o Sr. Palmer receberá alta para uma instituição de reabilitação, apto a fazer exercícios de elevação da perna reta e com variação de movimentos, duas vezes ao dia.
- Seis meses após a substituição total do joelho, o Sr. Palmer retornará ao trabalho na polícia, com capacidade para realizar as atividades descritas (capacidade para subir 2 ou 3 lances de escada, participação em perseguição a pé e atividades similares).

Os resultados de qualidade de vida focalizam fatores essenciais que afetam a capacidade da pessoa de apreciar a vida e atingir metas pessoais.

EXEMPLOS DE RESULTADOS DE QUALIDADE DE VIDA

- Relata que a dor é tolerável durante as atividades principais e o sono
- Ausência de depressão
- Afirma que os padrões do sono voltaram ao normal
- Capaz de trabalhar e de realizar atividades de lazer

Com alguns problemas de saúde, grupos de saúde nacionais identificaram indicadores-chave para a medida de possível impacto ou não na vida do paciente pelo plano de tratamento. Por exemplo, os indicadores de asma pediátrica incluem a redução das vindas à emergência e a melhor frequência escolar.

Resultados para a alta e planejamento da alta

A identificação de resultados para a alta e o início do planejamento antecipado da alta constituem os referenciais da eficiência.[2] Atualmente, o melhor planejamento da alta começa com as orientações ambulatoriais anteriores à admissão e acompanha o paciente ao longo dos cuidados, inclusive após a alta.

Os resultados para a alta hospitalar são escritos em termos amplos, descrevendo o nível de assistência que o paciente, provavelmente, necessitará em casa (p. ex., "Receberá alta para casa, com os cuidados gerenciados pela esposa, e com visitas quinzenais do enfermeiro de cuidados domiciliares"). Esses enunciados podem ser seguidos dos indicadores que descrevem o estado esperado dos problemas do paciente por ocasião da alta hospitalar (p. ex., "Drenos abdominais retirados", "Demonstra cuidados com a ferida" e assim por diante). O Quadro 4.3 mostra um questionário para o planejamento da alta que o ajuda a planejar a alta com antecipação. A Figura 4.5 mostra um caminho para o cuidado domiciliar, que é discutido com os pacientes antes que sejam admitidos para cirurgia cardíaca. Você pode ver como esse caminho ajuda os pacientes a saber o que esperar ao saírem do hospital.

GERENCIAMENTO DE CASOS

O gerenciamento de casos – um método de prestar cuidados que visa a melhoria dos resultados e a redução dos custos pela utilização ideal dos recursos – é

Quadro 4.3 Questionário de planejamento para a alta

1. Existe algum problema em casa com algum dos seguintes itens?
   - Calefação — Sim Não Possivelmente
   - Água fria/quente — Sim Não Possivelmente
   - Eletricidade — Sim Não Possivelmente
   - Refrigeração — Sim Não Possivelmente
   - Cozinha — Sim Não Possivelmente
   - Instalações do banheiro — Sim Não Possivelmente
   - Escadas — Sim Não Possivelmente
   - Acesso com cadeira de rodas — Sim Não Possivelmente
2. A pessoa necessita de:
   - Assistência nas atividades da vida diária — Sim Não Possivelmente
   - Assistência com os medicamentos — Sim Não Possivelmente
   - Assistência com os tratamentos — Sim Não Possivelmente
   - Orientações adicionais — Sim Não Possivelmente
   - Investigação permanente da enfermagem — Sim Não Possivelmente
   - Recursos ou encaminhamentos comunitários — Sim Não Possivelmente
3. É necessário disponibilizar transporte?
4. Em que telefone o paciente pode ser contatado?
5. Listar sistemas de apoio disponíveis (p. ex., família, vizinhos dispostos a auxiliar).

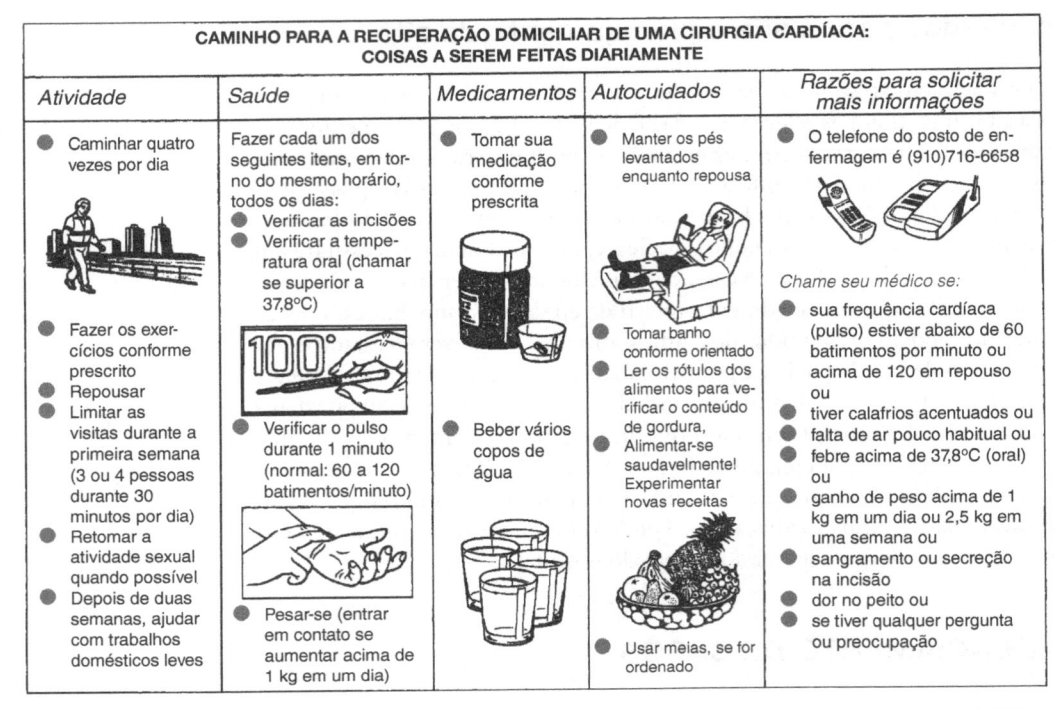

CAMINHO PARA A RECUPERAÇÃO DOMICILIAR DE UMA CIRURGIA CARDÍACA: COISAS A SEREM FEITAS DIARIAMENTE				
Atividade	Saúde	Medicamentos	Autocuidados	Razões para solicitar mais informações
● Caminhar quatro vezes por dia ● Fazer os exercícios conforme prescrito ● Repousar ● Limitar as visitas durante a primeira semana (3 ou 4 pessoas durante 30 minutos por dia) ● Retomar a atividade sexual quando possível ● Depois de duas semanas, ajudar com trabalhos domésticos leves	Fazer cada um dos seguintes itens, em torno do mesmo horário, todos os dias: ● Verificar as incisões ● Verificar a temperatura oral (chamar se superior a 37,8°C) ● Verificar o pulso durante 1 minuto (normal: 60 a 120 batimentos/minuto) ● Pesar-se (entrar em contato se aumentar acima de 1 kg em um dia)	● Tomar sua medicação conforme prescrita ● Beber vários copos de água	● Manter os pés levantados enquanto repousa ● Tomar banho conforme orientado ● Ler os rótulos dos alimentos para verificar o conteúdo de gordura, ● Alimentar-se saudavelmente! Experimentar novas receitas ● Usar meias, se for ordenado	● O telefone do posto de enfermagem é (910)716-6658 Chame seu médico se: ● sua frequência cardíaca (pulso) estiver abaixo de 60 batimentos por minuto ou acima de 120 em repouso ou ● tiver calafrios acentuados ou falta de ar pouco habitual ou febre acima de 37,8°C (oral) ou ● ganho de peso acima de 1 kg em um dia ou 2,5 kg em uma semana ou ● sangramento ou secreção na incisão ● dor no peito ou ● se tiver qualquer pergunta ou preocupação

FIGURA 4.5 Um caminho de cuidados domiciliares que é discutido com os pacientes, antes de serem admitidos para cirurgia cardíaca.

uma parte essencial do *planejamento*. Atualmente, os enfermeiros que atuam nos hospitais e nas comunidades devem reconhecer antecipadamente quando os pacientes demonstram problemas que podem exigir recursos adicionais, para que sejam alcançados os resultados em tempo hábil. Por exemplo, suponhamos que seu paciente seja paraplégico e será submetido a uma colecistectomia de rotina. É provável que essa pessoa tenha necessidades adicionais, não encontradas em uma pessoa com o corpo saudável. Bem no início da fase de planejamento, pergunte: "Essa pessoa tem problemas de saúde ou incapacidades incomuns ou múltiplas?". Nesse caso, considere se você deve perguntar ao seu gerenciador como obter recursos adicionais, como um gerenciador de casos envolvido no plano de cuidados.

DECISÃO SOBRE OS PROBLEMAS QUE DEVEM SER REGISTRADOS

A decisão sobre quais problemas devem ser registrados é influenciada por seu entendimento dos seguintes itens:

● O estado de saúde geral do paciente e os resultados esperados na alta.

- A duração esperada do contato com o paciente (você tem de ser realista sobre os problemas que podem [e devem] ser enfrentados no tempo disponível).
- A percepção do paciente sobre as prioridades. Se o paciente não concordar com suas prioridades, é improvável que o plano tenha sucesso.
- Se existem planos padronizados aplicáveis. Por exemplo, existem caminhos críticos, diretrizes, protocolos, procedimentos ou planos padronizados que abordam as prioridades diárias para a situação desse paciente em particular?

REGRA Sempre siga criteriosamente as rotinas e os protocolos para o registro do plano de cuidados– eles se destinam a manter os pacientes seguros e a protegê-lo da responsabilização legal. Os registros relacionados aos pacientes devem demonstrar a preocupação dos enfermeiros em responder as prioridades de cuidados. Alguns problemas podem não ter de ser registrados no plano de cuidados porque são abordados em outras partes do prontuário (p. ex., o cuidado com a sonda Foley geralmente é abordado nos manuais de rotinas e protocolos).

Existem três etapas principais para determinar os problemas que devem ser registrados.

1. Fazer uma lista dos problemas de seu paciente.
2. Decidir que problemas devem ser controlados para que sejam alcançados os resultados gerais do atendimento.
3. Determinar que documentação orientará o modo como cada problema será controlado (p. ex., prescrições médicas? Observação dos protocolos? Caminhos críticos? Plano individualizado desenvolvido pelo enfermeiro? Autocontrolado pelo paciente?)

Para comunicar todos os principais problemas a toda a equipe de saúde, garanta que uma lista atualizada de problemas passados e atuais, com um resumo deles, seja ressaltada no prontuário do paciente (Quadro 4.4).

REGRA Garanta que os problemas reais e potenciais capazes de impedir o progresso na direção do alcance dos resultados sejam abordados em lugar destacado do prontuário do paciente. Fazer isso pode exigir que você adicione um plano padronizado, modifique um plano padronizado ou desenvolva um plano próprio individualizado.

EXERCÍCIOS DE PENSAMENTO CRÍTICO E RACIOCÍNIO CLÍNICO

4.1 Estes exercícios têm relação com os subtítulos que começam em *Raciocínio Clínico durante o Planejamento* e terminam no subtítulo *Decisão Sobre os Problemas que Devem ser Registrados*

Exemplos de respostas podem ser encontrados no final do livro.

Parte I. Estabelecimento de prioridades para o plano de cuidados

1. Quais são os quatro propósitos principais do plano de cuidados?
2. Usando a sigla RPIA para memorizar, nomear os quatro componentes de um plano de cuidados e dar um exemplo para cada um deles.
3. Listar cinco fatores que podem influenciar o modo como você estabelece prioridades.
4. Se você tem alguém com os seguintes problemas, qual deles você precisa tratar imediatamente e por quê?
   a) Diarreia
   b) Dispneia grave
   c) Desidratação
5. Qual é a relação entre a *identificação de resultados esperados para a alta* e o *estabelecimento de prioridades*?

Parte II. Esclarecimento dos resultados esperados

1. Quais são as três principais finalidades dos resultados?
2. Quais são as quatro palavras usadas, algumas vezes, de forma cambiável e que costumam significar os resultados esperados das intervenções?
3. Dos quatro termos listados no número 2, quais são os dois considerados mais específicos?
4. a) Se você identificar um resultado e decidir que *não* está como uma de suas qualificações controlar os problemas para alcançar o resultado, o que deve fazer?
   b) O que você deve fazer se ele estiver dentro de suas qualificações?
5. Quais são suas responsabilidades durante o planejamento em relação ao gerenciamento de caso? (três sentenças ou menos)

Parte III. Desenvolvimento dos enunciados de resultados

1. Por que é importante usar verbos mensuráveis ao identificar os resultados? Dar três exemplos de verbos mensuráveis.
2. Quais são os cinco componentes dos enunciados de resultados?
3. Determinar quais dos seguintes resultados estão escritos *corretamente*. Identificar qual o problema com os enunciados redigidos *incorretamente*.
   a) Conhece os quatro grupos de alimentos básicos até 4/1.
   b) Demonstra como usar o andador sem assistência até sábado.
   c) Melhora o apetite até 5/11.
   d) Lista o equipamento necessário para trocar curativos esterilizados até 5/9.
   e) Anda independentemente no corredor um dia após a cirurgia.
   f) Entende a importância de manter uma dieta sem sal.
   g) Deambula até o banheiro usando a bengala até o dia 4/3.
   h) Perde 2,5 kg até o dia 9/1.
   i) Sente menos dor até quinta-feira.
4. Para cada diagnóstico/problema, escreva um resultado apropriado:
   a) Mucosa Oral Prejudicada relacionada a má higiene oral

b) Risco de Integridade da Pele Prejudicada relacionado a diarreia frequente
   c) Comunicação Verbal Prejudicada relacionada a incapacidade de falar o idioma
5. De que forma a sigla SMART o ajuda a recordar aspectos essenciais de resultados e metas bem desenvolvidos?

Parte IV. Reconhecimento dos resultados afetivos, cognitivos e psicomotores

Determinar se cada um dos seguintes resultados é um domínio afetivo, cognitivo ou psicomotor. Use "a" para afetivo, "c" para cognitivo e "p" para psicomotor (pode haver mais do que um domínio para cada resultado).

   a) Demonstra como esterilizar a mamadeira do seu bebê.
   b) Manifesta sentimentos concernentes à ida para casa.
   c) Discute as relações entre os níveis de glicose sanguínea e o consumo de carboidratos.
   d) Administra a própria insulina de acordo com os resultados das leituras matutinas da glicose sanguínea.

DETERMINAÇÃO DAS INTERVENÇÕES DE ENFERMAGEM

As intervenções de enfermagem são ações realizadas pelo enfermeiro para:

1. Monitorar o estado de saúde e a resposta aos tratamentos
2. Reduzir os riscos

Quadro 4.4	Exemplo de lista de problemas multidisciplinares		
	PROBLEMA	INÍCIO	SITUAÇÃO EM 5/08/2011
	Diabetes	2/11	Verifica o fluxograma da insulina e da glicemia. Administra a própria insulina
	Ansiedade/enfrentamento	2/12	Encontra o enfermeiro especialista para aconselhamento semanalmente
	Substituição do joelho direito	4/10	Fisioterapia ambulatorial duas vezes por semana
	Fumante (2 maços/dia)	1985	Redução para 1 maço/dia-manter aconselhamento para parar de fumar
	Hipertensão	2000	Estável – ver folha de prescrição médica
	Asma	1995	Estável – ver os inaladores atuais
	Laminectomia	1996	Sem sintomas

3. Resolver, prevenir ou controlar os problemas
4. Promover independência nas atividades da vida diária (banho, etc.)
5. Promover a sensação ideal de bem-estar físico, psicológico e espiritual
6. Dar aos pacientes a informação necessária para tomar as decisões informadas e obter independência

As intervenções de enfermagem são classificadas em duas categorias:

1. **Intervenções de cuidados diretos:** ações realizadas por intermédio da interação direta com os pacientes. Os exemplos incluem ajudar alguém a sair do leito e ensinar alguém sobre o diabetes.
2. **Intervenções de cuidados indiretos:** ações realizadas sem a presença do paciente, mas em seu benefício. Essas ações visam ao controle do ambiente de saúde e à promoção da colaboração interdisciplinar. Alguns exemplos incluem o monitoramento dos resultados de estudos laboratoriais e o contato com a assistência social.

A consideração das intervenções diretas e indiretas ajuda a justificar o tempo dos enfermeiros. Se você focalizar apenas o que o enfermeiro faz diretamente com o paciente, não percebe grande parte do tempo de enfermagem que é gasto em outras atividades fundamentais.

INVESTIGAÇÃO – MONITORAMENTO DO ESTADO DE SAÚDE E DAS RESPOSTAS AOS CUIDADOS (VIGILÂNCIA)

Ao planejar o cuidado, é importante considerar quais investigações devem ser feitas para monitorar o estado do paciente (vigilância de enfermagem). A *investigação* pode ser planejada especificamente para detectar ou avaliar os problemas ou para monitorar as respostas às intervenções. Na realidade, a *investigação* é parte de todas as intervenções. Seu plano deve refletir a consciência da necessidade de investigar a pessoa em três pontos-chave:

1. **Antes de agir,** para assegurar que a ação seja segura e apropriada
2. **Enquanto age,** para monitorar as reações adversas
3. **Depois de agir,** para monitorar a resposta

EDUCAÇÃO DO PACIENTE – FORTALECIMENTO DOS PACIENTES E DAS FAMÍLIAS

Orientar os pacientes sobre sua saúde e plano de tratamento e motivá-los a se envolverem em seu próprio cuidado é essencial para fortalecê-los a tornarem-se seus melhores defensores e cuidadores. As orientações podem ser planejadas para favorecer o conhecimento de alguém sobre um problema específico (p. ex., ensino sobre diabetes), ou como parte de uma intervenção para explicar por que ela está sendo realizada (p. ex., reforçar a justificativa para tossir e respirar profundamente ao auxiliar a pessoa a fazer isso). Em cada contato com o paciente, aproveite as oportunidades de ensino. Nas situações complexas, planeje cuidadosamente o que e como irá orientar. Como o ensino é uma habilidade complexa, que inclui prestar atenção a muitos fatores diferentes, são sugeridas as seguintes diretrizes para ajudá-lo a planejar as orientações.

Diretrizes: planejamento das orientações para o paciente

- Investigue a prontidão para aprender e o conhecimento prévio antes de desenvolver um plano de ensino.
- Pergunte sobre os estilos preferidos de ensino (p. ex., uma pessoa que é "leitora" talvez queira ler um panfleto em primeiro lugar, enquanto alguém que prefere "fazer" talvez queira, primeiramente, manusear o equipamento). Adapte ao estilo preferencial do paciente, em vez de ao seu próprio (faça um *download* de folheto sobre várias estratégias para diferentes estilos de aprendizagem, em http://www.AlfaroTeachSmart.com).
- Determine os resultados esperados do aprendizado mutuamente com o paciente, para que ambos saibam o que deve ser aprendido e dominado (p. ex., "Como você se sentiria sobre aprender a aplicar uma injeção, até quinta-feira?").
- Planeje um ambiente que promova o aprendizado, sem interrupções.
- Identifique experiências de aprendizado ativas. Use exemplos, simulações, jogos e recursos audiovisuais.
- Use termos simples e ensine os *conceitos básicos* antes de passar para o material mais complexo.
- Planeje experiências de aprendizado para o sucesso.
- Incentive a formulação de perguntas e a verbalização do entendimento do que está sendo ensinado (p. ex., "Quero que você se sinta à vontade para fazer perguntas, não importa o quão insignificantes pense que elas sejam. Não é fácil aprender algo novo. É muito importante que você entenda isso.").
- Planeje um aprendizado compassado. Não forneça muita informação de uma só vez; progrida de acordo com o ritmo do paciente.
- Permita tempo para discutir o progresso (p. ex., para perguntar ao paciente como ele acha que está evoluindo) e para resumir o que foi ensinado.
- Inclua pessoas significativas conforme indicação. Ver o Quadro 4.5 a respeito de ensino a pessoas sem fluência no idioma local.

ACONSELHAMENTO E ACOMPANHAMENTO: COMO AJUDAR AS PESSOAS A FAZEREM ESCOLHAS INFORMADAS

O aconselhamento e o acompanhamento de pessoas para ajudá-las a fazer as mudanças necessárias em suas vidas – ou ajudá-las a fazer escolhas sobre seu cuidado de saúde – é outra importante intervenção de enfermagem que pode fazer parte do plano. O aconselhamento e o acompanhamento incluem, muitas vezes, o ensino e o reforço dos pontos-chave no plano de cuidados (p. ex., verificar como os diabéticos estão controlando a dieta e seu plano de medicamentos). O aconselhamento e o acompanhamento também envolvem a investigação das motivações e o oferecimento de apoio durante períodos de adaptação às novas circunstâncias. Usando as técnicas de comunicação terapêuticas e o ensino, você pode oferecer apoio psicológico e intelectual valioso, reduzindo, desse modo, o estresse associado às escolhas a serem feitas sobre o controle dos cuidados de saúde. Ajudar a fazer escolhas informadas, com base nos valores e crenças próprios, é uma responsabilidade ética de todos os enfermeiros.

CONSULTA E ENCAMINHAMENTO: A CHAVE PARA O ATENDIMENTO MULTIDISCIPLINAR

Realizar as consultas e os encaminhamentos apropriados é o marco para o oferecimento de atendimento multidisciplinar. Por exemplo, suponha que você tenha um paciente com problemas para engolir pílulas. Uma de suas ideias talvez seja sobre se o farmacêutico conhece uma maneira melhor de administrar a medicação (p. ex., forma líquida). Se alguém não estiver comendo porque não gosta da comida do hospital, pense em encaminhar esse problema para o nutricionista, para que refeições diferentes possam ser servidas.

INDIVIDUALIZAÇÃO DAS INTERVENÇÕES

As intervenções que você identifica devem ter o objetivo de:

- Detectar, prevenir e controlar os problemas de saúde e os riscos.
- Promover o funcionamento ideal, a independência e a sensação de bem-estar.
- Alcançar os resultados desejados com segurança e eficiência.

Determinar as intervenções individualizadas exige que você responda às seguintes perguntas, no contexto de cada situação específica do paciente:

Quadro 4.5 Como educar quem não é fluente no idioma local

1. Determinar a fluência, falando e lendo no idioma local (há pacientes que sabem ler melhor do que falar, e vice-versa).
2. Conseguir um tradutor para pessoas sem fluência no idioma.
3. Existem muitos folhetos com orientações em outros idiomas. Você pode fazer um *download* de material para o paciente e o cuidador sobre tópicos comuns de saúde, em inglês e espanhol, em http://nursing.advanceweb.com/Clinical-Resources/Patient-Handouts/Patient-Caregiver-Handouts.aspx.

Aplicação do processo de enfermagem **177**

1. O que pode ser feito para prevenir ou minimizar os riscos ou as causas deste problema?
2. O que pode ser feito para controlar o problema?
3. Como posso elaborar intervenções para incluir as preferências dos pacientes e conseguir os resultados esperados?
4. Qual a probabilidade de obtermos respostas desejadas em vez de adversas às intervenções (e o que podemos fazer para reduzir os riscos e aumentar a probabilidade de respostas benéficas)?
5. O que necessita ser registrado sobre essa intervenção e com que frequência ela deve ser registrada?

A Figura 4.6 mapeia o processo de determinação de intervenções. A Figura 4.7 traz um fluxograma que o orienta a identificar as intervenções específicas.

Prática baseada em evidências: avaliação dos riscos e dos benefícios

A prática baseada em evidências exige que você conheça a pesquisa que apoia o uso das intervenções que identifica. Se for questionado "Como sabe que esta

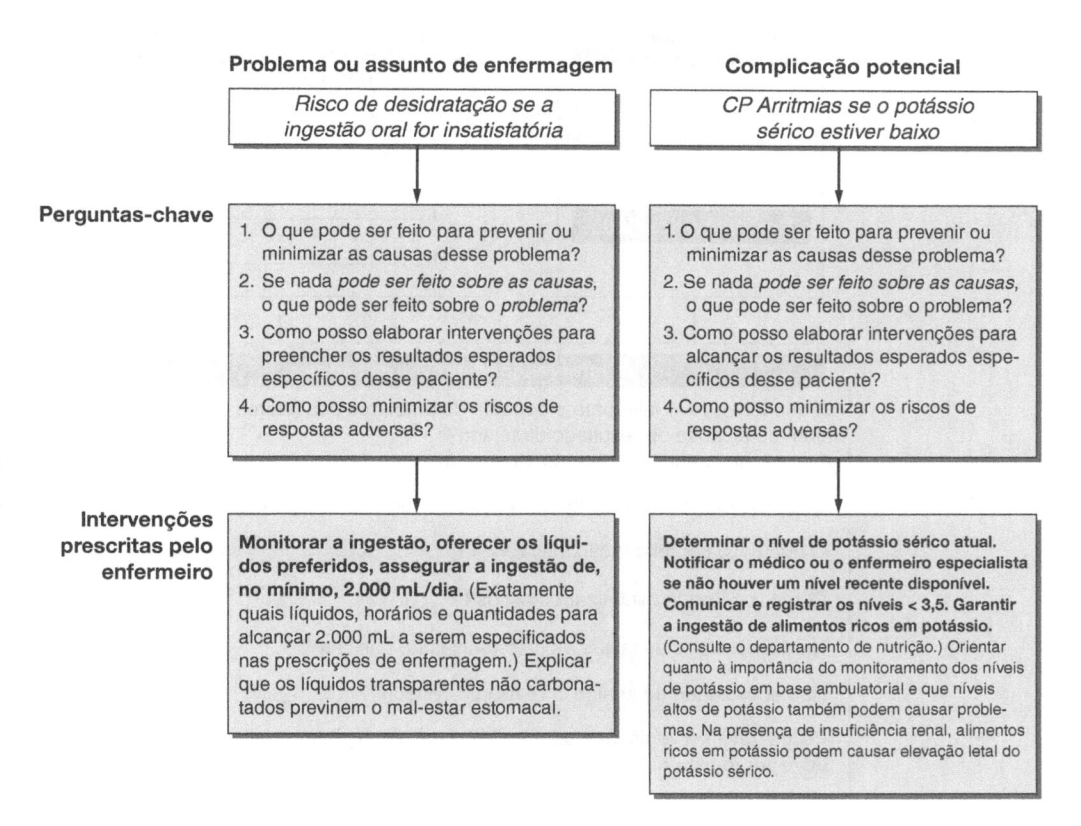

	Problema ou assunto de enfermagem	Complicação potencial
	Risco de desidratação se a ingestão oral for insatisfatória	CP Arritmias se o potássio sérico estiver baixo
Perguntas-chave	1. O que pode ser feito para prevenir ou minimizar as causas desse problema? 2. Se nada *pode ser feito sobre as causas*, o que pode ser feito sobre o *problema*? 3. Como posso elaborar intervenções para preencher os resultados esperados específicos desse paciente? 4. Como posso minimizar os riscos de respostas adversas?	1. O que pode ser feito para prevenir ou minimizar as causas desse problema? 2. Se nada *pode ser feito sobre as causas*, o que pode ser feito sobre o problema? 3. Como posso elaborar intervenções para alcançar os resultados esperados específicos desse paciente? 4. Como posso minimizar os riscos de respostas adversas?
Intervenções prescritas pelo enfermeiro	Monitorar a ingestão, oferecer os líquidos preferidos, assegurar a ingestão de, no mínimo, 2.000 mL/dia. (Exatamente quais líquidos, horários e quantidades para alcançar 2.000 mL a serem especificados nas prescrições de enfermagem.) Explicar que os líquidos transparentes não carbonatados previnem o mal-estar estomacal.	Determinar o nível de potássio sérico atual. Notificar o médico ou o enfermeiro especialista se não houver um nível recente disponível. Comunicar e registrar os níveis < 3,5. Garantir a ingestão de alimentos ricos em potássio. (Consulte o departamento de nutrição.) Orientar quanto à importância do monitoramento dos níveis de potássio em base ambulatorial e que níveis altos de potássio também podem causar problemas. Na presença de insuficiência renal, alimentos ricos em potássio podem causar elevação letal do potássio sérico.

FIGURA 4.6 Exemplo de como determinar intervenções de enfermagem.

intervenção funciona?", você deve ser capaz de responder, dizendo algo como "Isso está de acordo com nossos protocolos e rotinas do hospital" ou "Isso é recomendado pelas diretrizes da prática clínica nacional". Ou, "Nosso livro-texto recomenda essa intervenção." O importante é que você deve conhecer a força da evidência que sustenta suas intervenções.

Antes de escolher uma intervenção, pese os riscos de causar dano contra a probabilidade de obter os *resultados desejados*. Para tal, pergunte-se:

1. O quanto é confiável a evidência que apoia que a intervenção que eu planejo usar tenha probabilidade de funcionar?
2. Qual a probabilidade de que obtenhamos a resposta desejada para esse paciente e essa situação específica?

COMO DETERMINAR INTERVENÇÕES ESPECÍFICAS

Instruções: Certifique-se de que as intervenções sejam *específicas* para cada situação, lembrando-se do problema, fatores contribuintes e dos resultados. O que precisa ser feito acerca do problema e dos fatores contribuintes? Qual a melhor forma de alcançar o resultado? Preencha os quadros a seguir. Se necessário, use a parte de trás da folha.

Problema ou tópico

Resultado desejado

Causas, fatores contribuintes (relacionados)
(Listar os principais a seguir)
1. _____
2. _____
3. _____
4. _____

Intervenções individualizadas

O que tem de ser feito para o controle do problema dos fatores contribuintes, além do alcance do resultado desejado?
Avalie o que segue ao determinar suas intervenções.

O que deve ser investigado/monitorado (e com que frequência)?

O que deve ser feito (ação/intervenção)?

Como você pode minimizar os riscos?

Há necessidade de incluir as preferências do paciente?

Há necessidade de ensino com as intervenções?

O que deve ser registrado sobre a intervenção – com que frequência e onde deve ser registrado?

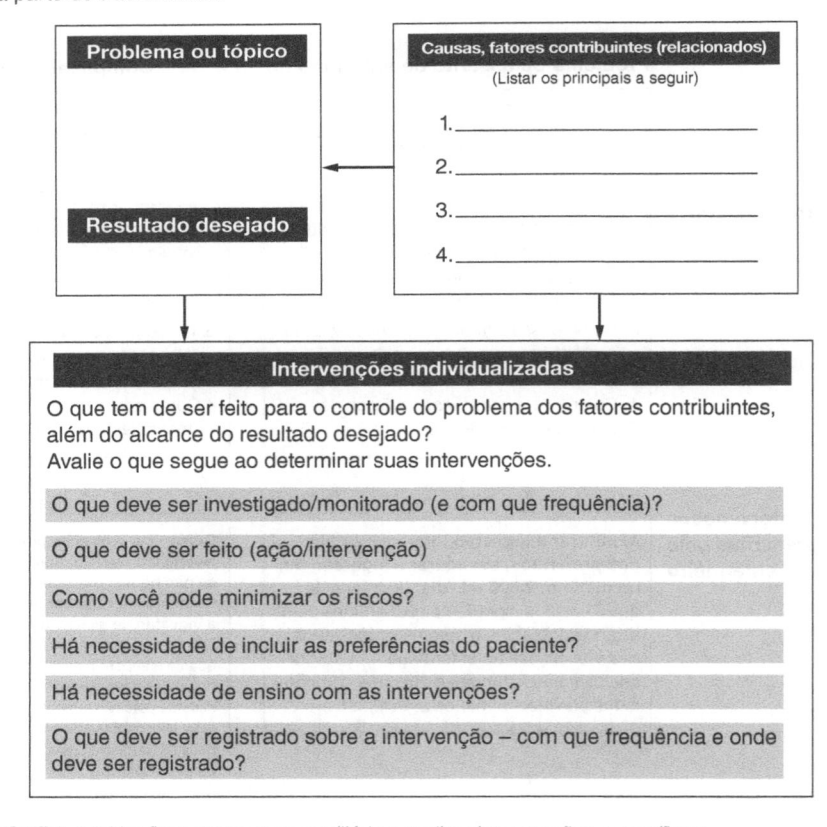

FIGURA 4.7 Um fluxograma para auxiliá-lo a realizar intervenções específicas.

3. Qual é a pior coisa que pode acontecer se essa intervenção for realizada, e qual a probabilidade de que aconteça?
4. Que medidas podemos tomar para minimizar as chances de causar dano?
5. O que poderia acontecer se não fizéssemos nada sobre esse problema ou esses fatores de risco?

Como procurar atendimento baseado em evidências para os idosos? Consulte a página na *internet* do *The Hartford Institute for Geriatric Nursing*, em que se pode encontrar recursos online para enfermeiros, nos ambientes clínicos e educacionais (http://consultgerirn.org/about/permissions/).

INDIVIDUALIZAÇÃO DAS PRESCRIÇÕES DE ENFERMAGEM

As seguintes diretrizes ajudam-no a individualizar suas prescrições de enfermagem.

- Investigue o paciente para determinar uma linha basal dos sinais, sintomas e fatores de risco atuais do problema.
- Verifique as prescrições médicas (p. ex., medicamentos, dieta, atividade, estudos diagnósticos, etc.).
- Se usar planos padronizados (p. ex., caminhos críticos, protocolos, plano previamente impresso ou eletrônico), lembre que você é responsável por:
  1. Detectar as mudanças no estado do paciente que possam contraindicar o uso do plano.
  2. Julgue da melhor forma as partes do plano que se aplicam e as que não se aplicam.
  3. Reconheça quando os problemas não estão contemplados pelo plano e encontrar outras maneiras de abordá-los (p. ex., algumas instituições possuem uma página adicional que pode ser colocada no prontuário para abordar situações extraordinárias).
  4. Acrescente exigências exclusivas do paciente (p. ex., andador), nos locais apropriados.

REGRA Para proteger os pacientes de erros e a você mesmo de problemas legais, use planos padronizados e eletrônicos, com espírito crítico. Compare as circunstâncias de seu paciente com o plano padronizado ou eletrônico. Decida o que é aplicável, o que não é e o que está faltando. Depois, modifique (adicione, elimine ou modifique) as intervenções, conforme indicado.

- Decida os regimes de monitoramento para complicações potenciais: Que investigações focalizadas necessitam ser feitas para monitorar o estado dos sinais e sintomas? Com que frequência as investigações necessitam ser registradas para detectar tendências?

- Identifique as intervenções que previnem ou minimizam as causas subjacentes ou os fatores de risco do problema e ajudam a alcançar o resultado esperado. Por exemplo, se você tiver "Risco de Lesão relacionado a fraqueza muscular crônica", com um resultado de "demonstra deambulação segura com o uso do andador", elabore intervenções que reflitam que a pessoa estará usando o andador (p. ex., fazer a pessoa praticar, usando o andador para deambulação em várias circunstâncias, como subir e descer escadas e ir ao banheiro).
- Se não puder fazer nada sobre as causas ou os fatores de risco, decida o que pode ser feito sobre o problema. Por exemplo, se alguém for um doente terminal e apresentar ansiedade, você não poderá fazer nada quanto ao fato de que a pessoa morrerá, mas poderá fazer alguma coisa sobre a ansiedade, por meio de aconselhamento e comunicação terapêutica.
- Garanta que as intervenções sejam congruentes com outras terapias (p. ex., permitindo repouso após a fisioterapia).
- Considere as preferências pessoais. Aceite informação do paciente sobre como e quando as intervenções serão realizadas. Individualize tanto quanto possível.
- Determine a justificativa científica (evidência) para as ações planejadas.
- Crie oportunidades para as orientações (p. ex., explique a justificativa para todas as ações).
- Consulte outros profissionais, quando indicado (médico, enfermeiro especialista, fisioterapeuta).
- Antes de prescrever qualquer ação:
  1. Avalie os riscos e os benefícios decorrentes da realização das ações.
  2. Torne as prescrições específicas: tenha em mente "ver, fazer, ensinar e registrar" (isto é, o que investigar [ver], o que fazer, o que ensinar e o que registrar).

EXEMPLO DE PRESCRIÇÕES EM CASO DE ATENDIMENTO A FUMANTE, APÓS UMA CIRURGIA ABDOMINAL:

1. Investigar os ruídos respiratórios a cada quatro horas.
2. Ajudar o paciente a tossir e a realizar os exercícios de tossir e respiratórios com o travesseiro e a mão sobre a incisão, a cada quatro horas.
3. Reforçar a importância de tossir e respirar profundamente.
4. Registrar os ruídos respiratórios e a produção de escarro, uma vez por turno, e sempre necessário.
5. Incentivar o paciente a usar a doença atual como uma maneira de parar de fumar.
6. Fazer uso dos conhecimentos que a pessoa tem sobre programas para parar de fumar.

O que segue resume maneiras de garantir que suas prescrições de enfermagem estão completas:

O que incluir em sua prescrição de enfermagem

Data: a data da escrita da prescrição.
Verbo: a ação a ser realizada.

Sujeito: quem deve realizá-la.
Frase descritiva: como, quando, onde, com que frequência, por quanto tempo ou quanto?
Assinatura: ser consistente ao assinar.

> **EXEMPLO**
>
> (data de hoje) auxiliar o paciente a ficar de pé ao lado da cama durante 10 minutos, duas vezes por dia, usando o aparelho para as costas. R. Alfaro-LeFevre, Enf[a].

GARANTIA DE QUE O PLANO SEJA REGISTRADO DE FORMA ADEQUADA

Na fase final do planejamento, deve-se garantir que o plano seja registrado adequadamente: você deve ter certeza de que todos os problemas e riscos que necessitam ser controlados sejam registrados, em algum lugar no prontuário do paciente, para serem alcançados os resultados gerais dos cuidados.

Os formulários e os métodos de registro do plano de cuidados são elaborados para atenderem às necessidades dos enfermeiros e dos pacientes em cada ambiente exclusivo. Ao passar de um local de trabalho para outro, lembre da seguinte regra:

> **REGRA** Você é responsável por assegurar que os planos de seu paciente atendam aos padrões específicos de cada instituição. Garanta que, em algum lugar do prontuário do paciente, as pessoas possam encontrar evidência dos quatro componentes exigidos do plano de cuidados (resultados esperados, problemas reais e potenciais, intervenções específicas, evolução).

O Quadro 4.6 traz uma lista de verificação para a avaliação do plano de cuidados. Ajuda-o a decidir sua posição em relação aos padrões atuais. O Quadro 4.7 resume perguntas-chave que devem ser respondidas ao ser elaborado um plano de cuidados.

Abordagem das necessidades dos pacientes em planos multidisciplinares

As abordagens multidisciplinares unem "o melhor de todos os mundos". No entanto, não esqueça que, como enfermeiro, você é quem está à cabeceira do paciente a maior parte do tempo. É sua função manter o foco nas respostas humanas – como a pessoa provavelmente responderá, como um todo, ao plano – e cuidar para que as necessidades e os desejos individuais de seu paciente sejam considerados no plano. As Figuras 4.8 e 4.9 trazem exemplos de planos de cuidado. O Apêndice A traz um exemplo de caminho crítico que orienta o atendimento para substituição total do joelho.

Quadro 4.6	**Lista de verificação para a avaliação do plano de cuidados**

1. O plano foi elaborado com o paciente, pessoas significativas e outros prestadores de cuidados de saúde, se adequado?
2. Foram abordados:
   - Problemas reais e potenciais que devem ser controlados para que sejam alcançados os resultados gerais, de maneira segura e oportuna?
   - Problemas que exigem intervenções de enfermagem individualizadas, não rotineiras?
3. Se você identificou problemas que não estão no plano de cuidados, certificou-se de que são abordados em algum outro local do prontuário do paciente (p. ex., os cuidados com dreno torácico pode estar abordados na prescrição médica)?
4. Os resultados:
   - Derivam-se dos diagnósticos ou dos problemas?
   - São mensuráveis?
   - Foram formulados mutuamente com o paciente e outros participantes?
   - São realistas e atingíveis?
   - Foram redigidos conforme as regras (centralizados no paciente; com verbos mensuráveis; com clareza quanto a quem, o quê, quando, como e onde)?
5. As prescrições de enfermagem:
   - Incluem intervenções que focalizam o controle da causa subjacente ou dos fatores de risco do problema (ou, se isso não for possível, do tratamento do problema)?
   - Direcionam as intervenções com clareza (abordando quem, o quê, quando, como e quanto)?
   - Incorporam o uso de recursos e pontos fortes?
   - Mostram a assinatura de quem prescreveu?
6. O plano:
   - Reflete as políticas e os padrões de prática atualizados?
   - Aplica princípios de pesquisa e da ciência?
   - Aborda necessidades de desenvolvimento, psicossociais, espirituais, culturais e biológicas?
   - Inclui intervenções para a promoção e o ensino de saúde?
   - Oferece continuidade (p. ex., é facilmente acessível, claro e conciso)?
   - Busca reduzir custos ao mesmo tempo em que promove facilidade e conforto?

EXERCÍCIOS DE PENSAMENTO CRÍTICO E RACIOCÍNIO CLÍNICO

4.2 Estes exercícios têm relação com o material que inicia com subtítulo *Determinação das Intervenções* e termina no subtítulo *Garantia de que o plano seja registrado de forma adequada*

Exemplos de respostas estão no final do livro.

Parte I: Determinação das intervenções

1. Qual é o objetivo da classificação das intervenções em diretas e indiretas? (Três frases ou menos.)
2. De que forma as palavras "ver, fazer, ensinar, registrar" ajudam-no a lembrar o que é necessário considerar na determinação das intervenções?

Aplicação do processo de enfermagem **183**

3. Após a identificação de um problema, quais são as duas perguntas que você precisa fazer para determinar as intervenções?
4. Explique como avaliar riscos e benefícios das intervenções (cinco frases ou menos).

Parte II: Individualização das intervenções com base nos problemas e nos resultados

Para cada problema e resultado listados aqui, enumere algumas intervenções de enfermagem adequadas que possam alcançar o resultado.

1. Risco de úlceras por pressão relacionado a repouso no leito prescrito e a perda da sensibilidade nas extremidades inferiores.
   Resultado: Mantém a pele intacta, com sinais de circulação apropriada
   Indicadores: Ausência de vermelhidão ou de irritação; controle dos fatores de risco registrado diariamente no protocolo sobre a pele.
   Intervenções de enfermagem:
2. Complicação potencial: atelectasia relacionada a dor incisional torácica.
   Resultado: Mantém pulmões desobstruídos, com ausência de febre
   Indicadores: Tosse efetivamente a cada três horas; pulmões desobstruídos; informa que a dor não inibe a respiração ou a tosse.
   Intervenções de enfermagem:
3. Constipação relacionada a efeitos secundários dos medicamentos, exercício insuficiente e ingestão inadequada de líquidos e alimentos residuais, conforme evidenciada por ausência de evacuações há quatro dias.
   Resultado: Comunica ou demonstra ausência de constipação
   Indicadores: Evacuações diárias, macias; exercita-se por 20 minutos diariamente; ingere um mínimo de 2.000 mL diariamente; demonstra ingestão adequada de alimentos residuais
   Intervenções de enfermagem:

Parte III. Monitoramento para detectar complicações potenciais

Para cada um dos problemas seguintes, identifique as complicações potenciais e determine um plano para monitorar os problemas. (Você talvez necessite usar recursos adicionais, como o livro-texto médico-cirúrgico, para esta seção.)

1. Infusão endovenosa em 25 mL/h
   Complicações potenciais:
   Plano de monitoramento para detectar complicações potenciais:
2. Diabetes dependente de insulina
   Complicações potenciais:
   Plano de monitoramento para detectar complicações potenciais:
3. Sonda Foley
   Complicações potenciais:
   Plano de monitoramento para detectar complicações potenciais:

Parte IV. Garantia de que o plano seja registrado adequadamente

Usando a sigla RPIA, quais são os quatro itens que você necessita verificar no plano para garantir que ele tenha sido registrado de forma adequada?

| Quadro 4.7 | Dez perguntas-chave respondidas durante o planejamento |

1. **Que resultados importantes (resultados benéficos observáveis) esperamos encontrar nesta pessoa, família ou grupo específico, finalizado o plano de cuidados?** Exemplo: três dias após a cirurgia, a pessoa receberá alta, sem sinais de infecção, capaz de cuidar de si mesma.
2. **Que problemas, riscos ou tópicos devem ser abordados para o alcance dos principais resultados?** A resposta a essa pergunta será útil para que você estabeleça prioridades. Estude sua lista de problemas e reduza-a, mantendo os que *devem* ser abordados.
3. **Quais são as circunstâncias (qual é o contexto)?** Leve em conta coisas como quem está envolvido (p. ex., criança, adulto, grupo), se os problemas são agudos ou crônicos, que fatores influenciam os problemas (p. ex., quando, onde e como os problemas surgiram) e os valores, crenças e cultura do paciente.
4. **Quais são os conhecimentos necessários?** Você deve ter plena percepção das circunstâncias do paciente, conforme abordado no item 3. Há necessidade de todos os indicadores de pensamento crítico, mencionados no Capítulo 1.
5. **Qual é a margem de erro?** Por exemplo, em qual dos casos a seguir você acha que tem mais margem para erro?
   - Você está tentando decidir se dá a uma criança saudável uma única dose de acetaminofen para prurido decorrente do calor, sem conferir isso com o médico.
   - Você tem uma criança que está doente há três dias, com febre, e a mãe quer saber se ela pode continuar a dar acetaminofen sem verificar isso com o médico.

   Se avaliou que é o primeiro caso, acertou. No segundo, os sintomas mantêm-se há três dias em um diagnóstico. Se você cometer o erro de manter o acetamiofen sem conferir isso como médico, poderá mascarar os sintomas de um problema que precisa de atenção médica.
6. **Quanto tempo você tem?** Seja realista quanto à quantidade de tempo disponível com o paciente. Faça o que pode e considere encaminhá-lo para atendimento de acompanhamento.
7. **Quais os recursos que podem ser úteis?** Os recursos humanos incluem educadores de enfermagem clínica, professores de enfermagem, preceptores, enfermeiros com mais experiência, enfermeiros especialistas, colegas, bibliotecários e outros profissionais de saúde (farmacêuticos, nutricionistas, fisioterapeutas, médicos). O paciente e a família são também recursos valiosos (eles se conhecem melhor). Os recursos informativos incluem textos, artigos, bases eletrônicas de dados e programa de apoio para decisões, diretrizes nacionais de prática, documentos da instituição (p. ex., diretrizes, políticas, rotinas, formulários de avaliação). Leva ainda em conta recursos financeiros, como programas e serviços comunitários gratuitos.
8. **As perspectivas de quem devem ser levadas em conta?** A perspectiva mais importante a ser levada em conta é a do paciente. Outras importantes incluem as de participantes-chave (p. ex., pessoas significativas, cuidadores), terceiros importantes (p. ex., seguradoras) e mais os padrões que se aplicam aos problemas do paciente.
9. **O que está influenciando o pensamento?** Admita valores e crenças pessoais, além de inclinações e motivações dos participantes importantes (p. ex., familiares, empresas seguradoras).
10. **O que precisa ser feito para prevenir, controlar ou eliminar os problemas, as questões e os riscos identificados no item 2?** Identifique as intervenções específicas voltadas ao alcance dos resultados, controle dos problemas, questões e riscos e promoção das funções, independência e bem-estar.

PLANO DE CUIDADOS DE REABILITAÇÃO INTERDISCIPLINAR

Nome do paciente: Robert Kirk **Idade:** 75 anos **Altura:** 1,79 m
Diagnóstico principal: **Dieta:** SND **Religião:** Católica
Alergia: Sulfa

REVISÃO DOS CUIDADOS

14/7/13

Semana: 1º/7/13

Data da admissão: 7/7/13
Alta esperada em: 21/7/13

Médico principal: McGwire

Principais problemas	Gerenciamento dos cuidados	Situação	Comentários
Controle da dor	Equipe de reabilitação	Atual	Controlada. Ver fluxograma. Participa na terapia.
Mobilidade prejudicada	Equipe de reabilitação	Atual	Deambulação com andador, com auxílio, três vezes por dia.
Disfunção nas atividades	Equipe de reabilitação	Atual	Assistência mínima diária.
Cicatrização atrasada	Equipe de cuidados da pele	Atual	Incisão no quadril direito, 2 cm à ferida abertos. Pequena quantidade de secreção rosada.

Comorbidades

Doença de Parkinson	Dr. Kostyo	Atual	Estável com medicamentos desde 1995.
Fibrilação atrial crônica com marca-passo	Dr. Foster	Atual	Coumadin desde 2001. Veja fluxograma do anticoagulante. Marca-passo na frequência 60. Frequência controlada. Última verificação pré-operatória 15/6.
Glaucoma nos dois olhos	Dr. Bell	Atual	Estável com medicamentos desde 1999.
Diabetes	Dr. Flynn	Atual	Controla própria glicose sanguínea e insulina.

Planejamento de alta

Alta esperada para: 21/7/13 **Resultados para alta:** Para o domicílio; esposa, principal cuidador; deambula com independência; visitas de profissional de cuidados domiciliares duas vezes por semana.	**Consultas:** Controle de caso: Saúde domiciliar:	J. Knox Enfermeira	**Outros:** Relato de anticoagulante para Dr. Foster

FIGURA 4.8 Exemplo de plano de cuidado multidisciplinar. (© 2012 Terri Patterson, http://www.nursingconsultation.com/)

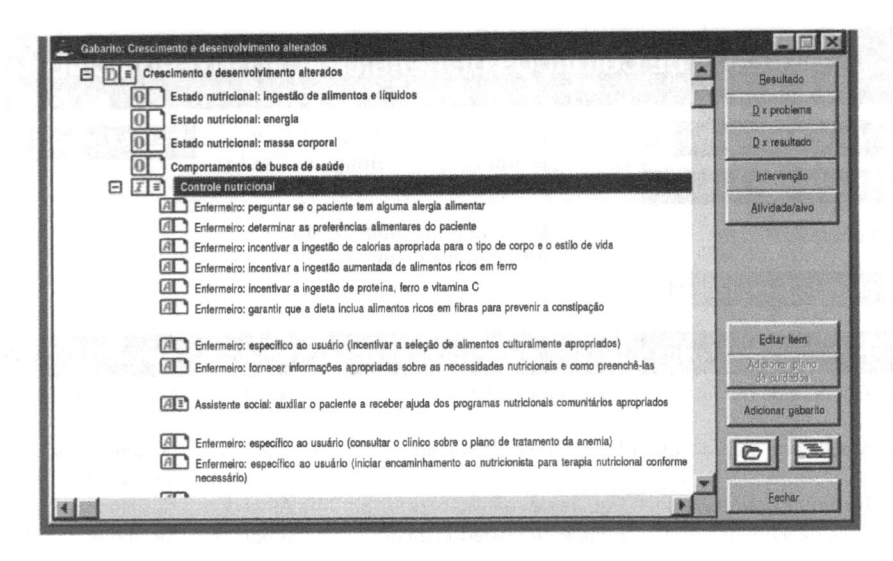

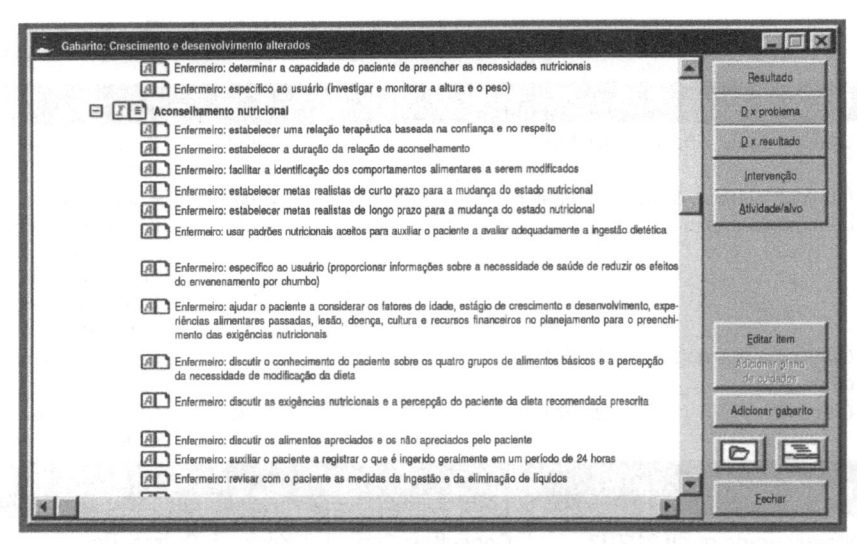

FIGURA 4.9 Exemplo de duas imagens de plano de cuidados eletrônico. (Reproduzido do programa CareManager, com permissão da Egro Partners (http://www.ergopartners.com).)

Tente você mesmo

Com um colega, em grupo ou em um diário:

1. **Pratique a avaliação dos riscos e dos benefícios e a tomada de decisão sobre as intervenções.** Considere as intervenções nas seguintes situações e decida se você as prescreveria e se existe algo que poderia fazer para minimizar os riscos envolvidos.

   a. Sua vizinha telefona a você às 22h e lhe diz que a filha de 9 anos tem catapora, apresentando irritação e desconforto gerais. Pergunta se você acha certo dar Tylenol® infantil. O que você diria a ela? O que diria se a sugestão fosse Aspirina®? Certifique-se de investigar esses medicamentos antes de responder.
   b. O Sr. Evans está fraco em decorrência de repouso no leito. Diz estar deprimido por ter-se tornado tão dependente dos outros. Atualmente, ele pode ir ao banheiro sozinho, e pede permissão para fazer sua higiene diária no banheiro, sem supervisão. Você se preocupa com a possibilidade de ele se cansar no banheiro. Você prescreveria que ele tivesse permissão de realizar seus cuidados matinais sozinho no banheiro? Em caso positivo, como minimizaria os riscos?
   c. Seu paciente tem um dreno no lado esquerdo do tórax e não quer se deitar de lado porque sente dor. Mesmo tendo o pulmão direito comprometido, em decorrência de processo de doença anterior, insiste em ser virado somente para o lado direito. Você permitiria que ele se voltasse apenas para o lado direito? Em caso positivo, o que faria para minimizar os riscos?

2. Discutir a importância de se perceber como gerenciador de riscos, conforme abordado no artigo a seguir. Midgley, M. Aumiller, L. and Moskowitz, M. (2011). Every Nurse is a Risk Manager recuperado em 2 de janeiro de 2011 from *http://ce.nurse.com/ce105-60/everynurse-is-a-risk-manager/*
3. Em um diário, com um colega ou em um grupo, discuta as implicações da seção *Vozes* e *Pare e pense*.

Vozes

Como formar parcerias com os pacientes – a chave para a boa enfermagem
A enfermagem é incrivelmente relacional. Somos convidados a participar dos momentos mais íntimos das vidas de pessoas que, minutos antes, eram estranhos. Somente conseguimos, verdadeiramente, cuidar das pessoas se as conhecermos, conhecendo seus valores, medos, crenças, relacionamentos e planos de vida. A cada dia, então, somos lançados em um nível profundo de trabalho de relacionamentos, que atinge nossa própria humanidade de formas que, raramente, somos capazes de antecipar. Precisamos uns dos outros não somente para apoio e compreensão, mas pelo fato de as exigências dos cuidados de pacientes não se limitarem a nosso turno de trabalho ou dia de trabalho designado. Para que realizemos um bom trabalho, para que façamos diferença nas vidas dos pacientes e famílias, nosso trabalho precisa ser contínuo, coordenado e bem comunicado – entre plantões e entre enfermeiros.[3]
-*Gladys Campbell, RN, MSN*

Enfermeiros – os profissionais mais confiáveis
Um levantamento do Instituto Gallup mostra que 84% dos norte-americanos confere a classificação de "Alto" ou "Muito alto" aos enfermeiros, na escala da honestidade e ética. Desde 1999, esses levantamentos colocaram os enfermeiros no topo, exceto em 2001, quando a mais alta posição foi ocupada pelos bombeiros, após os episódios terroristas de setembro. "A confiança ininterrupta do público nos enfermeiros está bem classificada, refletindo uma valorização das várias formas de esses profissionais oferecerem cuidados especializados e defesa."[4]
-*Karen Daley, American Nurses Association President*

Pare e pense

Fazer perguntas negativas ajuda-o a estabelecer prioridades
Ao tomar decisões sobre o que registrar no plano, faça a você mesmo perguntas negativas. Elas começam com *O que poderia acontecer se eu não*. Por exemplo, *O que pode acontecer a esta pessoa se eu não abordar esse problema no plano de cuidados?* ou *O que pode acontecer se eu não informar esses sinais e sintomas?* Fazer-se esse tipo de pergunta ajuda-o a ter o foco no que é mais importante. Se a resposta for "Não há muito a acontecer" você saberá que o problema tem baixa prioridade. Se a resposta o preocupar, você sabe que o problema tem prioridade elevada.

Controlar a dor promove a cura
O controle da dor melhora muito a capacidade de seu paciente de fazer o que deve para curar-se. As iniciativas da *American Pain Society* de aperfeiçoamento da qualidade e os padrões da *Joint Commission* enfatizam que você deve

(1) prometer aos pacientes que o controle da dor será elemento essencial no plano; (2) determinar uma forma de monitorar a dor, tratá-la rapidamente e avaliar a reação e (3) tornar prontamente disponíveis as informações sobre analgésicos e intervenções holísticas aos pacientes, famílias e equipe. Mais informações podem ser obtidas em http://www.thejointcommission.com, ou http://www.ampainsoc.org – o *site* da American Pain Society, uma organização educacional e científica multidisciplinar dedicada a atender pessoas com dor.

Este capítulo e o NCLEX

- Essencial = Segurança. Encontrando a palavra essencial em uma pergunta (p. ex., Que ações essenciais você precisa planejar?), a resposta costuma envolver algo que deve ser feito para manter seguro o paciente.
- Esperar perguntas sobre o papel de monitoramento (investigação), relacionado a procedimentos e administração de fármacos. Por exemplo, *O que você investigará pré-procedimento, intraprocedimento e pós-procedimento? O que você investigará antes da administração de fármacos, durante e após?*
- Prestar atenção a palavras indicativas de "prazos". Por exemplo, na admissão, antes da alta, imediatamente antes da cirurgia ou assim que voltar (elas determinam a resposta correta)
- Visualizar e identificar as consequências (resultados) de cada resposta (é isso que se deseja?)
- Estar preparado para muitas perguntas sobre estabelecimento de prioridades e delegação de cuidados (assunto do próximo capítulo). Perguntar-se, se puder fazer apenas uma coisa por este paciente, o que seria? Lembrar "Mantenha-os respirando e mantenha-os seguros". Diante de uma pergunta sem clareza, pensar em "segurança".

Pontos-chave

- Ter um plano de cuidados bem elaborado é fundamental à segurança e eficiência, além de ele atender a quatro finalidades principais: (1) Direcionar os cuidados e a documentação; (2) Promover a comunicação e a continuidade dos cuidados; (3) Criar um registro que possa, posteriormente, ser usado para avaliação, pesquisa e razões legais e (4) Proporcionar a documentação das necessidades de cuidados de saúde para fins de seguro-saúde.
- Caso desenvolva seu próprio plano ou use um plano padronizado, você é responsável por seguir as políticas e os procedimentos para garantir que o plano seja individualizado.
- A sigla RPIA ajuda-o a lembrar os quatro principais componentes do plano de cuidados (R = resultados esperados; P = problemas reais e potenciais; I = intervenções específicas; A = avaliação/anotações da evolução).
- O planejamento inicial envolve o atendimento das prioridades urgentes e, depois, a determinação dos resultados esperados dos cuidados. Os resultados para os problemas enunciam o que você espera observar no paciente, quando os problemas são resolvidos ou controlados. Os resultados para as intervenções declaram o benefício que se espera observar no paciente, após a intervenção ser realizada (p. ex., se aspirar

a traqueostomia de um paciente, você espera que os ruídos respiratórios fiquem mais claros após a aspiração). Se não puder identificar claramente os benefícios que espera ver nos pacientes após o cuidado de enfermagem, você não deve intervir.
- Você determina o sucesso do plano, descobrindo se o paciente atingiu os resultados esperados. Ao redigir os resultados, use verbos mensuráveis. Os resultados podem ser redigidos para os domínios afetivo, cognitivo ou psicomotor
- Os registros dos pacientes devem comunicar a conscientização e a resposta dos enfermeiros a todas as principais prioridades do atendimento; alguns problemas talvez não necessitem ser registrados no plano de cuidados, pois são abordados em outras partes do registro (p. ex., o cuidado com a sonda Foley é abordado, geralmente, nos manuais de procedimentos e protocolos).
- As intervenções que você identifica devem ser individualizadas ao paciente e têm como objetivos: (1) Detectar, prevenir e controlar os problemas e os riscos de saúde; (2) Promover o funcionamento, a independência e a sensação de bem-estar ideais e (3) Alcançar os resultados desejados com segurança e eficiência.
- A prática baseada em evidências exige que você conheça a força da evidência que apoia o uso das intervenções escolhidas.
- Examine este capítulo quanto a regras, mapas e diagramas do texto, comparando-os, então, com sua posição em relação aos resultados esperados da aprendizagem, no início do capítulo (página 162).

Referências

1. American Nurses Association. (2010). *Nursing: Scope and standards of practice* (2nd ed.). Silver Spring, MD: Nursesbooks.org.
2. National Health Service Institute for Innovation and Improvement. Quality and Service Improvement Tools: Discharge Planning. Recuperado em 16 de janeiro, 2012, em http://www.institute.nhs.uk/quality_and_service_improvement_tools/quality_and_service_improvement_tools/discharge_planning.html
3. Campbell, G. (1997). President's note. *AACN News,14*(8), 2.
4. Daley, K. (2011). Nurses rank as most trusted profession yet again. Recuperado em 16 de janeiro, 2012, em http://news.nurse.com/article/20111213/NATIONAL02/112190001/1003

Capítulo 5

Implementação

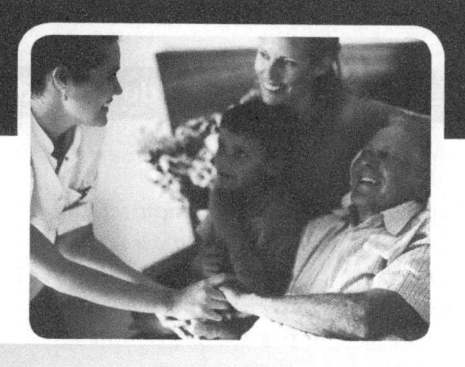

O que há neste capítulo?

Este capítulo ajuda-o a entender suas responsabilidades relacionadas com *a colocação do plano em prática*, diariamente. Aqui, você aprende os princípios do fornecimento e recebimento dos relatórios de passagem de plantão e como se organizar, estabelecer prioridades e aproveitar o tempo ao máximo. Você examina três tópicos importantes que necessita saber, tanto para o NCLEX quanto para a prática clínica: (1) Como priorizar o atendimento?, (2) Quando é apropriado delegar os cuidados a outros, e (3) Que etapas devem ser percorridas para garantir que você está delegando de forma segura e eficaz?. Você estuda seu papel como coordenador dos cuidados e compreende a fundo a importância da vigilância pelos enfermeiros (monitorando atentamente as respostas do paciente, observando ocorrência de situações perigosas, identificando logo os erros e criando redes de segurança para manter seguros os pacientes). Finalmente, aprende os princípios essenciais que o ajudam a registrar no prontuário de modo efetivo, manualmente ou por sistema eletrônico.

Padrões da ANA relacionados com este capítulo[1]

Padrão 4	**Planejamento.** O enfermeiro elabora um plano que prescreve as estratégias e alternativas para que sejam alcançados os resultados esperados.
Padrão 5	**Implementação.** O enfermeiro com registro profissional implementa o plano identificado.
Padrão 5a	O enfermeiro com registro profissional coordena o fornecimento dos cuidados.
Padrão 5b	Ensino de Saúde e Promoção da Saúde: o enfermeiro com registro profissional emprega estratégias para promover a saúde e um ambiente seguro.
Padrão 6	**Avaliação.** O enfermeiro avalia o progresso na direção dos resultados.

Exercícios de pensamento crítico e raciocínio clínico

Exercícios 5.1	Fazer e receber relatórios (passagem de plantão); quando e como delegar; uso de planos padronizados e identificação de variações dos cuidados; realização das intervenções
Exercícios 5.2	Princípios do registro efetivo no prontuário

Resultados esperados de aprendizagem

Após estudar este capítulo, você será capaz de:

1. Explicar como a *Implementação* relaciona-se com o *Planejamento* e a *Avaliação*.
2. Discutir como fazer e receber o relatório de passagem de plantão na próxima vez em que estiver na assistência.
3. Identificar estratégias para organizar-se e estabelecer prioridades na próxima vez em que estiver na assistência.
4. Delegar de forma segura e eficaz, aplicando os princípios para delegar, descritos neste capítulo.
5. Abordar seu papel e relação na coordenação dos cuidados, vigilância pelos enfermeiros, prevenção de omissões no atendimento e resultados adversos, além de construção de redes de segurança, relacionado com o controle de caso e as variações nos cuidados.
6. Explicar seu papel relativo ao gerenciamento de caso e variações nos cuidados.
7. Descrever como avaliar os riscos e os benefícios para reduzir a probabilidade de danos causados por uma intervenção.
8. Descrever como as palavras "investigar, reinvestigar, revisar, registrar" aplicam-se para a realização das intervenções.
9. Explicar as seis principais finalidades do registro em prontuários.
10. Discutir as características de sistemas de prontuário eficazes.
11. Aplicar os princípios de um registro eficaz em prontuários.
12. Preencher o prontuário de maneira eficaz, aplicando princípios de um registro eficaz e atendendo às políticas e rotinas da instituição.
13. Manter atualizado o prontuário do paciente.
14. Avaliar seus dias de trabalho para determinar mudanças capazes de reduzir seu estresse e melhorar seu desempenho.

IMPLEMENTAÇÃO: COLOCAÇÃO DO PLANO EM PRÁTICA

Neste capítulo, você aprende a colocar o plano em prática, de forma segura, eficaz e organizada – uma maneira de aumentar a probabilidade de obter os resultados necessários, ao mesmo tempo em que evita erros e outras consequências indesejáveis.

Lembre-se do diagrama a seguir, parte do Capítulo 1, que mostra como a Implementação – colocar o plano em ação – é como uma "ponte" entre o *planejamento e a avaliação*.

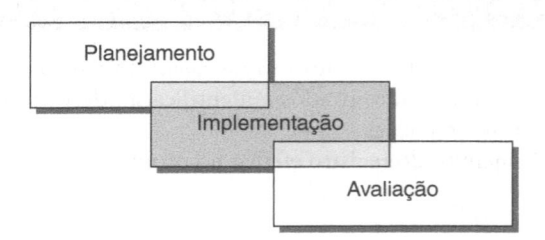

A implementação está vinculada ao planejamento e à avaliação por duas razões principais:

1. O *planejamento* orienta o que é feito durante a *implementação*.
2. Ao colocar o plano em prática, você faz uma avaliação precoce, realizando as mudanças necessárias. Você não espera a fase formal de avaliação para determinar como seus pacientes estão respondendo aos cuidados.

Este capítulo concentra-se nas seguintes atividades principais:

IMPLEMENTAÇÃO

- Fazer e receber relatórios (passagem de plantão)
- Estabelecer as prioridades diárias
- Delegar de forma adequada
- Coordenar os cuidados
- Fazer a vigilância (monitorar reações, prevenir erros, omissões e resultados adversos)
- Construir redes de segurança
- Realizar as intervenções
- Fazer os registros com eficiência
- Manter o plano atualizado
- Avaliar seu dia

REGRA Sua capacidade de comunicação (ouvir, falar e escrever de forma eficaz) com pacientes, famílias, colegas e outros profissionais faz a diferença entre o cuidado competente, eficiente e o cuidado desleixado, não profissional e propenso a erros.

A *implementação* é desafiadora, porque é onde reside a ação, com muitas variáveis dinâmicas que influenciam seu desempenho. Também exige que você reúna as cinco etapas do processo de enfermagem enquanto "pensa durante a ação" para tomar decisões rápidas. Exige-se:

1. Investigar o paciente para garantir que seu estado não tenha mudado e que as intervenções ainda sejam apropriadas.
2. Reconhecer quando os problemas ou os tópicos mudaram.
3. Planejar antes de agir.
4. Realizar as ações de enfermagem (intervenções).
5. Avaliar as respostas cuidadosamente e revisar sua abordagem, conforme indicado.

REGRA Lembre-se de "investigar, reinvestigar, revisar, registrar": investigar os pacientes antes de realizar as ações de enfermagem. Reinvestigá-los para determinar suas respostas após a realização dessas ações. Revisar sua abordagem, conforme indicado. Registrar as respostas dos pacientes e qualquer modificação feita no plano.

Abordada a importância de serem aplicadas as cinco etapas do processo de enfermagem durante a *Implementação* de forma "harmoniosa", passemos a abordar elementos-chave que você precisa fazer diariamente, no contexto de prática.

FAZER E RECEBER RELATÓRIOS (PASSAGEM DE PLANTÃO)

Na maior parte dos casos, seu dia de clínica começa e termina com os relatórios de passagem de plantão. Eles também acontecem sempre que os cuidados passam das mãos de um enfermeiro para as de outro (p. ex., quando um paciente é transferido de uma unidade a outra). Esses recursos da passagem de plantão são também concluídos antes que você faça contato com os outros profissionais para a comunicação de sinais e sintomas que o preocupam.

O uso de recursos padronizados para os relatórios da passagem de plantão acarreta três coisas:

1. Ajuda-o a organizar-se
2. Evita omissões de informações importantes que precisam ser comunicadas
3. Promove o diálogo e o pensamento crítico entre os cuidadores

Sempre que você iniciar o trabalho em um novo cargo, solicite os protocolos e as rotinas sobre relatório de passagem de plantão e atenda a eles com atenção. Não confie na memória. Como o que é comunicado nessas passagens de plantão e a forma como isso é realizado influenciam a qualidade dos cuidados que seu paciente recebe. O texto a seguir traz orientações sobre como fazer os relatórios de passagem de plantão.

Diretrizes: fornecimento de relatório (passagem de plantão)

- Siga os protocolos e rotinas para relatórios de passagem de plantão.
- Seja específico. Evite termos vagos.

EXEMPLO DE COMO SER ESPECÍFICO DURANTE AS PASSAGENS DE PLANTÃO

Certo: "A Sra. Wu apresentou aumento da frequência respiratória para 32/min. Sua frequência cardíaca está em 122 e a temperatura em 38,5°C".

Errado: "A Sra. Wu parece apresentar dificuldade respiratória".

Certo: "Administrei 8 mg de morfina IM à Sra. Wu, às 17h10 min para a dor incisional".

Errado: "Administrei medicação para a dor para a Sra. Wu por volta das 17 horas".

- **Se fizer alguma inferência, fundamente-a com evidências** (p. ex., "Parece aborrecida com seu marido, chora e diz que ele não a apoia").
- **Descreva a situação de todas os sistemas invasivos** (p. ex., acessos EV, sonda Foley, sondas nasogástricas).
- **Destaque os achados anormais** (p. ex., estertores nos pulmões, sinais vitais anormais) e variações da rotina (p. ex., "Essa paciente não será medicada antes da cirurgia").
- **Peça esclarecimentos quando necessário.** Aplique a regra da releitura e da repetição, sempre que indicado.

A Figura 5.1 traz um exemplo de instrumento para a passagem de plantão que usa o formato SBAR. Você também pode fazer o *download* de estratégias baseadas em evidências e recursos de um *kit* gratuito para passagem de plantão, para melhorar seu desempenho e a segurança do paciente, em *http://www.ahrq.gov/qual/teamstepps/* e *http://www.aorn.org/PracticeResources/ToolKits/PatientHandOffToolKit/*.

ESTABELECIMENTO DAS PRIORIDADES DIÁRIAS

O estabelecimento de prioridades durante a *implementação* exige a aplicação dos mesmos princípios abordados na seção "Atendimento a Prioridades Urgentes", no Capítulo 4. Use alguns momentos para rever essa seção.

A próxima seção fornece estratégias adicionais para ajudá-lo a estabelecer prioridades diárias ao cuidar de mais de um paciente.

Diretrizes: priorização dos cuidados para vários pacientes

- **Faça uma avaliação inicial rápida dos pacientes,** verificando o "quadro geral" de como estão (de preferência, faça isso antes de receber o relatório ou de ler os prontuários). **Justificativa:** ajuda-o a identificar os problemas que exigem atenção imediata e a associar com os pacientes reais ao que você ouve durante a passagem de plantão ou lê nos prontuários.
- **Imediatamente após a passagem de plantão,** confirme as informações críticas, como infusões endovenosas (EV), funcionamento dos equipamentos e outros. **Justificativa:** a confirmação das informações recebidas durante a passagem de plantão é uma "rede de segurança" que o ajuda a identificar discrepâncias entre o que você ouviu e o que está realmente acontecendo.
- **Realize investigações rápidas prioritárias e identifique os problemas urgentes** (os que constituem ameaça imediata ao paciente, p. ex., dor no peito ou acesso venoso desconectado) e tome as medidas apropriadas (p. ex., obtenha ajuda, se necessário). **Justificativa:** agir para corrigir problemas graves tem prioridade sobre usar o tempo para analisar todos os problemas do paciente.

- **Liste os principais problemas de seus pacientes** em relação aos resultados esperados para o dia, e responda às seguintes perguntas:
    1. Que problemas precisam ser solucionados hoje, e o que acontecerá caso eu espere até mais tarde?
    2. Que problemas eu devo monitorar hoje, e o que pode acontecer se eu não o fizer?

SBAR (Situação, Antecedentes, Investigação, Recomendação)*

NOTA Pronunciada como S-BAR e usada, pela primeira vez, pelos militares para aperfeiçoar a eficácia da comunicação entre cuidadores, a abordagem SBAR é recomendada por especialistas em segurança do paciente. Variam os formulários SBAR, dependendo da finalidade e do contexto. Há locais que a usam para fornecer situações *hands-off* (quando um enfermeiro transfere os cuidados a outro). Há locais que usam formulários SBAR semelhantes ao mostrado a seguir para relatar por telefone algum problema aos médicos.

→ Tenha o prontuário em mãos antes de fazer a ligação telefônica e certifique-se de poder comunicar rapidamente todas as seguintes informações:

S SITUAÇÃO (situation): tenha o prontuário disponível antes de fazer a ligação telefônica e garanta que possa fornecer de imediato todas as seguintes informações: relatar brevemente todo o assunto ou o problema, o que é, quando aconteceu (ou como iniciou) e quão grave é. Descrever os sinais e os sintomas preocupantes.

B ANTECEDENTES (background): forneça a data de admissão e os diagnósticos médicos atuais. Determine a história clínica pertinente e dê uma sinopse breve do tratamento até agora (p. ex., medicamentos, uso de oxigênio; sonda nasogástrica; punção endovenosa, gravidade da situação).

A INVESTIGAÇÃO (assessment): forneça os sinais vitais mais recentes e qualquer modificação no seguinte:

☐ Estado mental – sinais neurológicos
☐ Respirações
☐ Pulso – cor da pele
☐ Conforto – dor
☐ Situação gastrintestinal (náusea, vômito, diarreia, distensão)
☐ Eliminação urinária
☐ Sangramento – secreção
☐ Outros _____

R RECOMENDAÇÃO (recommendation): declare o que você acha que deve ser feito. Por exemplo:

☐ Venha ver o paciente agora
☐ Obtenha uma consulta
☐ Obtenha exames adicionais (p. ex., raio X de tórax, gasometria arterial, eletrocardiograma, contagem de leucócitos e outros)
☐ Transfira o paciente para a UTI
☐ O que fazer se o paciente não melhorar
☐ Com que frequência necessita verificar os sinais vitais
☐ Se não houver melhora, quando quer ser chamado?

*Dados de Haig, K, Sutton, S. e Whittington, J. (2006) SBAR: A Shared Mental Model for Improving Communication Between Clinicians. Journal of Quality and Patient Safety, 32(3), 167-175.
Fonte: R. Alfaro-LeFevre Handouts ©2007-2013 www.AlfaroTeachSmart.com.

FIGURA 5.1 SBAR, um recurso comum para passagens de plantão.

3. Para alcançar os resultados gerais do atendimento, quais são os problemas, tópicos ou riscos que devo resolver ou controlar hoje?

Justificativa: você não pode fazer tudo em um só dia. Responder a essas perguntas ajuda-o a decidir o que deve ser feito *hoje*.

REGRA Faça um acordo com os pacientes para o estabelecimento das prioridades – estabeleça metas recíprocas para o dia (p. ex., "Diga-me três coisas importantes que deseja fazer hoje" ou "Quais são as coisas mais importantes para as quais deseja a minha ajuda?". Isso dá o tom para o estabelecimento mútuo de metas e ajuda a evitar pressuposições sobre o que é importante para seus pacientes, além de ajudá-lo a identificar os pressupostos que os pacientes possam ter (p. ex., eles podem ter expectativas irreais).

- **Determine as intervenções que devem ser feitas para prevenir, resolver ou controlar os problemas listados.** Enumere essas intervenções com as tarefas de rotina, como a higiene e a alimentação. **Justificativa:** isso o ajuda a obter um quadro maior das tarefas do dia, o que o auxilia a responder a perguntas como "O que deve ser feito em primeiro lugar?", "Como conseguirei usar melhor o meu tempo?". Por exemplo, você pode dar um banho de rotina para promover a higiene e, ao mesmo tempo, discutir os problemas de enfrentamento.
- **Decida o que o paciente ou as pessoas significativas podem fazer sozinhos, o que delegar aos outros e o que você mesmo deve fazer** (quando e como delegar é assunto da próxima seção). **Justificativa:** incentivar os pacientes e as famílias a serem tão independentes quanto for possível ajuda-os a assumir o comando do próprio cuidado. Muitas vezes, os pacientes e as famílias desconhecem o que se espera e o que não se espera que façam sozinhos. O uso de ajuda menos qualificada, de maneira adequada, permite que você passe mais tempo realizando as tarefas que exigem a perícia de um enfermeiro.
- **Faça um fluxograma pessoal para a realização das tarefas para o dia e consulte-o com frequência.** Certifique-se de levar em consideração a rotina diária da unidade (p. ex., quando são servidas as refeições). **Justificativa:** você terá muitas distrações durante o transcurso do dia. Não confie na memória. Embora a rotina diária da unidade não deva ditar suas atividades, é vital considerá-la ao estabelecer a programação. Por exemplo, é frustrante, tanto para os enfermeiros quanto para os pacientes, quando as refeições chegam durante o banho ou quando os pacientes são chamados para a fisioterapia em horários inconvenientes.

QUANDO E COMO DELEGAR

Atualmente, os enfermeiros estão cada vez mais comprometidos com a delegação de alguns aspectos dos cuidados a outros profissionais. Delegar de forma segura e eficiente é uma habilidade que requer pensamento crítico sólido, sendo aperfeiçoada via experiência profissional. Há também necessidade de que você compreenda os princípios da delegação para responder a perguntas formuladas no NCLEX.

Delegar é definido *como transferir a uma pessoa competente a autoridade para realizar uma tarefa selecionada, em uma situação selecionada, ao mesmo tempo em que se mantém a responsabilidade pelos* resultados[2] – é você quem responde pelas consequências dos cuidados delegados. Por exemplo, suponha que você tenha delegado os cuidados de uma criança a Jane, uma funcionária sem experiência profissional. Jane pede à mãe para vigiar a criança durante seu almoço. Se a mãe sair do quarto e algo acontecer à criança, é VOCÊ o responsável.

REGRA **Ao delegar os cuidados, confira você mesmo os resultados.** Conferir resultados do atendimento que você delega mantém os pacientes seguros, protege-o contra processos judiciais e estimula um bom atendimento (há maior possibilidade de os funcionários realizarem um bom trabalho ao saberem que os *resultados* serão conferidos por você).

Estude o Quadro 5.1 que trata dos cinco certos e quatro etapas da delegação. Depois, estude as Figuras 5.2 e 5.3, que mapeiam o pensamento crítico necessário antes que você delegue os cuidados.

Quadro 5.1 Os cinco certos e as quatro etapas da delegação

Os cinco certos
Delegar (1) a tarefa certa, (2) na situação certa, (3) ao funcionário certo, (4) com orientação e a comunicação certas e (5) o ensino, a supervisão e a avaliação certos.

Quatro etapas
1. **Investigar e planejar:** avalie o paciente, a tarefa e as competências do funcionário para elaborar um plano de tarefas a serem delegadas e para quem (Figs. 5.2 e 5.3).
2. **Comunicar:** dar orientações claras, concisas e completas sobre o que precisa ser feito, como deve ser feito, o que necessita ser relatado e quando fazer contato com você (confirmar que o funcionário entendeu as orientações).
3. **Assegurar vigilância e supervisão:** monitorar o paciente e o desempenho do funcionário com a frequência necessária, baseada no que foi referido anteriormente.
4. **Avaliar e dar retorno:** avaliar a eficácia da delegação, investigando você mesmo as reações do paciente. Decidir se há necessidade de mudanças no plano de atendimento do paciente ou na forma como o funcionário está realizando a tarefa. Avaliar o desempenho do funcionário e oferecer orientação e dados de retorno conforme a necessidade (o que ajuda o funcionário a melhorar as habilidades, liberando você para outro trabalho importante).

Fonte: American Nurses Association and National Council of State Boards of Nursing. (2006). *Joint Statement on Delegation*, Acessado em 27 de janeiro de 2012, em *https://www.ncsbn.org/Joint_statement.pdf*

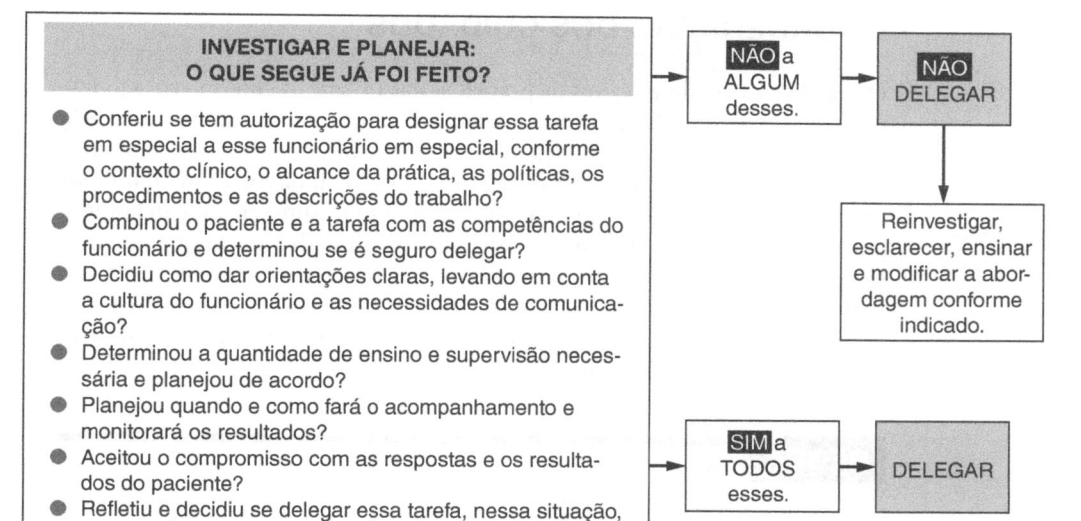

INVESTIGAR E PLANEJAR: O QUE SEGUE JÁ FOI FEITO?

- Conferiu se tem autorização para designar essa tarefa em especial a esse funcionário em especial, conforme o contexto clínico, o alcance da prática, as políticas, os procedimentos e as descrições do trabalho?
- Combinou o paciente e a tarefa com as competências do funcionário e determinou se é seguro delegar?
- Decidiu como dar orientações claras, levando em conta a cultura do funcionário e as necessidades de comunicação?
- Determinou a quantidade de ensino e supervisão necessária e planejou de acordo?
- Planejou quando e como fará o acompanhamento e monitorará os resultados?
- Aceitou o compromisso com as respostas e os resultados do paciente?
- Refletiu e decidiu se delegar essa tarefa, nessa situação, é o melhor a fazer?

NÃO a ALGUM desses. → **NÃO** DELEGAR → Reinvestigar, esclarecer, ensinar e modificar a abordagem conforme indicado.

SIM a TODOS esses. → DELEGAR

FIGURA 5.2 Investigação e planejamento que você deve fazer antes de delegar.
Fonte: Alfaro-LeFevre, R. (2011). *Critical Thinking Tool: When and How to Delegate*. Não usar sem permissão. http://wwwAlfaroTeachSmart.com

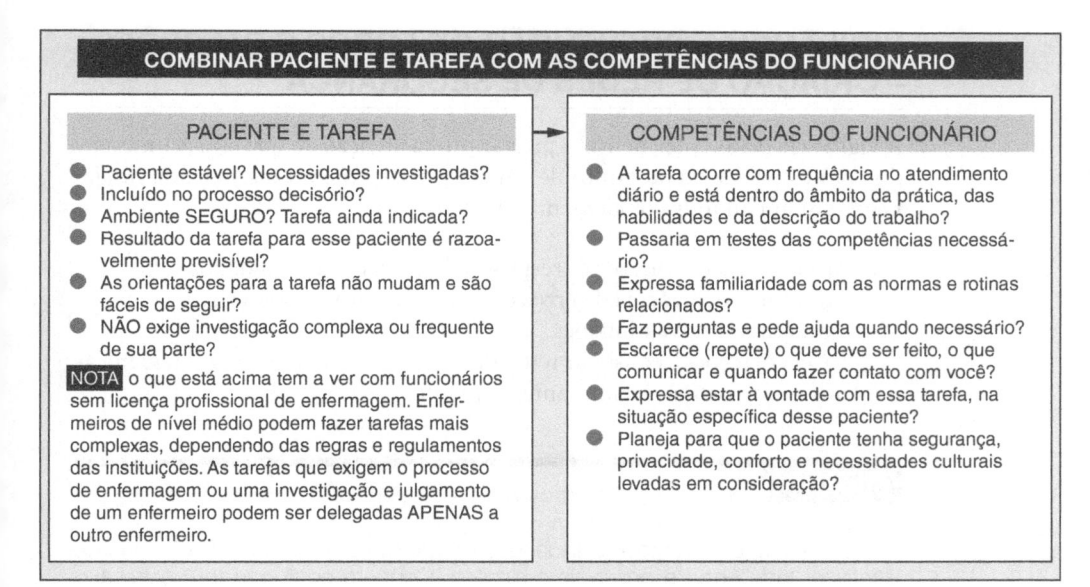

COMBINAR PACIENTE E TAREFA COM AS COMPETÊNCIAS DO FUNCIONÁRIO

PACIENTE E TAREFA

- Paciente estável? Necessidades investigadas?
- Incluído no processo decisório?
- Ambiente SEGURO? Tarefa ainda indicada?
- Resultado da tarefa para esse paciente é razoavelmente previsível?
- As orientações para a tarefa não mudam e são fáceis de seguir?
- NÃO exige investigação complexa ou frequente de sua parte?

NOTA o que está acima tem a ver com funcionários sem licença profissional de enfermagem. Enfermeiros de nível médio podem fazer tarefas mais complexas, dependendo das regras e regulamentos das instituições. As tarefas que exigem o processo de enfermagem ou uma investigação e julgamento de um enfermeiro podem ser delegadas APENAS a outro enfermeiro.

COMPETÊNCIAS DO FUNCIONÁRIO

- A tarefa ocorre com frequência no atendimento diário e está dentro do âmbito da prática, das habilidades e da descrição do trabalho?
- Passaria em testes das competências necessário?
- Expressa familiaridade com as normas e rotinas relacionados?
- Faz perguntas e pede ajuda quando necessário?
- Esclarece (repete) o que deve ser feito, o que comunicar e quando fazer contato com você?
- Expressa estar à vontade com essa tarefa, na situação específica desse paciente?
- Planeja para que o paciente tenha segurança, privacidade, conforto e necessidades culturais levadas em consideração?

Fonte: Alfaro-LeFevre, R. (2011). Critical thinking tool: When and how to delegate. Não usar sem permissão.

FIGURA 5.3 Como combinar o paciente e a tarefa com as competências do funcionário, antes de delegar.
Fonte: Alfaro-LeFevre, R. (2011). *Critical thinking tool: When and how to delegate*. Não usar sem permissão. http://www.AlfaroTeachSmart.com

COORDENAÇÃO DOS CUIDADOS

Os padrões norte-americanos da prática destacam que os enfermeiros são responsáveis pela coordenação dos cuidados durante a implementação e pela documentação dessa coordenação.[1] Como enfermeiro, você tem maior contato com o paciente, portanto preste atenção aos cuidados gerais recebidos por ele. Reflita sobre seu esquema de tratamento e como ele está afetando o paciente. Incentive os pacientes a informarem-no se desejarem que as coisas sejam organizadas de modo diferente (p. ex., os pacientes que são "pessoas mais matutinas" devem realizar o tratamento de fisioterapia durante a manhã). Certifique-se de registrar como os cuidados gerais podem ser mais bem coordenados no plano de cuidados.

REGRA Ao coordenar os cuidados, lembre-se da importância de pensar antecipadamente, pensar ao agir e repensar (refletir) durante a Implementação.[3] **Pense antecipadamente** (seja proativo – antecipe o que pode acontecer e como você pode estar preparado). **Pense ao agir** (preste atenção ao que está passando em sua cabeça ao "pensar com os pés no chão", coletando e juntando informações). **Repense** (reflita sobre seu raciocínio para decidir o que pode aprender com o que aconteceu, o que influenciou seu raciocínio e o que pode fazer melhor na próxima vez – isso geralmente exige diálogo com outros ou o registro em um diário para explicitar seus pensamentos).

VIGILÂNCIA – PREVENÇÃO DE ERROS E OMISSÕES – CRIAÇÃO DE REDES DE SEGURANÇA

A vigilância pelos enfermeiros – prestar muita atenção ao que está acontecendo com os pacientes no ponto de cuidados – é elemento essencial da *Implementação*. Inclui todos os elementos a seguir:

1. Monitorar a condição e as respostas do paciente aos cuidados.
2. Monitorar ocorrência de erros ou processos propensos a risco.
3. Conferir se houve omissões.
4. Fazer correções e construir redes de segurança para reduzir as incidências nos números 1-3 trazidos anteriormente.

REGRA Mantenha os pacientes em segurança durante a *Implementação*, prevenindo erros e omissões e construindo redes de segurança. Monitore atentamente situações propensas a erro. Encontre formas de identificar logo erros e possíveis omissões. Coopere conforme for necessário para criar redes de proteção para todas as situações de cuidado importantes (p. ex., pedir a outra pessoa que confira duas vezes seus cálculos quando realizar a estimativa complexa de doses de fármacos).

Como identificar, interromper e corrigir erros

Hennenman e colaboradores identificaram que os enfermeiros usam estas estratégias para identificar, interromper e corrigir erros.[4]

- **Estratégias para identificar os erros:** conhecer o paciente, conhecer os "protagonistas", conhecer o plano de cuidados, fazer a vigilância, conhecer as normas e rotinas, conferir novamente, usar processos sistemáticos e perguntar.
- **Estratégias para interromper erros:** oferecer ajuda, esclarecer, interromper verbalmente.
- **Estratégias para corrigir erros:** perseverar, estar fisicamente presente, revisar ou confirmar o plano de cuidados, oferecer opções, referenciar normas ou especialistas e envolver outro enfermeiro ou um médico.

A Figura 5.4 mostra como monitorar ocorrência de situações perigosas promove a correção precoce de problemas e mantém o paciente seguro.

Manter a mente aberta

Monitorar as reações do paciente requer investigar com uma mente aberta. Com frequência, os enfermeiros estão tão influenciados pelo relatório da passagem de plantão que se esquecem de investigar com mais profundidade as situações do paciente, conforme observado no exemplo a seguir.

> **EXEMPLO**
>
> **A importância de investigar com a mente aberta.** Durante a passagem de plantão, foi dito a Jodi, a enfermeira da noite: "A Sra. Ross é uma paciente difícil – não quis deambular". Mais tarde, quando Jodi chegou ao quarto para dar a medicação à paciente, perguntou-lhe se havia alguma coisa que a deixava tão cansada. A paciente respondeu, explicando que não estava dormindo bem há semanas, porque descobrira que a filha tinha câncer de mama e receava perdê-la. Tratava-se de uma informação importante, que não havia sido revelada anteriormente. Jodi conseguiu, então, conversar com a Sra. Ross sobre seus medos, além de oferecer-lhe uma visão positiva, explicando que o câncer de mama, quando detectado precocemente, apresenta bom prognóstico. Mais tarde, a Sra. Ross estava deambulando e conversando sobre seu desejo de ir para casa.

> **REGRA** Use cada contato com o paciente como uma oportunidade para observar seu estado mental e físico e para autorizá-lo a cuidar de si mesmo (por meio de orientações, treinamento e outros). Por exemplo, se está auxiliando alguém a se banhar, investigue o estado da pele (observando todo o corpo) e o estado mental (usando as técnicas da comunicação terapêutica). Essa também é uma oportunidade para ensinar o bom cuidado com a pele.

REALIZAÇÃO DAS INTERVENÇÕES DE ENFERMAGEM

A realização das intervenções envolve preparar-se, executar as intervenções, determinar as respostas e fazer as mudanças necessárias. O Capítulo 4 aborda a forma de determinar *intervenções individualizadas*. Esta seção aborda como *implementar* as intervenções.

Ser proativo – promover segurança, conforto e eficiência

A preparação adequada antes da realização de uma intervenção faz a diferença entre um cuidado arriscado e perigoso, com danos tanto para você quanto

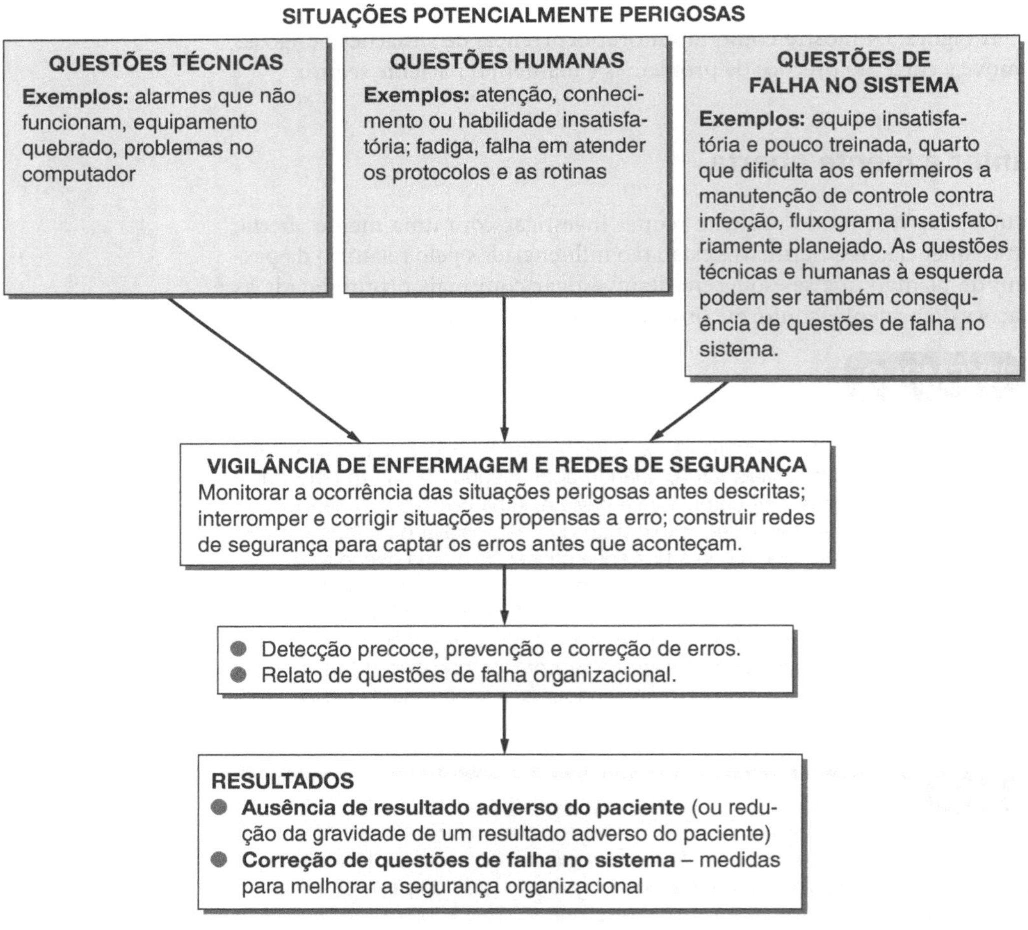

SITUAÇÕES POTENCIALMENTE PERIGOSAS

QUESTÕES TÉCNICAS
Exemplos: alarmes que não funcionam, equipamento quebrado, problemas no computador

QUESTÕES HUMANAS
Exemplos: atenção, conhecimento ou habilidade insatisfatória; fadiga, falha em atender os protocolos e as rotinas

QUESTÕES DE FALHA NO SISTEMA
Exemplos: equipe insatisfatória e pouco treinada, quarto que dificulta aos enfermeiros a manutenção de controle contra infecção, fluxograma insatisfatoriamente planejado. As questões técnicas e humanas à esquerda podem ser também consequência de questões de falha no sistema.

VIGILÂNCIA DE ENFERMAGEM E REDES DE SEGURANÇA
Monitorar a ocorrência das situações perigosas antes descritas; interromper e corrigir situações propensas a erro; construir redes de segurança para captar os erros antes que aconteçam.

- Detecção precoce, prevenção e correção de erros.
- Relato de questões de falha organizacional.

RESULTADOS
- **Ausência de resultado adverso do paciente** (ou redução da gravidade de um resultado adverso do paciente)
- **Correção de questões de falha no sistema** – medidas para melhorar a segurança organizacional

FIGURA 5.4 Como monitorar ocorrência de situações perigosas promove a correção precoce dos problemas e mantém seguros os pacientes.
Fonte: © 2010 http://*www.AlfaroTeachSmart*.com. Não usar sem permissão.

para o paciente, e um cuidado eficiente e seguro, que promove o conforto e obtém resultados. Antes de realizar uma intervenção, faça as seguintes perguntas:

- Sou qualificado e isso é prudente?
- De que posso precisar?
- O que pode sair errado, o que posso fazer para impedir que aconteça e estou preparado para lidar com isso, se acontecer?
- O meu paciente está pronto e esta intervenção ainda está apropriada?
- O que posso fazer para facilitar isso?
- Existem protocolos e rotinas que devo verificar?

REGRA Sempre consiga a concordância dos pacientes antes de prosseguir com as intervenções.

IMPLEMENTAÇÃO E PRÁTICA BASEADA EM EVIDÊNCIAS

Os padrões norte-americanos para a prática destacam a necessidade de implementar o plano de cuidados usando intervenções baseadas em evidências. Como enfermeiro orientado pelo raciocínio, não pela tarefa, assegure que pode responder à pergunta: "Que evidência apoia a probabilidade de essas intervenções funcionarem?". Em alguns casos, você terá vários estudos de pesquisa, citados nos protocolos e nos manuais de rotinas, para apoiar as intervenções planejadas. Em outros, pode apenas saber que as intervenções foram recomendadas em um texto confiável. De qualquer modo, não aceite a resposta: "É assim que sempre fizemos isso". Garanta que a força da evidência por trás das intervenções foi entendida.

Tendo já tratado da importância de conhecer a força das evidências que apoiam suas intervenções, as diretrizes a seguir tratam de outro raciocínio importante que você deve seguir antes de realizar as intervenções.

Diretrizes: preparação para realizar as intervenções

- **Revise o plano e garanta que conhece a justificativa e os princípios** por trás das intervenções. Se não souber os princípios e a justificativa, não será capaz de adaptar o procedimento, se necessário, e pode nem mesmo reconhecer que a intervenção não é mais indicada.
- **Decida se é competente e qualificado** para realizar as intervenções (se não, procure ajuda).
- **Descubra se existem normas, rotinas, diretrizes ou padrões institucionais relevantes** que abordam como devem ser realizadas as intervenções.
- **Investigue o estado atual do paciente** e decida se as intervenções ainda são apropriadas.

> **REGRA** Usar sempre dois identificadores para ter certeza que é paciente certo. Por exemplo: perguntar ao paciente seu nome e data de nascimento e verificar a correspondência na pulseira de identificação.

- **Preveja os possíveis resultados para suas intervenções.** Visualize o que fará e pense sobre o que pode acontecer, o que pode dar errado e o que fará sobre isso.
    1. Avalie os riscos e os benefícios de interferir *versus* não fazer nada.
    2. Identifique maneiras de reduzir os riscos de dano ao paciente e a você mesmo.
    3. Determine como promover o conforto e reduzir o estresse do paciente (p. ex., se for esperado que alguém permaneça sentado por um longo tempo, obtenha uma cadeira confortável e ofereça distrações).
- **Obtenha os recursos exigidos** (p. ex., equipamento, pessoal) e assegure que planejou tempo suficiente e um ambiente propício à realização das intervenções.
- **Envolva os pacientes e as pessoas significativas.** Explique o que será feito, por que está sendo feito e quanto tempo levará. Incentive-os a verbalizar as perguntas, sugestões ou preocupações.

> **REGRA** Antes de realizar qualquer intervenção, pergunte-se: "Tenho clareza sobre o que farei, como farei e *por que* é indicado para esta pessoa *específica*?".

Raciocínio clínico – o que fazer se algo vai mal

Mesmo quando você está totalmente preparado, pode não obter a resposta desejada a suas intervenções. Vamos examinar o que deve ser feito se não obtiver a resposta desejada, se o problema não apresentar melhora ou se a situação se agravar em decorrência das intervenções.

Quando não for obtida a resposta desejada, deve surgir um sinal de alerta em sua mente dizendo: "Algo está errado". Interrompa a tarefa e faça algumas perguntas-chave:

1. **Realizei as intervenções corretamente?** Por exemplo, se aspirou alguém que parecia congestionado e havia muco, aspirou o suficiente e manteve a posição do tubo no local correto?
2. **O diagnóstico está correto ou o problema e sua causa se modificaram?** Por exemplo, suponha que está atendendo uma mulher com taquicardia e sua frequência cardíaca não baixou como esperado, após a administração do medicamento para reduzi-la. Suas perguntas seguintes podem ser algo como: Há mais alguma coisa causando ou contribuindo para a taquicardia? Poderia a ansiedade, a febre ou um problema respiratório estar causando a aceleração da frequência cardíaca?
3. **Existem outras intervenções que podem complementar essa intervenção, aumentando sua eficácia?** Por exemplo, uma massagem nas

costas e uma conversa com a pessoa ansiosa provavelmente intensificam o efeito do agente ansiolítico.
4. **O que eu não estou percebendo?** Devo buscar uma segunda opinião?
5. **Se cometer um erro,** tome medidas imediatas para minimizar o dano ao paciente; depois siga as rotinas e protocolos para a comunicação dos erros.

REGRA **Monitorar, cuidadosamente, as respostas do paciente ao realizar as ações de enfermagem.** Se não obtiver a resposta esperada, descubra o *porquê* e faça as correções antes de continuar a agir.

PLANOS PADRONIZADOS E VARIAÇÕES DOS CUIDADOS

Se você faz uso de planos padronizados para orientar os cuidados ao paciente, verá que eles estabelecem prioridades a você, relativas aos dias de trabalho – isto é, isso ocorre até que você identifique alguma variação em um cuidado. Diz-se que houve uma variação no cuidado, quando um paciente não alcançou os resultados no prazo registrado no plano de cuidados. Por exemplo, suponha que o plano que está utilizando informe "No segundo dia após a cirurgia, o paciente ficará fora do leito, em uma cadeira, três vezes ao dia", mas você decide que seu paciente não está bem o suficiente para ficar três vezes ao dia fora do leito. Essa discrepância entre o que o paciente pode fazer e aquilo que o plano enuncia, de que ele *deve ser capaz de fazer*, é conhecido como variação do cuidado.

Identificar variações nos cuidados deve levá-lo a fazer mais investigações para determinar se o atraso se justifica ou se devem ser feitas ações para melhorar a probabilidade de alcance do resultado.

REGRA **Ao utilizar planos padronizados, nunca pressuponha que seu paciente esteja pronto para progredir conforme planejado: procure variações nos cuidados.** Se identificar uma variação em um cuidado, considere a necessidade ou não de contato com recursos profissionais adicionais para uma investigação aprofundada e tratamento.

PREOCUPAÇÕES ÉTICAS E LEGAIS

Já abordamos a importância de assegurar a privacidade dos pacientes; focalizemos agora alguns tópicos éticos e legais relacionados aos resultados. Eticamente – e, em certos casos, legalmente – você é responsável pelos resultados emocionais de suas intervenções, além dos resultados físicos. Por exemplo, em alguns estados norte-americanos, é contra a lei dizer a uma pessoa que ela é portadora de HIV por telefone. Você deve fazê-lo pessoalmente e dar aconselhamento e apoio. Aqui está outro exemplo: suponha que seu paciente está removendo um tumor facial e o plano padronizado é fornecer a ele um panfleto com imagens gráficas da cirurgia reconstrutora. Como enfermeiro prudente, você deve antecipar a reação, permanecer com a pessoa e proporcionar apoio.

EXERCÍCIOS DE PENSAMENTO CRÍTICO E RACIOCÍNIO CLÍNICO

5.1 Fazer e receber relatórios (passagem de plantão); quando e como delegar; uso de planos padronizados e identificação de variações dos cuidados; realização das intervenções

Exemplos de respostas estão no final do livro.

Parte I: fazer e receber relatórios (passagem de plantão)

1. Quais são três coisas importantes que são obtidas com o uso de recursos padronizados para passagem de plantão?
2. Quais são os dois principais momentos em que são usados recursos para passagem de plantão?

Parte II: quando e como delegar

1. Preencha as lacunas a seguir, usando estas palavras: situação, autoridade, competente, comprometimento, selecionado
De acordo com a ANA e o *National Council of State Boards of Nurses*, a delegação é definida como a transferência para um indivíduo _____ o (a) _____ para realizar uma tarefa _____ em um _____ selecionado, ao mesmo tempo em que é mantido o _____ com os resultados.
2. Aplicar os cinco certos da delegação significa delegar o _____ certo ao _____ certo, com a orientação e o(a) _____ certos e o(a) _____, _____ e a avaliação certos.
3. Antes de delegar os cuidados, cabe a você combinar o paciente e a tarefa com as capacidades do funcionário. (a) O que isso significa? (b) Por que você tem que fazer isso?
4. Uma das coisas mais importantes na delegação é o monitoramento dos resultados do paciente e o desempenho do funcionário. Como você faz isso e por quê?
5. Suponha que uma das várias tarefas que lhe cabem hoje inclui tirar do leito, pela primeira vez, uma mulher de 60 anos que fez uma colecistectomia de rotina.
   a) Você delegaria essa tarefa a qualquer profissional de enfermagem?
   b) Por que ou por que não?

Parte III: uso de planos padronizados e identificação de variações nos cuidados

Responda às perguntas a seguir, usando de três a cinco frases.

1. Como você investiga um paciente em relação à variação dos cuidados?
2. O que faria se identificasse uma variação dos cuidados e por quê?

3. O que pode acontecer ao paciente se você não der importância ao fato de ele demonstrar uma variação dos cuidados?
4. O que pode acontecer a você se não perceber o fato de seu paciente demonstrar uma variação dos cuidados?

Parte IV: realização das intervenções
O que segue tem que relação com a realização das intervenções de enfermagem?
1. Investigar e reinvestigar
2. Vigilância do enfermeiro
3. Erros e omissões
4. Ser proativo
5. Conforto, segurança e eficiência
6. Obter a concordância do paciente

Tente você mesmo

1. Aprenda mais sobre trabalho em equipe, comunicação e sistemas de respostas rápidas. Faça um *download* de TeamSTEPPS Rapid Response Systems Guide, em http://www.ahrq.gov/teamsteppstools/rrs/index.html.
2. Em um diário pessoal, com um colega ou em grupo, discuta as implicações de *Vozes* e de *Pare e pense* neste capítulo.

Vozes

Tópicos que contribuem para omissões no atendimento
Há evidências indicativas da omissão do cuidado de enfermagem necessário como um problema que predomina nos hospitais de atendimento a pacientes graves. Nove áreas de omissão de cuidados na enfermagem foram identificadas, inclusive deambulação, mudança de decúbito, atrasos ou refeições não oferecidas, ensino do paciente, plano de alta, apoio emocional, higiene, documentação da ingestão, eliminação e vigilância. As razões citadas para a omissão dos cuidados incluem escassez de funcionários, aumento da complexidade dos cuidados, uso insatisfatório dos recursos de funcionários, tempo necessário maior às intervenções de enfermagem, equipe de trabalho insatisfatória, delegação ineficaz, hábitos de "criar desculpas" e negar problemas e impacto.[5]
-*Pesquisadores Bittner, Gravlin, Hansten e Kalish*

Inclusão da equipe de enfermagem e pacientes nas passagens de plantão ou turno
REALMENTE desejo salientar a importância de os enfermeiros e os auxiliares e técnicos de enfermagem realizarem junto com os pacientes os relatórios de

passagem de plantão. O relatório de passagem de plantão é a ocasião perfeita para o fornecimento da direção inicial efetiva e para o planejamento colaborativo entre os membros da equipe de enfermagem. As atribuições têm de refletir princípios de uma boa delegação e supervisão. Fazer relatórios à cabeceira do leito garante que os pacientes e as famílias sejam parte do planejamento desde o início.

– *Ruth Hansten, RN, MBA, PhD, FACHE (comunicação por e-mail)*

Estressado? Não se esqueça, primeiro o que deve ser feito em primeiro lugar!
Quando estou estressado, aceito o conselho dos comissários de bordo: coloque primeiro em você a máscara de oxigênio.

– *Randy Pausch, Autor de The Last Lecture*

Faça o melhor que pode e deixe o resto
Muitos de nós nos desgastamos tentando fazer tudo. Eu sei que não posso fazer todas as "pequenas coisas" que gostaria de fazer. No caminho do trabalho para casa, lembro algo útil "Faça o melhor e deixe o resto".

– *Jeanne Regn, RN, Enfermeira (comunicação pessoal)*

Pare e pense

O uso de reuniões de grupo melhora o trabalho em equipe e a eficiência
Nos esportes, as equipes formam grupos para motivar ou celebrar. No atendimento de saúde, formar uma equipe por alguns minutos para abordar metas ou tópicos importantes do dia coloca todos no mesmo espírito e promove o trabalho em equipe. As reuniões de grupo devem ter <10 minutos, podendo ser feitas no início do turno ou plantão, ou sempre que surgem mudanças significativas no fluxo de trabalho. Reunir a equipe para discutir o que ocorre e fazer ajustes que melhoram o fluxo do trabalho é útil aos pacientes e ao corpo funcional. Alguns se beneficiam com um melhor uso dos recursos; outros se beneficiam porque sabem que suas necessidades serão comunicadas, sentindo-se como uma equipe que joga a mesma partida pela mesma razão: melhorar a qualidade e a eficiência do atendimento ao paciente.

Preparação para o relatório de passagem de plantão (turno)
Preparar-se para o relatório de passagem de plantão – saber os problemas do paciente, buscar tratamentos comuns, ler prontuários e chegar cedo à unidade – reduz seu estresse e melhora sua eficiência. Muitas vezes, é reduzido o tempo para a leitura dos prontuários e a busca do controle de problemas comuns, durante o dia. Quando você consegue tempo para preparar-se para o dia, sua confiança aumenta, bem como a sua competência, e você consegue oferecer atendimento no momento oportuno.

Promoção da saúde: exercício de cautela
Há várias oportunidades para promover a saúde, destacando a necessidade de exercitar-se diariamente. No entanto, você deve ter certeza de ensinar a

regra de primeiro consultar o médico. Os que iniciam um regime de exercícios devem buscar um profissional de atendimento básico para garantir que o exercício é seguro e adequado para eles.

Cuidar é mais do que ser gentil
Cuidar significa mais do que ser amigo e gentil. Os pacientes realmente valorizam esse tipo de atenção; todavia, o que eles mais querem inclui enfermeiros com conhecimentos e competência, que monitoram os cuidados atentamente. Querem enfermeiros que, com atenção, verificam duas vezes o controle dos cuidados e defendem quando alguma coisa sai errado ou pode ser melhorada.

Agir RAPIDAMENTE ao suspeitar de um acidente vascular cerebral – AVC
A janela de oportunidade para que seja evitado um dano permanente ao cérebro, em decorrência de um AVC, é curto (três horas). Use o mnemônico FAST para orientar sua investigação e ação ao suspeitar que o paciente teve um AVC:

F-fraqueza facial – a pessoa consegue sorrir? A boca ou o olho caiu?
A-fraqueza nos braços (em inglês, *arm*)- a pessoa consegue erguer os dois braços?
S-problemas de fala (em inglês *speech*) – a pessoa consegue falar com clareza e entender o que você diz?
T-tempo para chamar a equipe de atendimento de urgência

Fonte: adaptado de vários documentos *online*.

DOCUMENTAÇÃO DOS CUIDADOS

Após prestar um atendimento de enfermagem, sua prioridade deve ser o registro das investigações, intervenções e respostas do paciente ao cuidado. Duas razões para isso são:

1. **Escrever o que você observou e realizou costuma trazer à memória mais alguma coisa que deve investigar ou realizar.** Por exemplo, você pode estar registrando no prontuário uma investigação abdominal e percebe que esqueceu de verificar se o equipamento da sonda nasogástrica está funcionando adequadamente.
2. **É possível que você seja mais preciso e completo com a memória recente.**

Seis finalidades do registro dos cuidados

As principais finalidades do preenchimento do prontuário são:

1. **Comunicar o cuidado** a outros profissionais da saúde que precisam saber o que foi feito e qual é a situação do paciente.
2. **Ajudar você e os outros a identificarem os padrões de respostas** e as mudanças no estado (você identifica os padrões, revisando o prontuário ao longo do tempo).

3. **Assegurar um cuidado baseado em evidências.** A maioria dos sistemas de registro induz ao registro de informações e intervenções que a evidência demonstra que devem ser realizadas em um prazo determinado (p. ex., administrar um antibiótico dentro de um período de tempo da realização das culturas sanguíneas).
4. **Proporcionar uma base para a avaliação,** a pesquisa e a melhoria da qualidade do cuidado.
5. **Criar um documento** legal que, mais tarde, possa ser usado na justiça, para avaliar o tipo de atendimento prestado. Os registros podem ser seu melhor amigo ou seu pior inimigo. A melhor prova de que você realmente investigou o paciente ou realizou as intervenções é o fato de ter anotado o que realizou.
6. **Fornecer comprovação** com fins de ressarcimento pelas seguradoras ou pelos planos de saúde dos custos do cuidado. O ditado afirma: "Se não estiver documentado, não será pago".

REGRA É você o responsável pela obediência às normas, rotinas e aos protocolos de documentação no prontuário do paciente. Falhas quanto a isso podem colocar em risco os cuidados do paciente e você pode ser acusado de oferecer atendimento abaixo dos padrões.

Esta seção aborda os registros do prontuário durante a *Implementação*. Outras informações sobre documentação durante a *Investigação* podem ser encontradas no Capítulo 2, na seção sobre *Comunicação e Registro*.

Diferentes formas de registro em prontuário

Existem várias formas de registro, pois os sistemas para tal parecem estar mudando quase tão rapidamente quanto se pronuncia "computador". Dependendo do tipo de ambiente em que você trabalha, pode usar um método ou a combinação dos seguintes métodos de registros (esses métodos são incorporados, com frequência, aos registros eletrônicos de saúde).

- **Registro orientado para a fonte:** cada disciplina faz o registro no local apropriado no prontuário (p. ex., enfermeiros registram apenas em registros da enfermagem).
- **Registro multidisciplinar:** todos os profissionais da saúde – enfermeiros, médicos, nutricionistas, entre outros – preenchem o mesmo formulário.
- **Registro tipo fluxograma:** você usa folhas específicas ou campos de computador para lançar a investigação focalizada, com o objetivo de rastrear o estado das condições de um paciente específico.
- **Registro de intercorrências:** você consulta rotinas, políticas e protocolos da unidade no prontuário do paciente, registrando as notas narrativas somente quando há mudanças nos dados ou quando o cuidado se desvia da norma.

- **Uso de folhas adicionais:** as anotações dos enfermeiros são suplementadas em folhas separadas, para cada tipo de situação (p. ex., folhas de resumo da alta, folhas de orientações).

Não importa o método usado, a meta é a mesma – ter um prontuário que seja:

- Preciso, factual e completo
- Organizado e padronizado
- Oportuno, facilmente acessível (deve ser fácil para você registrar de maneira oportuna e para os outros encontrarem a informação que necessitam)

As Figuras 5.5, 5.6 e 5.7 trazem exemplos de vários tipos de registro.

PRINCÍPIOS DO REGISTRO EFETIVO NO PRONTUÁRIO

Como você provavelmente trabalhará com uma grande variedade de métodos de registro dos cuidados – desde os manuscritos até os eletrônicos –, é importante que aprenda os princípios universais do registro eficaz. A aplicação dos seguintes princípios ajuda na adaptação de um registro de um prontuário para o outro. Também o ajudará a responder às perguntas relacionadas com a documentação no NCLEX.

FLUXOGRAMA: INVESTIGAÇÃO ABDOMINAL*						
Data/horário	8/8 7 horas	8/8 19 horas	9/8 7 horas	9/8 19 horas	10/8 7 horas	10/8 19 horas
Circunferência abdominal Sinais/sintomas	70 cm Dor em + 3 Sente-se estufada	75 cm SA	70 cm Dor em +2 Estufada	66 cm Dor em +2 Estufada	60 cm Sem dor Estufada, porém menos	
Ruídos intestinais	Ausentes	SA	Abafados	Abafados	↑ atividade	
Secreção nasogástrica	Pequena quantidade verde	SA	SA	SA	SA	
Evacuação	Nenhuma	SA	SA	Gases	↑ gases	
Iniciais do enfermeiro	RAL	DL	RAL	DL	RAL	

* Se não houver alterações, registra-se "SA".

FIGURA 5.5 Exemplo de registro em um fluxograma.

1. Quando outros profissionais lerem o seu registro no prontuário, devem ver as seguintes evidências:

   - **Investigações iniciais e permanentes:** o que você observou durante o primeiro contato com o paciente e nos contatos posteriores (sobretudo antes e depois das intervenções)?
   - **Situação dos problemas do paciente:** quais são os sinais e os sintomas atuais do paciente?

PARÂMETROS DE INVESTIGAÇÃO – BEBÊ NORMAL

NOTA: Os achados normais para a investigação da cabeça aos pés estão listados a seguir. Se sua investigação do bebê fornecer dados que coincidem com os parâmetros normais de investigação listados marque (√), e coloque suas iniciais à direita do quadro. Se os achados da investigação *variarem* dos normais listados coloque um asterisco (*) no quadro, suas iniciais à direita e explique a variação na evolução de enfermagem. NÃO coloque suas iniciais caso não tenha investigado, cuidadosamente, cada área, comparado-a aos parâmetros normais.

CABEÇA: Fontanelas macias, niveladas; suturas aproximadas; cabelo normal; sem infecções, piolhos, lesões, cortes ou hematomas. ☐

OUVIDO/NARIZ/GARGANTA: Focaliza apropriadamente. Reage apropriadamente às vozes. Não puxa as orelhas ou apresenta secreção. Tímpanos perolados e canais externos desobstruídos. Narinas desobstruídas sem secreção. Boca e garganta sem lesões. Mucosas úmidas, rosadas. Traqueia na linha média e pescoço flexível. Reflexo da regurgitação presente; deglutição e sucção normais. Sem linfadenopatia. ☐

RESPIRAÇÃO: Frequência normal para a idade. Ruídos respiratórios vesiculares pelos pulmões e brônquios sobre as principais vias aéreas, sem sons adventícios. Sem dilatação ou retração nasal. Sem tosse. ☐

CARDIOVASCULAR: Frequência cardíaca regular dentro da variação normal para a idade. Sem sons cardíacos extras. Pulsos periféricos bilaterais satisfatórios. Sem cianose (lábios e unhas). Sem edema, enchimento capilar rápido. ☐

PELE: Pele quente, seca e íntegra. Turgidez normal. Sem áreas avermelhadas, erupções, hematomas, lesões, nódulos ou lacerações. Mucosas úmidas, rosadas. ☐

GI: Abdome flácido e não sensível, com ruídos intestinais nos quatro quadrantes. Sem hérnias, tolera a dieta. Sem náusea ou vômito. Evacuações normais (padrão, consistência, cor). ☐

(Ver a página dois para os parâmetros neurológicos, ortopédicos e urológicos.)

Assinatura do enfermeiro: Data: _____ Hora: _____

FIGURA 5.6 Exemplo de base de dados de enfermagem mostrando parâmetros de investigação do bebê normal, com instruções para registro por exceção.

REGISTRO DE ORIENTAÇÕES SOBRE O ANTICOAGULANTE

Nome: John Roch **Idade:** 75 **Diagnóstico:** Fibrilação atrial crônica
Principal cuidador em casa: ele mesmo **Nome do medicamento:** Coumadin

Nota: Incentivar o paciente a consultar folhetos informativos aos pacientes. Não tentar memorizar. Dar ao paciente uma cópia em branco desta página, no primeiro dia de orientações, e uma cópia do formulário completo na alta.

Resultados esperados:

Até _11/7,_ você deve ser capaz de:

	Orientações dadas				Resultados alcançados
1. Montar um arquivo de folhetos de ensino mantido para referência e identificar onde esse arquivo será mantido em casa.	7/7 RA	7/9 DL		—	7/9 DL
2. Explicar por que a medicação anticoagulante e o monitoramento cuidadoso do nível sanguíneo do anticoagulante são essenciais.	7/7 RA	7/9 DL		—	7/9 DL
3. Relatar quando e onde ir para os primeiros exames de sangue (TP, INR)	7/7 RA	7/9 DL		—	7/9 DL
4. Descrever: • medicamento, ação e como a dose será determinada • medicamentos que podem afetar a dosagem (p. ex., AAS, AINEs, vitamina K) • alimentos que podem afetar a dosagem e devem ser evitados • como investigar o sangramento incomum • como evitar lesão ou hematomas (p. ex., uso de barbeador elétrico) • como tratar cortes e contusões a fim de minimizar sangramento e lesão • a importância de comunicar cefaleia persistente	7/7 RA	7/9 DL		—	7/9 DL
5. Explicar a necessidade de comunicar: • sangramento ou hematoma incomum • a todos os médicos e dentistas que está usando anticoagulante	7/7 RA	7/7 DL		—	7/9 DL
6. Portar um cartão de alerta médico ou um pingente com o nome do anticoagulante	7/7 RA	7/9 DL			

Comentários/evolução:

7/7 Orientações iniciadas no pré-operatório. Usa bem os folhetos. RA
9/7 Aguardando identificação de alerta médico. DL

Assinatura do paciente _____   Assinatura do enfermeiro na alta _____

FIGURA 5.7 Exemplo de formulário adicional, mostrando o ensino dado ao paciente.

- **Atendimento e intervenções de enfermagem realizados:** o que foi feito para o atendimento das necessidades do paciente?
- **A resposta do paciente (resultados dos cuidados):** que resultados foram observados?
- **Alguma atenção específica dada à segurança ou aos resultados indesejáveis:** o que foi feito para garantir a segurança do paciente? Se não obteve a resposta esperada do paciente, o que você fez?
- **A capacidade da pessoa para gerenciar as necessidades de cuidados após a alta:** o que foi observado e feito em relação à probabilidade de o paciente ser capaz de gerenciar seu próprio cuidado?

2. Os sistemas de registros efetivos no prontuário devem:
   - **Ser elaborados para os tipos de problemas encontrados com frequência** na população de pacientes da instituição – devem orientar os enfermeiros a registrarem os aspectos essenciais do cuidado.
   - **Refletir o uso do processo de enfermagem e serem legalmente válidos.**
   - **Desestimular a documentação duplicada** (registro da mesma informação em dois locais diferentes). Aumentar a qualidade dos prontuários de pacientes, ao mesmo tempo em que reduz a quantidade de tempo gasto nos registros.
   - **Ser desenvolvidos de modo que a informação essencial do paciente** (p. ex., as investigações e as intervenções) seja recuperada com facilidade, facilitando a comunicação, a avaliação, a pesquisa e a melhoria da qualidade.

Prevenção da síndrome do lançamento excessivo de dados no prontuário eletrônico

Ao utilizar os sistemas de prontuário eletrônico, é importante evitar a "síndrome do lançamento excessivo". Ela significa a tendência de lançar informações no computador e esquecê-las: os dados partem de seu cérebro para o computador e permanecem lá, perdidos para o cérebro.

Encontre maneiras de refletir sobre o prontuário tanto com o uso de impressos, quanto com indicações do próprio sistema. Se não houver tempo para procurar padrões, considere o todo e pense sobre o que pode estar faltando – você não está pensando criticamente. Está, simplesmente, jogando informações no computador.

Aprendizagem da maneira eficiente de registrar os dados

O registro eficiente requer conhecimento, experiência e aplicação dos princípios de registro efetivo. À medida que aperfeiçoar sua capacidade de realizar as investigações e distinguir os achados normais dos anormais, seu registro será melhor.

Também é importante que sejam feitas duas coisas:

1. Pratique o uso de qualquer tipo de registro antes de atuar no ambiente clínico.
2. Leia os prontuários para aprender com as situações reais. Durante a leitura dos prontuários, faça perguntas como: Quais são os diagnósticos? Onde estão as evidências de que os diagnósticos existem? O que está sendo feito para tratá-los? Como o paciente está reagindo?

Diretrizes: registro durante a implementação

- **Para identificar as omissões e as mudanças no estado do paciente,** registre o mais cedo possível, seguindo as políticas e os protocolos cuidadosamente.
- **Reflita sobre o que está registrando,** fazendo perguntas como: Há alguma coisa que eu não tenha percebido? Como o que estou colocando no prontuário compara-se com o que outros registraram anteriormente? Isso o ajuda a reconhecer precocemente as mudanças de situação.
- **Registre as ações importantes imediatamente** para garantir que os outros saibam que elas foram realizadas.
- **Registre todas as alterações da normalidade** (p. ex., anormalidades respiratórias, circulatórias, do estado mental ou do comportamento) e qualquer ação realizada relativa às anormalidades (p. ex., se a anormalidade foi comunicada ou se você interferiu de alguma maneira).
- **Seja preciso.** Suas anotações devem fornecer uma descrição e um prazo para a sequência dos eventos, respondendo a perguntas como "o que aconteceu?; quando?; como e onde aconteceu?".
- **Focalize problemas e eventos significativos que comuniquem** *o que está diferente em relação a esse paciente hoje.* Por exemplo, não registre "Foi ao banheiro sem auxílio", a não ser que isso seja incomum.
- **Atenha-se aos fatos.** Evite a linguagem crítica.

EXEMPLO

Certo: "Gritando: 'Todos devem ficar longe de mim, ou alguém poderá se ferir'".
Errado: "Zangado e agressivo".

- **Seja específico.** Não use termos vagos.

EXEMPLO

Certo: "Curativo abdominal apresenta secreção em área rósea de aproximadamente 13 cm de diâmetro".
Errado: "Observada quantidade moderada de secreção no curativo abdominal".

- **Seja conciso, embora o mais descritivo possível.** Não há necessidade de escrever frases completas. Use adjetivos e abreviaturas aceitas para fornecer uma boa visão das atividades e das observações. Por exemplo, "Saiu do leito para a cadeira durante meia hora – leve tontura ao levantar, mas movimentou-se bem".

REGRA Verifique as listas de "Não usar" e use apenas as abreviaturas aceitas.

- **Assine seu nome de forma consistente**, usando sua primeira inicial, o sobrenome e as credenciais após cada lançamento realizado (p. ex., Enfa. R. Alfaro-LeFevre).
- **Se esquecer o registro de algo, faça-o logo que possível**, seguindo os procedimentos para registros atrasados.

EXEMPLO
17/5 15h Registro atrasado: Fezes mostraram-se positivas para a presença de sangue às 10h. Dr. Eyler notificado. R. Alfaro-LeFevre, Enfa.

- **Se cometer um erro no prontuário, corrija-o de acordo com as políticas da instituição.** Não oculte os erros.
- **Registre a recusa em seguir os regimes prescritos**, assim como qualquer ação realizada. Por exemplo: "Recusa-se a ir para a fisioterapia. Diz que não traz nenhum benefício". "Notificados Dr. Frazier e Rochelle Hutton na fisioterapia."

Mnemônicos/siglas usadas para registro no prontuário

Os seguintes recursos (mnemônicos e siglas) podem ajudá-lo a lembrar de algumas abordagens comuns para traçar notas narrativas/evolução.

- **IIRA (Investigação, Intervenção, Resposta, Ação).** Registre os dados da investigação observados, as intervenções realizadas, a resposta do paciente às intervenções e qualquer ação implementada baseadas na resposta.
- **DARA (Dados, Ação, Resposta, Ação).** Possui o mesmo significado do recurso anterior.
- **SOAP, SOAPIA (Dados Subjetivos, Dados Objetivos, Análise, Plano; Dados Subjetivos, Dados Objetivos, Análise, Plano, Intervenção, Avaliação).** Registre os dados subjetivos e objetivos coletados, sua análise do que os dados indicam (sua conclusão) e o plano. Em SOAPIA, você também acrescenta a intervenção realizada e a avaliação (resposta do paciente) após a intervenção ser realizada.

MANUTENÇÃO DO PLANO ATUALIZADO E AVALIAÇÃO DO SEU DIA

Enquanto o próximo capítulo detalhará a avaliação abrangente, terminaremos este capítulo abordando a importância de manter o plano atualizado e avaliar o seu dia de trabalho. Lembre-se de que os padrões de desempenho profissional da ANA tratam, especificamente, de dois aspectos relacionados com a avaliação durante a implementação:[1]

- **Qualidade dos cuidados:** o enfermeiro avalia sistematicamente a qualidade e a eficácia da prática de enfermagem.
- **Apreciação do desempenho:** o enfermeiro avalia sua própria prática em relação aos padrões da prática profissional e aos estatutos e regulamentos relevantes.

Seguem tipos de perguntas que você deve fazer, diariamente, para garantir que o plano de cuidados seja mantido atualizado.

Como determinar que o plano de cuidados está atualizado

- Seu paciente ainda exibe os problemas identificados no plano?
- Há riscos ainda a ser controlados?
- Seu paciente tem problemas que não são abordados no plano de cuidados, mas que devem ser tratados?
- Os resultados esperados ainda são realistas?
- As intervenções ainda são relevantes?

O Quadro 5.2 lista perguntas que você faz a si mesmo para avaliar o dia de trabalho.

EXERCÍCIOS DE PENSAMENTO CRÍTICO E RACIOCÍNIO CLÍNICO

5.2 **Princípios do registro efetivo no prontuário**

Exemplos de respostas encontram-se no final do livro.

1. Quais são as seis principais finalidades dos registros no prontuário?
2. Forneça duas razões importantes para o registro ser feito no prontuário, logo após os cuidados de enfermagem.
3. Em uma folha de papel, escreva uma nota registrando os seguintes eventos, usando o recurso IIRA.

Uma paciente o chama no quarto e diz que se sente sufocando com o muco, mas tem medo de tossir devido à dor na incisão. Você a ajuda a se posicionar melhor e a ensina a sustentar a incisão com um travesseiro. Ela tosse e expele um tampão de muco cinzento e agradece a você pela ajuda prestada. Você ausculta seus pulmões e verifica que estão limpos. Enfatiza a importância de comunicar a dor para que possa ser controlada, a fim de promover a capacidade de tossir para desobstruir os pulmões.

4. O que está errado com os dois trechos das anotações dos enfermeiros?
   a) 08/05 Paciente difícil e não cooperativo. R. Alfaro-LeFevre, Enfa.
   b) 08/05 Paciente parece confuso. R. Alfaro-LeFevre, Enfa.
5. **Dê três razões que comprovem a importância de sempre atender às normas e protocolos ao fazer registros dos cuidados.**
6. Finja que escreveu e assinou a anotação de enfermagem a seguir, no prontuário errado. Corrija-o, utilizando o método aceito para corrigir os erros de registro no prontuário.
   08/05 Sonda nasogástrica drenando secreção verde-claro.
7. Qual é a relação entre a "síndrome do excesso de registros" e os prontuários eletrônicos de saúde?

Tente você mesmo

1. **A prevenção de quedas e lesões ainda é um desafio, em todos os aspectos dos cuidados.** Conforme as pesquisas, quedas não intencionais são a causa mais comum de lesões não fatais em pessoas com mais de 65 anos de idade nos Estados Unidos. Até 32% das pessoas na comunidade com mais de 65 anos caem a cada ano. As mulheres caem com maior frequência que os homens, nessa faixa etária. Lesões associadas a quedas são a causa mais comum de morte acidental nos indivíduos com mais de 65 anos. Aprenda mais sobre pesquisas a respeito de quedas em www.ahrq.gov e usando para busca palavras como Fall and Injury Prevention (prevenção de queda e lesões).
2. Em um diário pessoal, com um colega ou em grupo, discuta as implicações do que segue.

Vozes

Não fazemos as regras de registro em prontuários, mas TEMOS que as seguir
Todos os pacientes admitidos com um diagnóstico de pneumonia precisam usar um antibiótico por tempo determinado, ou o *Medicare* não nos reembolsa.

> **Quadro 5.2 — Avaliação de seu dia de trabalho**
>
> **Pergunte-se:**
> - Como foi o dia no geral?
> - Com meus pacientes me avaliariam em relação ao atendimento de suas necessidades específicas?
> - Identifiquei minhas necessidades de aprendizado (deveria ter procurado informações ou conselhos de um enfermeiro mais experiente)?
> - Fui organizado e capaz de estabelecer bem as prioridades?
> - Que fatores estão influenciando minha forma de estabelecer as prioridades e organizar o meu dia?
> - Poderia fazer mais? Estou tentando fazer demais?
> - Estou agindo com coleguismo? Fui claro e específico ao delegar ações e me comunicar com outros?
> - Estou incluindo os pacientes e as famílias como colaboradores nos cuidados?
> - Que mudanças devo fazer amanhã?

Verifique uma, duas, três vezes. Se seu paciente tem insuficiência cardíaca congestiva (ICC), certifique-se de registrar que deu a ele as instruções na alta, mesmo que ele tenha somente uma *história* de insuficiência cardíaca congestiva, ou não seremos reembolsados!!! SIM!!!SIM!!!O atendimento do paciente é sempre a parte mais importante da enfermagem! Mas a gente também tem que "entrar no jogo". A conclusão é sempre um atendimento melhor ao paciente!
-Postado em um *Staff Development Listserv*

Pare e pense

A prática baseada em evidências desafia pressupostos sobre uso da contenção
Muitas pessoas pressupõem que conter pacientes agitados protege-os contra danos. Pelo contrário, as evidências mostram que elementos físicos e químicos (indução com fármacos) podem, na verdade, causar lesões graves, problemas emocionais e físicos e complicações caras.[6] Para saber mais, leia *Safety Without Restraints: A New Practice Standard for Safe Care*, postado em http://www.health.state.mn.us/divs/fpc/safety.htm.

Protocolos baseados em evidências orientam os cuidados
Uma vez que ainda rastreamos dados de tratamento e resultados, protocolos e caminhos críticos orientam os cuidados. Por exemplo, se você tiver *pneumonia*, possivelmente receberá um antibiótico específico, comprovadamente aquele que lhe dará os melhores resultados a um custo melhor.

Os dez certos da administração de medicamentos
Para promover atendimento seguro e altamente qualificado, aplique os "dez certos" da administração de fármacos: o paciente, o fármaco, o horário, a dose, a via, a razão, a investigação de acompanhamento, a documentação, a orientação ao paciente, o direito de recusa certos.

Este capítulo e o Nclex

- Tenha a expectativa de perguntas sobre cenários de caso que deseja saber sobre a delegação (o que deve delegar, a quem e quando) e a priorização (o que você deve fazer em *primeiro* lugar?). Revise a seção *Quando e como delegar*.
- Quando questionado sobre a realização de intervenções, recorde "investigar, reinvestigar, revisar e registrar".
- Tenha a expectativa de perguntas de farmacologia que abordam os direitos do paciente relativos à administração de fármacos – lembre-se dos "dez certos" (paciente, fármaco, horário, dose, via, razão, investigação do acompanhamento, documentação certos, direito à recusa e orientações sobre medicamentos).
- Lembre-se dos padrões de segurança do paciente, em especial, a importância de usar dois identificadores exclusivos para identificar o paciente, antes de fazer as intervenções.
- Para responder perguntas sobre o que registrar no prontuário do paciente, aplique o conteúdo encontrado *em Princípios do registro efetivo no prontuário; Aprendizagem da maneira eficiente de registrar os dados; Diretrizes: registro durante a implementação* e *Mnemônicos/siglas usadas para registro no prontuário*.

Pontos-chave

- Enquanto o capítulo precedente focalizou o desenvolvimento e o registro de um plano de cuidados inicial, este trata do raciocínio clínico necessário para colocar o plano em prática, de forma segura e eficiente.
- As seguintes atividades-chave de *Implementação* receberam destaque neste capítulo: *Estabelecimento de prioridades, Como delegar de forma adequada, Coordenação dos cuidados, Vigilância (monitoramento das reações do paciente, prevenção de erros, omissões e resultados adversos); Construção de redes de segurança; Realização das intervenções de enfermagem; Registro efetivo no prontuário; Manutenção do plano atualizado* e *Avaliação de seu dia*.
- As respostas humanas são imprevisíveis; monitore-as com cuidado – seja flexível e mude as abordagens, como necessário, de maneira oportuna. Registre as mudanças feitas no prontuário e no plano de cuidados.
- Saber se comunicar de forma efetiva e construir relacionamentos positivos com pacientes, familiares e colegas é fundamental à *Implementação*.
- Ao colocar o plano em ação, use uma mente aberta e dinâmica – cabe a você estar, constantemente, investigando e reinvestigando as reações do paciente e seu próprio desempeno.
- Saber delegar com eficiência é uma competência fundamental necessária a todos os enfermeiros, além de ser importante para passar no NCLEX.
- Aprender a registrar efetivamente no prontuário é algo que se consegue com a prática e a experiência. Siga *sempre* as normas e os

protocolos para a comunicação dos cuidados (registro no prontuário e realização dos relatórios de passagem de plantão).
- Evitar o lançamento excessivo de dados (lançamento de dados no computador e o seu esquecimento). A não ser que você reflita sobre o que registra no prontuário – para identificar padrões, considere a situação como um todo e identifique coisas que podem não ter sido percebidas –, não estará pensando criticamente.
- Os padrões de desempenho da ANA tratam da necessidade de avaliar a qualidade e a eficiência da prática dos enfermeiros. Isso significa avaliar a prática da enfermagem em geral e, ainda, avaliar seu próprio desempenho em relação aos padrões profissionais de prática, bem como estatutos e regulamentos relevantes.
- Uma parte importante da *Implementação* é a avaliação de como o seu dia transcorreu e a determinação de maneiras pelas quais poderá ser mais organizado e menos estressado.
- Examine este capítulo quanto a regras, mapas e diagramas importantes destacados ao longo do texto, depois compare seu posicionamento em relação aos resultados esperados de aprendizagem, no início do capítulo (página 195).

Referências

1. American Nurses Association. (2010). *Nursing: Scopeand standards of practice* (2nd ed.). Silver Spring, MD:Nursesbooks.org.
2. American Nurses Association and National Council of State Boards of Nursing. (2006). *Joint Statement on Delegation*, Acessado em 27 de janeiro, 2012 em *https://www.ncsbn.org/Joint_statement.pdf*
3. Alfaro-LeFevre, R. (2012). *Critical thinking indicators:Evidence-based version*. Recuperado em 27 de janeiro, 2012, em *http://www.alfaroteachsmart.com/NewCTIReq.htm*
4. Henneman, E., Gawlinski, A., Blank, F., Henneman, P., Jordan, D., & McKenzie, J. (2010). Strategies to Identify, Interrupt, and Correct Medical Errors: Theoretical Framework. *American Journal of Critical Care, 19*(6), 500–509.
5. Bittner, N., Gravlin, G., Hansten, R., & Kalish., B. (2011). Unraveling care omissions. *Journal of Nursing Administration, 41*(12), 510–512.
6. Minnesota Health Department. *Safety without restraints: A new practice standard for safe care.* Recuperado em 1 de setembro, 2012 em *http://www.health.state.mn.us/divs/fpc/safety.htm*

Capítulo 6

Avaliação

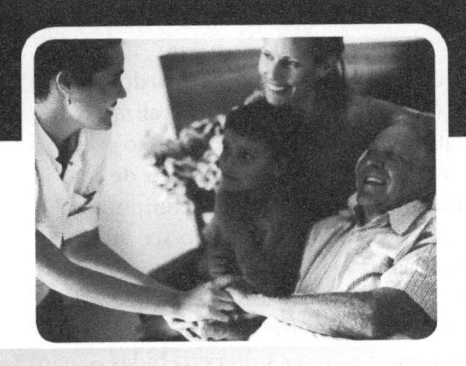

O que há neste capítulo?

O Capítulo 5 enfatizou a importância da *realização de uma avaliação permanente* – investigar e reinvestigar os pacientes para monitorar as respostas iniciais aos cuidados, durante *a Implementação*. Aqui você aprenderá como realizar uma avaliação abrangente que o ajuda a decidir se o paciente está pronto para a alta e, também, examinará suas responsabilidades relacionadas à pesquisa, ao aperfeiçoamento da qualidade e à prática baseada em evidências (PBE), como abordados pelas competências *da Quality and Safety Education for Nurses* e do *Institute of Medicine* (IOM).[1-3] Finalmente, compreenderá a importância da melhoria da qualidade por meio do estudo dos resultados, do processo (como os resultados foram obtidos) e da estrutura (o contexto ou ambiente) nos quais você obteve os resultados.

Padrões da ANA relacionados com este capítulo

Padrão 7   Avaliação. O enfermeiro com registro profissional avalia o progresso dirigido à obtenção dos resultados.[4]

Exercícios de pensamento crítico e raciocínio clínico

Exercícios 6.1: Determinação da obtenção de resultados, identificação das variáveis que afetam a obtenção e decisão sobre a alta do paciente

Exercícios 6.2: Melhoria da qualidade, pesquisa e prática baseada em evidências, exame de erros, infecções e lesões

Resultados esperados de aprendizagem

Após estudar este capítulo, você será capaz de:

1. Descrever como fazer uma avaliação completa de um plano de cuidados individualizado.
2. Explicar a relação entre a *Avaliação* e as outras fases do processo de enfermagem, inclusive a relação especial entre *Planejamento* e *Avaliação*.
3. Abordar a relação entre os resultados e a decisão de concluir ou modificar o plano de cuidados.

4. Determinar onde seus pacientes se encontram em relação à obtenção de resultados.
5. Avaliar seus pacientes para decidir se estão prontos para a alta ou se é necessário continuar ou revisar o plano.
6. Discutir as relações entre os resultados do paciente e como os sistemas de saúde interagem entre eles.
7. Explicar por que é importante fazer os três tipos de estudos de avaliação – resultado, processo e estrutura – para melhorar a qualidade dos cuidados.
8. Descrever suas quatro principais responsabilidades relacionadas com a melhoria da qualidade (MQ) e a pesquisa.
9. Explicar a relação entre pesquisa de enfermagem e prática baseada em evidências (PBE).
10. Enunciar as seis perguntas-chave que você deve responder antes de ser capaz de aplicar a pesquisa à prática.
11. Participar de estudos de pesquisa e de prática baseada em evidências para melhorar a qualidade dos cuidados.
12. Aplicar os princípios da prática da reflexão para aprender a partir das situações desafiadoras.

AVALIAÇÃO: A CHAVE PARA A EXCELÊNCIA NA ENFERMAGEM

A avaliação – a estimativa cuidadosa, deliberada, da qualidade de vários aspectos do atendimento ao paciente – constitui a chave para a excelência na enfermagem. Faz a diferença entre práticas de cuidados arriscadas e propensas a erro e práticas de cuidados seguras, eficientes e em constante aperfeiçoamento.

Este capítulo examina, primeiramente, como avaliar o cuidado de cada paciente para, depois, abordar o que você precisa saber sobre a melhoria da qualidade – estudos que pretendem aperfeiçoar os resultados por meio da avaliação da eficácia, eficiência e segurança do desempenho individual e dos processos de oferecimento de cuidados de saúde.

A AVALIAÇÃO E AS OUTRAS ETAPAS DO PROCESSO DE ENFERMAGEM

Enquanto a *avaliação* envolve o exame do que houve durante todas as etapas do processo de enfermagem, existe uma importante relação entre *avaliação* e *planejamento*. Essa relação é exemplificada pelos quadros mais escuros a seguir.

REGRA Presumindo que seus diagnósticos sejam precisos e os resultados desenvolvidos apropriados, a pergunta final a ser respondida durante a avaliação é: o paciente atingiu os resultados esperados durante o planejamento?

```
                          ┌─────────────┐
                          │  Avaliação  │
                          └─────────────┘
```

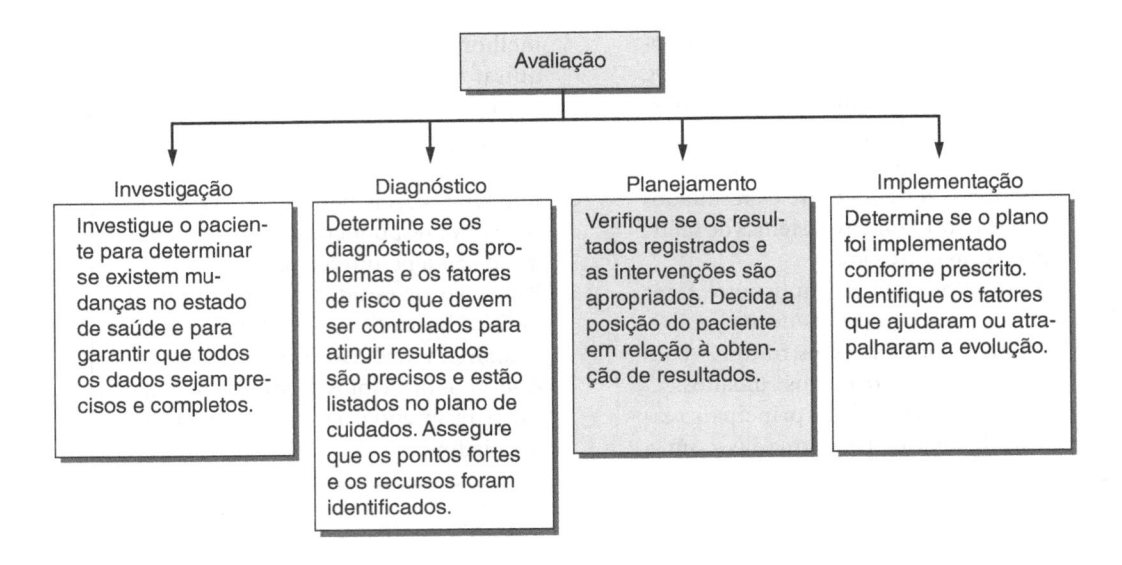

Investigação	Diagnóstico	Planejamento	Implementação
Investigue o paciente para determinar se existem mudanças no estado de saúde e para garantir que todos os dados sejam precisos e completos.	Determine se os diagnósticos, os problemas e os fatores de risco que devem ser controlados para atingir resultados são precisos e estão listados no plano de cuidados. Assegure que os pontos fortes e os recursos foram identificados.	Verifique se os resultados registrados e as intervenções são apropriados. Decida a posição do paciente em relação à obtenção de resultados.	Determine se o plano foi implementado conforme prescrito. Identifique os fatores que ajudaram ou atrapalharam a evolução.

AVALIAÇÃO DE UM PLANO DE CUIDADOS INDIVIDUALIZADO

Avaliar como um plano funcionou para determinado paciente envolve o seguinte:

- Determinar onde se situa o paciente em relação à obtenção de resultados
- Identificar as variáveis (fatores) que afetaram a obtenção de resultados
- Decidir sobre a alta do paciente, a continuação do plano ou sua modificação

Comecemos examinando as diretrizes para a avaliação da obtenção de resultados.

Diretrizes: determinação da obtenção dos resultados

- Investigar o paciente para determinar o atual estado de saúde e a prontidão para testar a obtenção dos resultados.
- Listar os resultados estabelecidos no *planejamento*.

EXEMPLO

Caminhará sem auxílio, com muletas, em toda a extensão do corredor, até 3/7.

- Comparar o que a pessoa é capaz de fazer em relação aos resultados.

EXEMPLO

Consegue andar sem auxílio em toda a extensão do corredor, porém se desequilibra no final.

- Responder às seguintes perguntas:
    1. paciente alcançou totalmente os resultados?
    2. paciente alcançou apenas parcialmente os resultados?
    3. paciente não alcançou os resultados?
- Registrar seus achados no prontuário do paciente, de acordo com as normas e protocolos (usualmente nas anotações de evolução ou no plano de cuidados).

Identificação das variáveis (fatores) que afetam a obtenção dos resultados

Identificar as variáveis (fatores) que afetam a obtenção dos resultados significa decidir o que influenciou a capacidade de seu paciente para atingir os resultados esperados. Isso exige a realização de uma investigação profunda do paciente, a análise de seu prontuário e o seu envolvimento, da família e dos cuidadores para responder às seguintes perguntas:

- O paciente foi incluído na determinação das metas diárias?
- Até que nível o paciente foi envolvido na determinação dos resultados e nos detalhes das intervenções?
- Os resultados e as intervenções foram realistas e adequados para essa pessoa?
- As intervenções foram consistentemente implementadas conforme prescrito?
- Os problemas e os riscos foram identificados e controlados *precocemente*?
- Qual a opinião do paciente em relação ao alcance dos resultados e ao plano de cuidados?
- Que fatores impediram o progresso?
- Que fatores favoreceram o progresso?
- Foram aplicadas as estratégias mais atualizadas da prática baseada em evidências?

Decisão sobre a alta do paciente

O passo final na avaliação de como um plano de cuidados individual funcionou é decidir se o paciente recebe a alta, se o plano continua como está ou é modificado, incorporando abordagens com mais probabilidade de sucesso.

- **Continuar o plano** se o paciente não tiver alcançado os resultados e você, simplesmente, necessitar de mais tempo.
- **Modificar o plano** quando o paciente não alcançar os resultados e você identificar novos problemas ou riscos que exigem controle, ou se você identificar intervenções mais eficientes.
- **Finalizar o plano e dar alta ao paciente** se ele tiver alcançado os resultados, não apresentar novos problemas ou fatores de risco a serem controlados e demonstrar capacidade de cuidar de si mesmo.

O Quadro 6.1 mostra as etapas para a finalização do plano.

> **Quadro 6.1** **Etapas para a conclusão do plano de cuidados**
>
> 1. Pergunte ao paciente e à família como serão controlados os cuidados com a saúde em casa.
> 2. Fornecer instruções verbais e escritas sobre:
>   - Tratamentos, medicamentos, atividades, dieta.
>   - Sinais e sintomas a serem comunicados (quando chamar o médico).
>   - Como acessar os recursos relevantes da comunidade.
> 3. Pedir que a pessoa repita (ou mostre) o que aprendeu (notas ou instruções podem ser usadas para auxiliar a memória).
> 4. Se o paciente (ou o cuidador) demonstrar conhecimento sobre a forma de controlar os cuidados de saúde em casa, finalizar o plano e dar alta ao paciente, de acordo com a política institucional.

EXERCÍCIOS DE PENSAMENTO CRÍTICO E RACIOCÍNIO CLÍNICO

6.1 Determinação da obtenção de resultados, identificação das variáveis que afetam a obtenção e decisão sobre a alta do paciente

Exemplos de respostas estão no final do livro.

Parte I: Determinação da obtenção de resultados, identificação das variáveis que afetam a obtenção

Para cada número a seguir, compare os critérios de resultados com a lista dos dados observáveis do paciente. Colocar "A" na margem se o resultado foi alcançado. Colocar "P" se o resultado foi parcialmente alcançado. Colocar "N" se o resultado não foi alcançado.

1. **Resultado:** demonstrará autoaplicação de insulina, usando a técnica asséptica.
   Dados observáveis: consegue administrar bem a injeção, embora eu tivesse primeiro que mostrar que ela havia contaminado a agulha sem perceber.
2. **Resultado:** demonstrará um andar seguro, com muletas, inclusive na subida e na descida de escadas.
   Dados observáveis: demonstra capacidade de usar as muletas para caminhar, para subir e descer sem problemas.
3. **Resultado:** ira relatar o efeito do aumento do exercício em relação à demanda de insulina.
   Dados observáveis: diz que a demanda de insulina não é afetada pelo aumento do exercício.
4. Resultado: manterá a pele sem sinais de irritação.
   Dados observáveis: a pele está intacta com algumas áreas avermelhadas observadas nos dois cotovelos.
5. Resultado: listará os sinais e sintomas de infecção.
   Dados observáveis: lista dor, edema e secreção.

> **Parte II: Decidir se dá alta ao paciente ou não**
> Como você sabe se finaliza, continua ou modifica o plano? (em três frases)

Tente você mesmo

Aprenda como os enfermeiros causam impacto nos resultados do paciente. Investigue a página na *internet* da *National Database of Nursing Quality Indicators (NDNQI)*®, um repositório de indicadores sensíveis à enfermagem. A NDNQI® é uma base nacional de dados de enfermagem que publica relatórios a cada quatro meses e um anual sobre indicadores da estrutura, processo e resultados de enfermagem para avaliar o atendimento dos enfermeiros no nível das unidades. Os elos entre os níveis de quantidade de profissionais da enfermagem e os resultados do paciente já foram demonstrados por meio do uso dessa base de dados. Mais de 1.100 instituições norte-americanas contribuem para o aumento da base de dados, atualmente utilizada para mostrar as implicações econômicas dos vários níveis de quantidade de profissionais da enfermagem. Informações atualizadas sobre a NDNQI podem ser encontradas no site da NDNQI, campo http://nursingworld.org/MainMenuCategories/

MELHORIA DA QUALIDADE

A melhoria da qualidade (MQ) baseia-se na filosofia de que aperfeiçoar a qualidade do atendimento de saúde é um processo interminável – o que hoje é considerado de qualidade aceitável pode estar abaixo dos padrões amanhã, sobretudo se forem considerados os avanços modernos, como as modalidades de diagnóstico e tratamento, o controle eletrônico da informação e as novas tecnologias.

REGRA Em um nível básico, os estudos de MQ devem responder à pergunta: "Como podemos aplicar a evidência mais atualizada para melhorar os resultados a partir da perspectiva de custo, qualidade de vida e satisfação do consumidor?".

As competências do *Institute of Occupational Medicine (IOM)* e da *Quality and Safety Education for Nurses (QSEN)* salientam que você tem que ser capaz de participar das atividades de aprendizagem e pesquisa o máximo possível.[1,3] Mesmo sem conhecimento de como fazer projetos de pesquisa, você deve consultar a seção a seguir, que o ajuda a determinar as contribuições que pode dar em prol da pesquisa, da melhoria da qualidade e da prática baseada em evidências.

PESQUISA E PRÁTICA BASEADA EM EVIDÊNCIAS

A prática baseada em evidências (PBE) – sair das abordagens tradicionais ("Fazemos isso dessa forma porque sempre fizemos assim") e chegar às abordagens baseadas em evidências ("Fazemos isso assim porque os estudos mais atualizados sustentam que essa é a melhor forma de agir") chega-se ao marco da melhoria da qualidade.[5] Pense sobre as implicações do exemplo a seguir.

EXEMPLO

Tradicionalmente, ensinamos que o cuidado oral deve ser realizado para manter a higiene e prevenir problemas na boca. A pesquisa mostra que os cuidados orais insatisfatórios podem resultar na colonização de micróbios na orofaringe, que pode levar a uma pneumonia. A evidência nos diz que, se não observarmos as diretrizes rígidas para a higiene oral, colocaremos os pacientes em risco de morte por pneumonia.[6,7]

Tenha em mente que a PBE significa mais do que simplesmente "aplicar a pesquisa". Significa integrar a *melhor pesquisa às opiniões de especialistas e aos valores dos pacientes* para a obtenção dos melhores resultados.[8]

Aplicar a pesquisa à prática exige muito conhecimento e experiência. Antes de aplicar sua pesquisa, você precisa ter uma boa compreensão das respostas as perguntas a seguir:
- O que eles estudaram e por quê ?(qual a motivação)
- Como estudaram (i.e., qual foi o planejamento do estudo, a quantidade de participantes e como foram coletados os dados?)
- Qual a bibliografia citada?
- Quais foram os achados?
- Quais são as implicações desses achados?
- De que forma esse estudo se aplica ao contexto clínico no qual atuo?

Pesquisas costumam ser complicadas. Se você está tendo algum trabalho com as respostas às perguntas anteriores, solicite ajuda a seu orientador, mentor ou chefe.

Dois bons sites *na internet a respeito da prática baseada em evidências*

- Agency for Healthcare Research and Quality (AHRQ), a principal agência federal norte-americana encarregada de traduzir os achados da pesquisa para a melhoria da qualidade, segurança, eficiência e eficácia das práticas clínicas: www.ahrq.gov.
- The Academic Center for Evidence-Based Practice (ACE), um centro com base em uma universidade, visando ao avanço da prática baseada em evidências de vanguarda, pioneira da pesquisa e de ensino, em um contexto interdisciplinar: http:// www.acestar.uthscsa.edu/.

Prática da Reflexão

Desenvolver a prática de refletir – criar um hábito de encontrar tempo para pensar sobre como os pacientes estão reagindo a seus cuidados e o que pode ser feito para melhorar – é bom para você, como uma forma poderosa de aprender, e para seus pacientes. Os contextos clínicos são dinâmicos, mutáveis e espontâneos. Não há duas coisas iguais e cada novo dia traz novas lições. Diante de um evento desafiador, encontre tempo para refletir e, com honestidade, responder a perguntas como as que seguem. Você obterá novas percepções e habilidades, úteis para deixá-lo mais confiante na próxima vez em que se encontrar diante de situações similares.

Prática da reflexão – Avaliação de eventos desafiadores

- O que aconteceu?
- Por que aconteceu?
- O que eu estava pensando na época?
- O que eu estava sentindo?
- Qual foi a pior coisa em relação a essa experiência?
- Qual foi a melhor coisa em relação a essa experiência?
- Que lições essa experiência me ensinou?
- O que farei de outra maneira se isso ocorrer novamente?

Satisfação do consumidor: maximização de valor

A **avaliação** proporciona a retroalimentação necessária à investigação da satisfação do consumidor e à maximização do valor da prestação do atendimento de saúde. Para melhorar e ter sucesso como prestadores de atendimento de saúde, devemos considerar tanto as necessidades como os desejos dos consumidores. Analise o Quadro 6.2, que mostra os tipos de resultados a serem estudados para avaliar a satisfação do consumidor e demonstrar o valor dos enfermeiros.

Exame de como os sistemas de saúde afetam os resultados

Para identificar estratégias de controle de problemas e alcançar os melhores resultados para o paciente, você deve examinar como os sistemas de saúde são organizados e como se unem para afetar os cuidados e os resultados do paciente. Por exemplo, se você trabalha em uma unidade que tem problemas com o fornecimento de roupas de cama, a pior situação que isso pode criar não é, necessariamente, a insatisfação dos pacientes com esse material. O pior problema talvez seja o tempo desperdiçado da enfermagem, pois os enfermeiros perdem seu tempo valioso tentando encontrar (ou solicitar o empréstimo de) roupas de cama. O tempo de enfermagem valioso é perdido, e as tarefas que devem ser feitas pela equipe de enfermagem são omitidas ou realizadas apressadamente.

> **Quadro 6.2** **Melhoria dos cuidados e maximização do valor**
>
> Para melhorar o atendimento e maximizar o valor, são fundamentais a coleta, a análise e o relato dos dados sobre os seguintes resultados do estado de saúde.
> - **Qualidade de vida:** sensação de bem-estar, se a depressão está presente, sucesso do controle da dor
> - **Estado funcional:** capacidade de trabalhar, ser independente e realizar as atividades favoritas.
> - **Satisfação do paciente:** conveniência, eficiência e custo do cuidado; sensação de que a equipe é atenciosa e trata cada paciente como um indivíduo.
> - **Medidas de comprometimento:** as atividades realizadas para ajudar o paciente a comprometer-se com o plano de tratamento.
> - **Impacto do ensino do paciente:** capacidade de controlar o próprio cuidado após as orientações terem sido dadas.

REGRA Os resultados do paciente – se o paciente está ou não seguro e satisfeito – são muito influenciados pela forma de interação entre os sistemas de atendimento. Por exemplo, os pacientes são afetados diretamente pela interação dos departamentos de nutrição, farmácia e enfermagem, para o oferecimento dos nutrientes e tratamentos essenciais, de maneira oportuna.

Três tipos de avaliação: resultado, processo e estrutura

Para garantir o monitoramento completo das práticas de saúde, os estudos de melhoria da qualidade consideram três tipos de avaliação:

1. **Avaliação de resultados:** estuda os resultados do atendimento (p. ex.: Os resultados foram alcançados no prazo? As pessoas estão satisfeitas com o atendimento?).
2. **Avaliação do processo:** estuda como foi prestado o cuidado (p. ex.: As investigações e as intervenções foram realizadas de forma consistente e oportuna?).
3. **Avaliação da estrutura:** estuda o ambiente em que ocorre o cuidado (p. ex.: O ambiente físico, os padrões do pessoal e as práticas de comunicação da organização foram adequados para um controle eficiente do cuidado?). A consideração desses três tipos de avaliação – de resultados, processo e estrutura – proporciona um exame abrangente do controle dos cuidados de saúde.

O Quadro 6.3 mostra exemplos de perguntas para os três tipos de estudos.

> **Quadro 6.3** — **Exemplos de perguntas para os três tipos de estudos de melhoria da qualidade**
>
> - **Avaliação de resultados (foco nos resultados):** Quantos de nossos pacientes submetidos a uma cirurgia intestinal de emergência contraem infecção grave a ponto de retardar a alta?
> - **Avaliação de processo (foco em como o atendimento é prestado):** Em que momento cada um de nossos pacientes submetidos a cirurgia intestinal de emergência recebeu antibióticos pela primeira vez?
> - **Avaliação de estrutura (foco no ambiente):** Em que ambiente os antibióticos foram dados a cada um dos pacientes submetidos à cirurgia intestinal de emergência (p. ex., serviço de emergência, sala de cirurgia, unidade médico-cirúrgica)?

Responsabilidade dos enfermeiros da instituição

Os enfermeiros de uma instituição são responsáveis pela participação na melhoria da qualidade (normalmente, na coleta dos dados e no rastreamento dos resultados). Embora os estudos de MQ possam parecer longos e complicados, são essenciais para melhorar os resultados, além de focalizarem como tornar seu trabalho mais fácil e eficiente. Esses estudos podem fazer sua próxima experiência como paciente (ou a próxima experiência de sua família como paciente) ser melhor.

Como enfermeiro, na "linha de frente" com os pacientes, você pode contribuir para a melhoria da qualidade:

- **Envolvendo-se e pensando de forma analítica sobre sua prática.** Como enfermeiro, você passa a maior parte do tempo com os pacientes. Se observar problemas com as pessoas ou com as normas e rotinas, relate-os ao supervisor.
- **Lembrando que é importante o modo como você documenta.** Os registros que cria por intermédio de documentação permanente formam a base para a pesquisa que pode beneficiar tanto os consumidores dos cuidados de saúde quanto os enfermeiros. Se você for solicitado a fazer documentação a mais para esses estudos, perceba que a informação obtida dos registros é essencial para a melhoria da qualidade.
- **Trabalhando pelo seu aperfeiçoamento pessoal.** Reflita sobre como poderia ser mais organizado e preparado para satisfazer às necessidades de seu paciente. Seja criativo – pense em maneiras de superar suas limitações. Por exemplo, identifique falhas em seus conhecimentos e habilidades e peça sugestões a seu professor, mentor ou chefe sobre o que fazer para melhorar.

Exame de erros, infecções e lesões

No capítulo anterior, abordamos a importância da vigilância de enfermagem, da identificação e correção de situações perigosas e da construção de redes de segurança. Aqui, o assunto inclui estudos formais que ocorrem após incidentes de erro, lesão e transmissão de infecção. A finalidade desses estudos é identificar estratégias amplas de prevenção. Por exemplo, casos de morte ou perda de função não antecipados, associados a uma infecção hospitalar, serão tratados como erros importantes, qualificados como eventos-sentinela (Quadro 6.4).

Como enfermeiro – a pessoa que passa a maior parte do tempo com os pacientes –, você está na melhor posição para identificar a existência de problemas nos sistemas que aumentam o risco de erros (p. ex., quando há medicamentos com aparência ou nome semelhante). Permaneça alerta para as situações propensas a erro. Prevenir erros é *responsabilidade de todos*. Quando os erros acontecerem, procure a causa-raiz – a principal causa ou fator contribuinte subjacente. Por exemplo, se alguém dá um medicamento errado, podem ser muitas as causas (p. ex., falta de conhecimento, frascos mal identificados, estresse pelo excesso de trabalho ou fadiga por trabalhar além do horário). O Quadro 6.5 resume três maneiras de prevenir erros.

REGRA **A prática baseada em evidências salienta a importância de manter os pacientes seguros, procurando a causa-raiz (principal) dos erros.** Passe da "cultura da culpa" (em que os trabalhadores escondem os erros por medo de ações punitivas) para uma "cultura de segurança" (em que alta prioridade é dada ao relato dos erros, à identificação dos sistemas propensos a erros e ao trabalho conjunto para o desenvolvimento de sistemas que mantenham a segurança dos pacientes).

Quadro 6.4 **Descrições do evento-sentinela, quase-ocorrência e condição perigosa**

- **Evento-sentinela.** Um incidente inesperado que envolve a morte ou a lesão física ou psicológica grave ou seus riscos. A *lesão grave* inclui especificamente a perda de membro ou função. A expressão "ou seus riscos" significa toda a variação do processo habitual do cuidado; que, se acontecer novamente, haverá uma chance significativa de causar um sério resultado adverso. Por exemplo, uma ruptura nas rotinas, fazendo com que os enfermeiros omitam a conferência de que a perna correta foi marcada para a amputação, provocando a remoção da perna errada. O termo *sentinela* é usado devido a sua relação com um guarda sentinela – soldado que presta guarda para manter seu pessoal seguro. Os eventos-sentinela são tão graves que assinalam a necessidade de investigação imediata, garantindo o cuidado e assegurando que não acontecerão novamente.
- **Quase-ocorrência.** Qualquer coisa que aconteça durante o processo de cuidado que não tenha afetado o resultado, mas cuja recorrência tem chance significativa de ocasionar um resultado adverso grave. Por exemplo, se o médico estiver prestes a operar o local errado, mas percebe isso a tempo, essa é uma quase-ocorrência. As quase-ocorrências são consideradas eventos-sentinela, porém podem não ser revisadas pelo JCAHO, no capítulo de Políticas de Evento-sentinela.
- **Condição perigosa.** Qualquer conjunto de circunstâncias (exclusivas da doença ou da condição para a qual o paciente está sendo tratado) que aumenta a probabilidade de um resultado adverso grave.

Dados de: http://www.jointcommission.org/sentinel_event.aspx

Aplicação do processo de enfermagem **233**

Quadro 6.5 — Três maneiras de prevenir erros

Embora os estudos mostrem que a maioria dos erros resulta de falhas básicas na organização do sistema de saúde, todos compartilhamos a responsabilidade por garantir a segurança do paciente:

1. Preste atenção no que você está fazendo que possa criar riscos de erros.
2. Comunique os sistemas que falham em proteger os pacientes (p. ex., faça com que o departamento de controle de risco tenha conhecimento de uma potencial mudança nas normas ou rotinas que você considera capaz de reduzir as chances de erro humano).
3. Atribua autoridade a seus pacientes, ensinando-lhes o que esperar e deixando-os saber que a principal coisa que podem fazer para prevenir os erros é se envolverem, ativamente, no controle de seu próprio cuidado.

EXERCÍCIOS DE PENSAMENTO CRÍTICO

6.2 Melhoria da qualidade, pesquisa e prática baseada em evidências, exame de erros, infecções e lesões

Exemplos de respostas estão no final do livro.

Parte I: melhoria da qualidade, pesquisa e prática baseada em evidências

1. Em cinco frases (ou expressões) ou menos, explique a importância dos estudos de melhoria da qualidade.
2. Por que é importante levar em consideração o resultado, o processo e a estrutura ao realizar estudos de melhoria da qualidade?
3. Preencha as lacunas a seguir, usando estas palavras: valores, resultados, mais, melhor, opiniões, integração de resultados
   PBE significa (a) _____ que fazer pesquisas. Significa (b) _____ o/a (c) _____ do/da (d) _____ da pesquisa com especialista (e) _____ e paciente (f) _____ para o alcance dos melhores (g) _____

Parte 2: exame de erros, infecções e lesões

1. Explique os termos evento-sentinela, quase-ocorrência e condição perigosa.
2. Qual é a causa-raiz do erro do cenário mostrado no Quadro 6.6?

Quadro 6.6	Cenário

Qual é a causa-raiz deste erro medicamentoso?

A noite está movimentada e o enfermeiro que está na unidade de recuperação entra em um quarto para administrar um medicamento por sonda. Seguindo as rotinas e procedimentos exigidos, ele se certifica de estar diante do paciente certo, com o fármaco certo. Quando vai triturar os comprimidos, não encontra um triturador no quarto. Volta à sala de medicamentos e pega um. Retorna ao quarto, tritura os comprimidos e começa a administrá-los pela sonda. Ao olhar para o paciente, percebe que entrou no quarto errado e que começou a dar a medicação ao paciente errado.

Tente você mesmo

Com um colega ou em grupo:

1. Encontre um artigo de pesquisa sobre um tópico que lhe interesse; depois, responda às perguntas a seguir:
   - O que foi estudado e por que (qual o objetivo?)
   - Como foi feito o estudo (p. ex., seu planejamento, quantidade de participantes e como foram coletados os dados?)
   - Qual a bibliografia citada?
   - Quais foram os achados?
   - Quais são as implicações desses achados?
   - De que forma esse estudo se aplica ao contexto clínico em que trabalho?
2. Discuta como você pode usar as informações colocadas no site da Health Care Research and Quality (http://www.ahrq.gov/), onde pode encontrar informações ricas aos consumidores (p. ex., como parar de fumar e como investigar planos de saúde) e médicos (p. ex., diretrizes de prática e informações sobre resultados e a eficácia das práticas clínicas). Escolha alguns tópicos que lhe interessem e constate o que você pode aprender.
3. Discuta como os *links* ao *Patient Safety Indicators,* postados em http://www.qualityindicators.ahrq.gov/ podem causar impacto em suas práticas de cuidados.
4. Aborde como você pode usar o resumo do processo de enfermagem como um guia clínico.
5. Em um diário, com um colega ou em grupo, discuta as implicações do material em *Vozes* e em *Pare e pense.*

Vozes

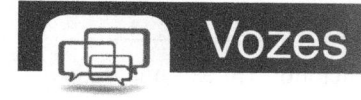

Novo tópico que exige nova forma de pensar
Os problemas significativos que enfrentamos atualmente não podem ser resolvidos no mesmo nível de pensamento em que estávamos quando os criamos.

– *Albert Einstein*

As terapias holísticas e complementares melhoram os resultados
Melhorar a qualidade significa considerar todos os aspectos do atendimento de saúde, inclusive, se as terapias holísticas e complementares podem melhorar os resultados e reduzir a necessidade de tratamento com medicamentos. A musicoterapia, por exemplo, tem sido usada para ajudar crianças com paralisia cerebral a melhorar o equilíbrio, sobreviventes de AVE a aprenderem a andar novamente e mulheres em trabalho de parto a sentirem menos dor. Essa mesma terapia musical pode fazer a diferença entre o retraimento e a conscientização, o isolamento e a interação, a dor crônica e o conforto – entre a desmoralização e a dignidade.[9]

– *American Music Therapy Association*

Pare e pense

Encontrar tempo para refletir ajuda a evitar "grandes incêndios"
Se você sente que passa muitos dias "apagando incêndios" no trabalho, é possível que não esteja encontrando tempo suficiente para refletir sobre sua prática e identificar as mudanças necessárias para que tudo transcorra com regularidade.

A nutrição e a manutenção da casa são tarefas suas
Não se permita cair na mentalidade de "isso não é minha tarefa". Se houver um problema que está atrasando ou comprometendo o atendimento ao paciente – a falta de roupas de cama, as bandejas com as refeições atrasadas regularmente, ou o pessoal mal equipado para transportar os pacientes para exames –, é sua tarefa garantir que esses problemas sejam abordados. Evite as "soluções band-aid", aquelas que são apenas consertos rápidos (p. ex., o empréstimo constante de roupas de cama ou o tempo perdido comunicando ao departamento de nutrição o mesmo problema). Ao contrário, relate esses problemas ao supervisor, para que os chefes do departamento possam trabalhar em conjunto na abordagem dos assuntos importantes.

Este capítulo e o NCLEX

- As perguntas que focalizam a avaliação são complexas e exigem análise e interpretação aprofundadas. Use seu tempo para ler as palavras-chave, cuidadosamente, garantindo que entende o que está sendo perguntado. Por exemplo, as perguntas sobre avaliação tendem a ser escritas como: "Que comentário (comportamento) indica que o cliente entende ou não entende o procedimento (ou a dieta, ou a doença)?".
- Para as perguntas de farmacologia, espere ser questionado sobre como avaliar se o fármaco funcionou (p. ex., que dados demonstram que o antibiótico atingiu o efeito terapêutico desejado?).
- Quando uma questão aborda a avaliação do cuidado, procure uma resposta que aborde a investigação da RESPOSTA do paciente.
- Se um procedimento for descrito, pense se ele está sendo realizado CORRETA ou INCORRETAMENTE.
- Quando o cerne da pergunta tem a ver com o que mais deve ser ensinado ao paciente, há indicação de que o cliente não atingiu a meta.

Pontos-chave

- A avaliação cuidadosa, deliberada e detalhada de vários aspectos do atendimento ao paciente é essencial para a excelência na enfermagem.
- A avaliação no contexto do *processo de enfermagem* costuma referir-se à determinação da eficácia de um plano individual de cuidados (ou seja, o paciente alcançou os resultados de maneira oportuna, eficiente?).
- No contexto da *MQ*, a avaliação refere-se aos estudos permanentes de grupos de pacientes para examinar a eficácia das práticas de prestação de atendimento.
- Os estudos de MQ abrangentes avaliam os resultados, o processo (como o cuidado é prestado) e a estrutura (o ambiente em que o cuidado foi prestado).
- A melhoria permanente da qualidade exige o exame de como os sistemas de saúde interagem e causam impacto sobre os resultados dos pacientes.
- Como enfermeiro, você está em ótima posição para identificar a existência de problemas no sistema que aumentam o risco de erros. Permaneça alerta para as situações propensas ao erro e comunique-as ao seu gestor.
- Você é responsável pela melhoria de sua capacidade de servir aos pacientes e por reconhecer e comunicar os problemas associados aos outros departamentos (p. ex., nutrição e farmácia). Colabore com os colegas e outros para identificar e desenvolver redes de segurança que previnam os erros ou que os detectem precocemente.
- Examine este capítulo quanto a regras, mapas e diagramas importantes destacados ao longo do texto; depois compare sua posição em relação aos resultados esperados do aprendizado, no início do capítulo (página 226).

Referências

1. Institute of Medicine. *The Future of Nursing: Leading change, advancing health.* Recuperado em 1 de fevereiro, 2012, em http://www.nap.edu/catalog/12956.html
2. Institute of Medicine. (2000). *To err is human: Buildinga safer health system.* Washington, DC: National Academies Press. Recuperado em 5 de fevereiro, 2012, em www.nap.edu/openbook.php?isbn=0309068371
3. Quality and Safety Education for Nurses. *Qualityand safety competencies.* Recuperado em 5 de fevereiro, 2012, em http://www.qsen.org/competencies.php
4. American Nurses Association. (2010). *Nursing scope and standards of performance and standards of clinical practice* (2nd ed.). Silver Springs, MD: nursesbooks.org
5. Alfaro-LeFevre, R. (2011). *Critical thinking, clinical reasoning, and clinical judgment: A practical approach* (5th ed.). Philadelphia, PA: Saunders–Elsevier
6. Gopalan, T. (2011). Poor Oral Health can Lead to Pneumonia in Dementia Patients. *Senior Health News.* Recuperado em 5 de fevereiro, 2012, em http://www.medindia.net/news/Poor-Oral--Health-Can-Lead-To-Pneumonia-In-Dementia-Patients-84406-1.htm
7. American Association of Critical Care Nurses. (2010). *Practice alert: Oral care for patients at risk for ventilatorassociated pneumonia.* Recuperado em 5 de fevereiro, 2012, em http://www.aacn.org/wd/practice/content/oral-carepractice-alert.pcms?menu=practice
8. Krugman, M., Habel, M., & Schultz, J. (2011). *Follow the evidence to up-to-date.* Recuperado em 5 de fevereiro, 2012, em http://ce.nurse.com/ce359-60/follow-the-evidence-touptodate-practice/
9. American Music Therapy Association. Recuperado em 3 de fevereiro, 2012, em the AMTA Web site: http://www.musictherapy.org/

Exemplos de respostas para os exercícios de pensamento crítico e raciocínio clínico

EXERCÍCIO 1.1

1. **a.** intercambiavelmente **b.** controlar **c.** pensamento crítico **d.** amplo/abrangente
2. **a.** A *investigação* envolve o exame físico e a entrevista com o paciente para determinar o estado de saúde. Durante o diagnóstico, você analisa as informações do paciente e identifica os problemas que exigem tratamento médico ou de enfermagem. No *planejamento*, os resultados esperados são determinados, e o plano de tratamento é desenvolvido e registrado. Na *implementação*, você coloca o plano em ação. Finalmente, na *avaliação*, você levanta dados para decidir se o paciente alcançou os resultados esperados e modifica ou conclui o plano, conforme indicado. **b.** As características a seguir do processo de enfermagem promovem raciocínio clínico seguro e eficaz: com um propósito, organizado, sistemático, humanista, dinâmico e cíclico, proativo, baseado em evidências, concentrado nos resultados, custo-efetivo, intuitivo, lógico, reflexivo, voltado ao aperfeiçoamento e registrado nas formas padronizadas. **c.** Enquanto os médicos se concentram em corrigir e prevenir problemas com o funcionamento de órgãos e sistemas, o processo de enfermagem foca na pessoa integralmente – prevenir e corrigir problemas com independência, funcionamento humano e sensação de bem-estar.
3. O uso do processo de enfermagem é uma exigência estabelecida pelos padrões norte-americanos da prática; proporciona a base para as perguntas dos exames dos conselhos estaduais; promove o raciocínio clínico eficaz; o judiciário examina os prontuários do paciente para determinar o uso do processo de enfermagem.
4. Os problemas identificados no *diagnóstico* são baseados nas informações coletadas durante a *investigação*. Os resultados identificados durante o *planejamento* são baseados nos problemas determinados no *diagnóstico*. As intervenções usadas na *implementação* são baseadas nos resultados identificados durante o *planejamento*. O *diagnóstico* depende de dados precisos da investigação.
5. Se ela for adequada no *diagnóstico*, ela deve ser adequada na *investigação*, porque o *diagnóstico* depende de uma *investigação* precisa.
6. Investigar a condição de saúde do paciente (p. ex., sinais vitais, incisão, nível da dor).
7. Fazer um cartaz, abordando os 10 assuntos principais. Colocá-lo no posto de enfermagem ou na sala de espera; realizar uma conferência sobre a importância do atendimento às expectativas dos pacientes; dar pequenos formulários de avaliação aos pacientes para avaliação da satisfação com o atendimento de enfermagem (os profissionais de enfermagem têm mais probabilidade de prestar atenção às expectativas dos pacientes se forem avaliados por eles).

EXERCÍCIO 1.2

1. **a.** complexo. **b.** mente.
2. Indicadores pessoais de pensamento crítico (Quadro 1.6) corresponde ao círculo superior do círculo modelo CT. Os Quadros 1.7 e 1.8 têm correspondência com outros três círculos.
3. Você precisa aplicar o conhecimento relacionado no Quadro 1.7 para realizar a habilidade intelectual no Quadro 1.8. No entanto, ter um quadro de conhecimento (Quadro 1.7) não indica pensamento crítico. É a capacidade de aplicar o conhecimento que indica o pensamento crítico.

EXERCÍCIO 2.1

Parte I
1. **a.** Conte como se sente. **b.** Como foi o jantar? **c.** Como se sente quanto a estar aqui? **d.** Descreva o que está sentindo; relate como se sente.
2. **a.** Então, você volta e meia está doente e isso se dá há um mês. O que quer dizer "volta e meia está doente"? **b.** Você acha que nada dá certo em sua vida. O que está acontecendo? **c.** Você tem uma dor lateral que vem e vai – pode explicar melhor? **d.** Faz uma semana que você se sente estranho. O que quer dizer com "estranho"?
3. **a.** C; **b.** E; **c.** S; **d.** L; **e.** O; **f.** C; **g.** S; **h.** L; **i.** O; **j.** L; **k.** E.
4. **d.** Como se sente em relação a Susan? **h.** Como seria se sua família fizesse visitas? **j.** O que acha de praticar mais?

Parte II
1. **a.** Existe muita sujeira aqui. De onde vem? **b.** Sinto uma massa na parte posterior de sua cabeça. Como aconteceu isso? Dói quando é tocada? **c.** Sua respiração está um pouco rápida. Como está se sentindo? **d.** Seu olho parece inflamado. Como sente ele?
2. **a.** Mostre-me onde (e examine essa área). Existe alguma coisa que pareça causar isso? **b.** Mostre-me onde (e examine essa área). Diga-me mais sobre como se sente. **c.** Esse é um sintoma comum de infecção. Vamos obter uma amostra de urina (e examiná-la). **d.** Onde você sente esse inchaço? No estômago? Nos tornozelos? Onde? (examine a área).
3. c

EXERCÍCIO 2.2

Parte I
1. 51 anos, sem dor, sente-se melhor, está aliviado, nega estar esgotado.
2. Resultados dos exames laboratoriais, fala arrastada, suspira frequentemente, sinais vitais.

Parte II
1. Todos os dados listados na Parte Um, números 1 e 2.
2. As condições físicas parecem melhorar. Ele está mais confortável. Parece esgotado/cansado.

Parte III
1. **Certamente válido:** exames laboratoriais, fala arrastada, suspiros frequentes. **Provavelmente válido:** 51 anos, sem dor, sente-se melhor, sinais vitais, esgotado/cansado. **Possivelmente válido:** esgotado/cansado.
2. Compare a idade com a data de nascimento. Faça perguntas de sondagem para esclarecer o estado de conforto (Tem certeza de que não está desconfortável?). Procure sinais não verbais de desconforto (p. ex., esfregar a mão no peito). Use o tempo com qualidade, discutindo como ele se sente física e psicologicamente. Verifique novamente os sinais vitais.

EXERCÍCIO 2.3
1. Você deve fazer as duas coisas para promover o reconhecimento tanto dos problemas de enfermagem como dos problemas médicos.
2. Sistemas orgânicos: **Resp:** 5, 6, 8, 10, 13, 14. **Freq. Card:** 6. **Circ:** 6, 15. **GI:** 9. **Neuro:** nenhum listado. **Geniturinário:** nenhum listado, embora o 11 (parto) possa ter sido escolhido. **Pele:** nenhum listado. Modelo de enfermagem holístico (este organiza os dados de acordo com os Padrões Funcionais de Saúde, mas você pode ter escolhido outro modelo). **Nutricional-metabólico:** 5, 6, 9, 10, 11, 13, 14, 15. **Eliminação:** Nenhum listado. **Atividade-exercício:** 3, 8. **Cognitivo-perceptivo:** Nenhum listado. **Sono-repouso:** 8. **Autopercepção-autoconceito:** 11. **Participação-relacionamento:** 2, 3, 7. **Sexual-reprodutivo:** 1, 2. **Enfrentamento do estresse:** 10, 12. **Valor-crença:** 4.
3. Você deve pensar sobre como obter as informações que faltam.

EXERCÍCIO 2.4
1. **a)** N; **b)** A; **c)** N; **d)** A; **e)** A; **f)** N; **g)** A; **h)** A; **i)** N; **j)** A.

EXERCÍCIO 3.1
1. O *raciocínio diagnóstico* é o processo de fazer um diagnóstico (a forma de analisar as informações coletadas durante a *investigação*, para identificar problemas de saúde reais e potenciais). O raciocínio diagnóstico é elemento importante do raciocínio clínico, porque você precisa identificar problemas reais e potenciais, para desenvolver um plano de prevenção e controle desses problemas.
2. *Questões* ou *tópicos* são definidos com menos clareza que *diagnósticos*, que são muito específicos e claramente definidos, com base em evidências.
3. O *diagnóstico* implica a existência de um problema que exige tratamento qualificado. Se fizer um diagnóstico, deve desejar se responsabilizar por (a) garantir que tem qualificação para tratá-lo e (b) iniciar o tratamento. Se inseguro quanto ao que possa ser o problema, é sua responsabilidade relatar isso a um profissional qualificado.
4. *Detectar* e *controlar riscos* é o elemento fundamental à prevenção e controle de problemas de saúde.

Aplicação do processo de enfermagem **241**

5. Pergunte a seu supervisor ou instrutor se há uma lista de termos recomendados. São estes que você deve usar. Revise ainda *Lista do que não usar* (são, normalmente, abreviaturas que podem não ser entendidas pelos outros).

6. O modelo PPCP concentra-se na previsão de complicações potenciais e monitoramento e intervenção precoce para que sejam evitadas complicações. *Falha em salvar* é um termo usado, quando os enfermeiros fracassam em reconhecer quando um paciente está mostrando sinais e sintomas de complicações severas. Os sinais e sintomas podem ser sutis. *Vigilância de enfermagem* – prestar atenção criteriosa nos sinais e sintomas dos pacientes pode evitar incidentes relativos à *falha em salvar* e é capaz de manter seguro o paciente.

EXERCÍCIO 3.2

1. **a.** conhecimentos, experiência, diálogo. **b.** qualificado. **c.** domínio, prática, comprometimento, encaminhamento
2. **a.** fator de risco. **b.** problema potencial. **c.** diagnóstico. **d.** diagnosticar. **e.** responsável. **f.** domínio médico. **g.** domínio da enfermagem. **h.** resultado. **i.** reação humana. **j.** processos de vida. **k.** diagnóstico definitivo. **l.** intervenções definitivas. **m.** diagnóstico médico. **n.** competência. **o.** ser qualificado. **p.** sinais. **q.** descartar/descarte. **r.** sintomas. **s.** diagnóstico de enfermagem. **t.** problema multidisciplinar.
3. O que segue descreve problemas de enfermagem: b, d, f
4. **a.** Que medicamentos ele está tomando, e algum o predispõe a sangramento? **b.** Complicações: sangramento craniano interno, sangramento, ou infecção no local da laceração. **c.** Investigações para ver se há complicações do sangramento craniano interno; monitorar ocorrência de cefaleias ou problemas no estado mental. As investigações quanto à ocorrência de complicações da laceração na perna: monitorar se há aumento da dor, equimoses, edema, eritema ou calor no local da laceração.
5. Desidratação relacionada *à febre* e a *uma ingestão insatisfatória de* líquido, conforme evidenciado *por débito urinário* insatisfatório *e sensação de fraqueza*.

EXERCÍCIO 4.1

Parte I

1. Promover a comunicação, os cuidados diretos e a documentação; fazer um registro que possa ser usado para avaliação e pesquisa, fornecer às seguradoras um registro dos cuidados exigidos.
2. Os resultados esperados (p. ex., veste-se sem auxílio ao receber alta); problemas reais e potenciais (p. ex., deficiência no autocuidado: para vestir-se); intervenções específicas (p. ex., fazer o paciente praticar abotoar as roupas três vezes por dia); avaliação/anotações da evolução (p. ex., capaz de abotoar e desabotoar as roupas com ajuda mínima).

3. Percepção do paciente das prioridades, entendimento de todo o quadro de problemas, prognóstico do paciente e estado de saúde geral, duração esperada da permanência ou do contato, presença de diretrizes clínicas ou caminhos críticos relacionados com a situação específica.
4. Dispneia grave. Problemas respiratórios graves são uma prioridade importante, exceto se o paciente apresentar hemorragia.
5. Saber os resultados gerais da alta auxilia-o decidir quais os problemas que necessitam receber alta prioridade para estar pronto para a alta oportunamente.

Parte II
1. Os resultados são usados para orientar as intervenções, motivar os pacientes e os cuidadores e avaliar o progresso.
2. O resultado, o indicador, a meta, o objetivo.
3. Resultado e indicador.
4. **a.** Comunique os problemas a quem for responsável por alcançar o resultado. **b.** Desenvolva e inicie um plano de cuidados para tratar o problema.
5. Todos os enfermeiros são responsáveis por detectar e comunicar sobre os pacientes que possam exigir gerenciamento de caso (ou seja, pacientes que podem exigir gerenciamento do caso (i.e., aqueles que podem exigir recursos extras para alcançar os resultados esperados, de maneira oportuna).

Parte III
1. Os verbos mensuráveis ajudam todos a permanecerem focados nos dados observáveis que permitirão saber o quanto o paciente está evoluindo em direção à obtenção do resultado. Exemplos: andar, explicar, lavar.
2. **Sujeito:** Quem é a pessoa que se espera que atinja a meta? **Verbo:** Que ações o indivíduo deve realizar para atingir a meta? **Condição:** Sob que circunstâncias o indivíduo deve realizar as ações? **Critérios de desempenho:** Quão bem o indivíduo deve realizar as ações? **Prazo:** Quando é esperado que a pessoa consiga realizar as ações?
3. Os seguintes estão incorretos. **a.** O verbo não é mensurável. **c.** Não específico. Como mediremos o que significa "irá melhorar"? **f.** Não existe prazo listado; o verbo não é mensurável e observável. **i.** O verbo não é mensurável.
4. **a.** Demonstrará gengivas com aparência saudável, sem vermelhidão ou irritação até 15 de janeiro. **b.** Não demonstrará sinais e sintomas de Integridade da Pele Prejudicada na área retal, e a área será mantida limpa. **c.** Será capaz de comunicar as necessidades básicas por meio do uso de cartazes e de um intérprete, quando necessário.
5. SMART significa **S**pecific (específico), **M**easurable (mensurável), **A**greed upon by all parties (Acordado por todas as partes), **R**ealistic (realista) e **T**ime bound (com prazo).

Parte IV
1. C, P

2. A
3. C
4. C, P.

EXERCÍCIO 4.2

Parte I

1. A classificação das intervenções em diretas e indiretas permite que você examine as atividades da enfermagem e o tempo usado no contato direto com os pacientes e as atividades e o tempo usado realizando tarefas em benefício do paciente, porém sem a presença dele (p. ex., análise de exames laboratoriais).
2. Ver = O que deve ser investigado ou observado em relação à intervenção; fazer = o que deve ser feito; ensinar = o que deve ser ensinado ou reforçado; registrar = o que deve ser registrado em relação à intervenção.
3. O que pode ser feito a respeito das causas desse problema? O que pode ser feito para ajudar essa pessoa específica a alcançar esse resultado específico?
4. **Responder às perguntas a seguir:** Quanto posso confiar que a evidência em apoio a essa intervenção possa dar certo? Qual a probabilidade de conseguirmos a reação desejada, neste paciente e nesta situação em particular? Qual é a pior coisa que pode acontecer se essa intervenção for realizada, e qual a probabilidade de isso ocorrer? Que medidas podem ser tomadas para minimizar as possibilidades de ocorrência de dano? O que pode ocorrer se nada fizermos quanto a esse problema ou esses fatores de risco?

Parte II

1. Monitorar a integridade da pele, sobretudo nas proeminências ósseas, a cada troca de posição. Colocar à cabeceira um horário para as trocas de posição a cada duas horas, solicitando a máxima participação do paciente. Manter um colchão de ar sobre o leito. Garantir a ingestão de vitamina C e de proteína. Manter os lençóis limpos, secos e esticados.
2. Pré-operatório: Determinar o conhecimento do paciente e da família sobre tossir e respirar profundamente com apoio à incisão. Ensinar e solicitar que o paciente faça uma demonstração. Pós-operatório: Monitorar a dor incisional e medicar antes que fique severa. Ensinar a importância de solicitar a medicação para a dor antes que ela se acentue, das trocas de posição, da deambulação precoce, da tosse e da respiração profunda. Registrar o nível da dor após a administração da medicação. Registrar os sons respiratórios a cada quatro horas. Ajudar o paciente a tossir e respirar profundamente a cada duas horas, no dia da cirurgia e no primeiro dia pós-operatório.
3. Monitorar os movimentos intestinais diariamente. Ensinar a relação entre o exercício, a dieta, a ingestão de líquidos e a eliminação intestinal. Desenvolver um plano para aumentar a ingestão de líquidos e de fibras e aumentar gradualmente os exercícios (p. ex., o uso das escadas em lugar do elevador).

Parte III

1. CP: extravasamento, flebite, formação de trombo, sobrecarga de líquidos, infecção. Plano: Seguir as rotinas e os protocolos hospitalares de cuidados

para a terapia EV. Monitorar os sinais vitais a cada quatro horas. Monitorar o local do acesso venoso quanto a sinais e sintomas de extravasamento, infecção, flebite e trombo a cada quatro horas. Instruir o paciente a comunicar desconforto ou edema no local do acesso venoso.

2. CP: hipoglicemia/hiperglicemia. Plano: Seguir as rotinas ou os protocolos hospitalares para os cuidados de diabéticos. Registrar a ingesta calórica diária. Registrar níveis açúcar no sangue a cada quatro horas. Instruir o paciente a comunicar sintomas de tontura ou "sensação esquisita" de qualquer tipo.

3. CP: infecção, obstrução da sonda, sangramento. Plano: Seguir as rotinas e os protocolos hospitalares para o cuidado com sonda Foley. Monitorar a temperatura a cada 4 a 8 horas. Monitorar a cor, o odor e a quantidade da urina. Registrar a ingesta e a eliminação a cada oito horas. Monitorar o meato urinário quanto a secreção ou sangramento. Instruir o paciente a comunicar desconforto na sonda ou na bexiga.

Parte IV
Resultados esperados, problemas reais e potenciais, intervenções específicas, avaliação/anotações da evolução.

EXERCÍCIO 5.1

Parte I
1. Recursos padronizados de transmissão de informações ajudam-no a se organizar, evitam omissões de informações importantes e promovem o diálogo e o pensamento crítico entre os cuidadores.
2. Os recursos de transmissão de informações são usados, sempre que os cuidados passam de um enfermeiro a outro, ou quando são dados telefonemas aos médicos para informar preocupações.

Parte II
1. competente, autoridade, selecionado, situação, comprometimento
2. tarefa, funcionário, comunicação, ensino, supervisão
3. a. Ver a Figura 5.2. b. É você o responsável por garantir que seu funcionário é capaz de realizar a tarefa, em cada situação específica. Você também é responsável por ensinar o funcionário, diante de indicação de ensino.
4. Primeiro e antes de qualquer coisa, *monitorar os pacientes*, investigando os resultados e perguntando-lhes como estão. Supervisionar os funcionários, fazendo contato com eles frequentemente. Certifique-se de que saibam que você responde pela investigação direta do paciente. Se souberem que você investigara o paciente, há mais possibilidade de realizarem corretamente a tarefa.
5. a. Não. b. Porque é a primeira vez que ela sai da cama e você realmente não sabe como ela reagirá.

Parte III
1. Você realiza uma investigação completa e determina se o paciente está progredindo como esperado de acordo com o plano de cuidados. Por exemplo, se o plano incluir um caminho crítico que afirma que os "drenos

torácicos serão retirados no segundo dia do pós-operatório", e o paciente ainda estiver com os drenos, você identificou uma variação no cuidado.

2. Você deve realizar investigações adicionais para determinar se o atraso é justificado ou se devem ser tomadas ações para melhorar a possibilidade de obtenção de resultados pelo paciente.

3. As investigações e as intervenções adicionais que podem ser exigidas para que o paciente tenha progresso talvez sejam omitidas, resultando em dano ao paciente ou atrasos na recuperação.

4. Se o paciente for prejudicado, você pode ser acusado de negligência. Se houver atraso na recuperação, pode ser acusado de prestar cuidados abaixo do padrão.

Parte IV

1. Você investiga os pacientes antes de realizar as intervenções para determinar se elas ainda são apropriadas e se os pacientes estão prontos. Você investiga após as intervenções para determinar a reação do paciente.

2. A vigilância pelo enfermeiro, o monitoramento criterioso dos pacientes e seu ambiente são um elemento fundamental da realização das intervenções.

3. Observar se ocorrem situações propensas a erro e omissões de atendimento formam uma parte permanente da realização das intervenções.

4. Um elemento central da realização das intervenções é ser pró-ativo e planejar antecipadamente para garantir cuidados seguros e atendimento eficaz.

5. A maneira de realizar suas intervenções deve ser orientada pelas suas tentativas de promover conforto, segurança e eficiência.

6. Sempre obter a concordância do paciente antes da realização das intervenções.

EXERCÍCIO 5.2

1. Comunicar o cuidado; ajudar a você mesmo e os outros a identificar padrões, garantir os cuidados baseados em evidências; constituir a base para a avaliação, pesquisa e aperfeiçoamento da qualidade dos cuidados; criar um documento legal que, posteriormente, pode ser usado em processo judicial para avaliar o tipo de atendimento dado; fornecer validação para reembolso do *Medicare, Medicaid* e outras empresas seguradoras relativamente aos custos do atendimento.

2. Você será mais preciso com as informações bem recentes na mente. Registrar o que foi feito costuma mexer em sua mente para que seja reconhecido se algo mais que deveria ser feito foi esquecido.

3. IIRA: I-informa que ela se sente sufocar, mas receia tossir devido à dor incisional. I-instruída sobre como apoiar a incisão com travesseiro. R-tossiu e expeliu tampão de muco acinzentado. Pulmões limpos. A-enfatizou a importância do relato da dor para promover melhor respiração e tosse.

4. **a.** É um julgamento e não tem evidências de apoio. **b.** Não tem evidências de apoio – é uma opinião e não um conjunto de fatos.

5. O registro dos procedimentos e de protocolos tem a função de garantir aspectos importantes do atendimento sendo resumidos, mantém os pacientes seguros e protege-o em caso de processos por erro de atuação.
6. Você deve corrigir conforme as políticas do curso ou instituição. No caso de anotações manuais, você costuma fazer uma linha na anotação; depois, escreve a palavra *erro*, seguida de suas iniciais.
7. A *síndrome do excesso de registro* compõe os problemas criados, quando são inseridas informações no computador e você jamais encontra tempo para refletir sobre o que indicam essas informações.

EXERCÍCIO 6.1

Parte I
1. P.
1. A.
3. N. A demanda de insulina é afetada pelo aumento do exercício.
4. P.
5. P. A febre e o calor também são sinais de infecção.

Parte II
Mantenha o plano quando o paciente não tiver atingido os resultados, mas somente se você não tiver identificado qualquer fator que tenha atrapalhado ou favorecido o cuidado. Modifique o plano quando os resultados não forem atingidos, e você tiver identificado fatores que atrapalharam ou favoreceram o cuidado. Concluir o plano se o paciente tiver atingido os resultados e demonstrar capacidade de cuidar de si mesmo.

EXERCÍCIO 6.2

Parte I
1. A informação obtida desses estudos melhora a qualidade e a eficiência do cuidado ao paciente e ajuda a identificar maneiras de melhorar a satisfação dos enfermeiros com o trabalho.
2. A consideração dos três tipos de avaliação – resultados, processo (método) e estrutura (ambiente) – proporciona um exame abrangente do gerenciamento do cuidado.
3. **a.** mais. **b.** integrador/integrar. **c.** resultados. **d.** melhor **e.** opiniões. **f.** valores. **g.** consequências.

Parte II
1. Um evento-sentinela é um incidente inesperado, que envolve morte ou lesão física ou psicológica grave, ou o risco a partir disso. Uma lesão grave, especificamente, inclui perda de membro ou função. A expressão "ou o risco a partir disso" significa todas as variações a partir do processo usual de cuidados; se isso ocorre novamente, existe uma possibilidade significativa de causar uma consequência adversa séria. Por exemplo, um rompimento nos procedimentos que leva o enfermeiro a omitir a conferência

de que a perna correta está marcada para amputação e a perna errada é removida. O termo *sentinela* é usado devido à sua relação com um guarda--sentinela – o soldado que mantém a guarda para conservar as pessoas seguras. Os eventos-sentinela são tão graves, que sinalizam a necessidade de investigação imediata para assegurar o atendimento e garantir que não ocorrerá outra vez. Um **quase erro** é algo que acontece durante o processo de cuidados que não afeta o resultado, mas para o qual uma recorrência significa possibilidade relevante de uma consequência adversa grave. Por exemplo, se um médico quase opera o lado errado, mas isso é percebido a tempo, temos um quase erro. Há uma **condição perigosa**, quando um conjunto de circunstâncias aumenta, significativamente, a probabilidade de um resultado adverso grave.

2. A causa raiz é a falta de um triturador de comprimidos no quarto. Foi interrompido o processo e criada a probabilidade de erro humano. Em consequência desse incidente, a unidade criou um protocolo de que todos os pacientes que precisam de comprimidos triturados precisam ter um triturador à cabeceira.

Apêndice A

Exemplo de caminho crítico

Apêndice A

Dia da cirurgia TKR (data) _____	Dia 1 pós-operatório da TKR (data) _____	Dia 2 pós-operatório da TKR (data) _____
INVESTIGAÇÃO FÍSICA E TRATAMENTO		
_____ Pertences etiquetados e guardados _____ SV cada 15 min até estabilizar, depois a cada 1h/74, depois a cada 4h. _____ **SV normal, Temp=38,30C** _____ Pulmões limpos, tosse não produtiva, sem dispneia _____ Oxigênio conforme prescrito _____ Tosse e respiração profunda a cada1h W/A _____ I/E 1x/turno _____ Náusea e vômito toleráveis com ou sem medicamentos _____ Êmese sem sangue _____ Uso de TEDs _____ Pele sem fissuras _____ Botas pneumáticas ou meias usadas quando no leito _____ Começar ajuste CPM _____ IV desobstruída, local sem eritema _____ **Alerta e orientado x 3, fala compreensível** _____ **Conferências neurovasculares normais** _____ **Hemovac desobstruído e vácuo intacto** _____ **Secreção hemovac <500 cc em 8 horas** _____ **Atadura na ferida limpa, seca e intacta**	_____ Cuidado pela manhã concluído _____ SV cada 4h _____ **SV normal, temp 38,30C** _____ tosse e respiração profunda a cada 1h W/A _____ Pulmões limpos, tosse não produtiva, sem dispneia _____ Satur de oxigênio >92%, oxigênio interrompido _____ I/E 1x/turno _____ linha IV convertida em lock salina, local sem eritema _____ Náusea e vômito toleráveis com ou sem medicamentos _____ êmese sem sangue _____ Uso de TEDs _____ TEDs retirados ? ½ hr, calcanhares sem eritema _____ Pele sem fissuras _____ Botas pneumáticas ou meias usadas quando no leito _____ Ajustes CPM _____ Medida para aparelho/aplicado (se ordenado) _____ **Alerta e orientado x 3, fala clara** _____ Verificações neurovasculares normais (Q turno) _____ Hemovac interrompido _____ Hora troca curativo ferida: _____ Grampos/suturas intactos _____ Secreção min na ferida aml, serossanguínea	_____ Cuidado pela manhã concluído _____ SV cada 4h _____ **SV normal, temp 38,3ºC** _____ IS, tosse e respir profunda cada 4h W/A _____ Pulmões limpos, tosse não produt, sem dispneia _____ I/E cada turno _____ local lock salina sem eritema _____ Uso de TEDs _____ TEDs removidos ? ½ hr, calcanhares sem eritema _____ Pele sem fissuras _____ Botas pneumáticas e meias quando no leito _____ Ajustes CPM _____ Aparelho aplicado (se prescrito) _____ **Alerta e orienta 3 x, fala audível** _____ Verificações neurovasculares normais (Q turno) _____ Horário troca curativo ferida: _____ Grampos/suturas intactos _____ Secreção quant min na ferida, serossanguínea
INVESTIGAÇÃO PSICOSSOCIAL		
_____ Orientado para o quarto _____ Enfrentamento eficaz _____ Dorme bem: ☐ com remédio ☐ sem remédio	_____ Enfrentamento eficaz _____ Dorme bem: ☐ com medicação ☐ sem medicação	_____ Enfrentamento eficaz _____ Dorme bem: ☐ com medicação ☐ sem medicação
EXAMES/RESULTADOS LABORATORIAIS		
_____ Outros exames dentro de limites normais (WNL) _____	_____ H&H ≥ 9/26 _____ Quim 7 WLN _____ Revisão culturas T/K sem aumento _____ Outro:	_____ H&H ≥ 9/26 _____ Outro: _____ Revisão final culturas T/K sem aumento
CONTROLE DA DOR/MEDICAÇÃO		
_____ Dados antibióticos IV _____ Bolsa de gelo no local cirúrgico _____ Controle dor ☐ Espinhal ☐ Epidural ☐ PCA _____ Paciente relatou nível da dor ? 3 (0–10)	Transfusão dada se prescrita ☐ AB ☐ BB ☐ DD # de transfusões _____ _____ antibióticos IV concluídos ☐ Espinal ☐ Epidural ☐ PCA interrompida _____ Paciente relatou nível da dor ? 3 (0–10)	Oferecer medicamentos orais para dor 30 min antes da terapia prm _____ Paciente relatou nível da dor ? 3 (0–10)
_____ Líquidos oferecidos	_____ Dieta aumentada e tolerada	_____ Ausência de náusea ou vômito, dieta normal

Uma parte de um caminho crítico para reposição total de joelho. Esta seção do caminho ou via indica o tipo de tratamento clínico ou as atividades de atendimento do paciente que devem ser executadas durante o dia da cirurgia e nas duas primeiras semanas após a cirurgia, para um paciente submetido a uma reposição total de joelho. O formulário acompanhante relativo ao caminho é usado para documentar todas as variações desse caminho que ocorrem. (Reproduzido do Inova Mount Vernon Hospital, Alexandria, VA, com permissão). Abreviaturas: T/K/, joelho total; EOB, margem do leito; SAQ, quad arco curto; UE, extremidade superior; LE, extremidade inferior; TJR, reposição total do joelho; RK, joelho direito; LK, joelho esquerdo; 3:1 cadeira sanitária, usada à cabeceira, sobre o vaso sanitário, ou como cadeira sob o chuveiro para o banho.

ELIMINAÇÃO

- ___ Sonda Foley no local
- ___ Urina transparente, débito ≥ 30 mL/hr
- ___ Sons intestinais presentes, abdome sem distensão

- ___ Sonda Foley interrompida
- ___ Eliminação quantidade
- ___ Sons intestinais presentes, abdome sem distensão

- ___ Eliminação quantidade
- ___ Sons intestinais normais, abdome sem distensão

ATIVIDADE & TERAPIA

- ___ Plano geral & comorbidades documentados
- ___ Trapézio instalado
- ___ Calcanhares erguidos enquanto no leito
- ___ Pernas balançando/de pé junto ao leito 6-12 hr após cirurgia
- ___ Deambula Uni-joelho

Instrução e prática:
- ___ Elev. tornozelo
- ___ Ajustes quad/glut

- ___ Trapézio instalado
- ___ Calcanhares erguidos enquanto na cama/joelho estendido
- ___ Deambula até banheiro (quarto) com andador
- ___ ou muletas usa cadeira sanitária 3:1 ___?
- ___ Aval. fisioterapia concluída. Plano de Cuidados estabelecido
- ___ Metas estabelecidas (Resultados/Form rondas reabilitação)
- ___ Avaliação igual pré-operat
- ___ Prontuário revisado

Instrução e prática:
- ___ Supino para sentado ___?
- ___ Transfere-se para EOB ___?
- ___ Pernas balançando/de pé ___?
- ___ Sentado para de pé ___?
- ___ OOB na cadeira ___?
- ___ Marcha em superf nivelada ___?

- ___ Dispositivo ___?
- ___ Distância ___?

Exerc. em ginásio:
- ___ Elev. tornozelo, ajustes quad/glut ___?
- ___ Lateral calcanhar ___?
- ___ Erguer perna reta ___?
- ___ SAQ (direito) ___?
- ___ SAQ (esquerdo) ___?
- ___ Aval quanto a grupo UE ___?

	Extensão	HS	Flexão sentado	Quad perna
RK	?	?	?	?
LK	?	?	?	?
Resistência				

- ___ Instrução em ajuste do assento elevado do vaso sanitário

- ___ Trapézio removido
- ___ Calcanhares erguidos enquanto na cama/joelho estendido
- ___ Usando roupas esportivas
- ___ OOP para 2 de 3 refeições ___?
- ___ Deambula até quarto com andador ou muletas/auxil:
- ___ usa cadeira sanitária 3:1 ___?

Instrução e prática:
- ___ Supino para sentado ___?
- ___ Transfere-se para EOB ___?
- ___ Sentado para de pé ___?
- ___ Freia e dá passadas

Tratamento tecnol
- ___ Marcha em superfície nivelada ___?

- ___ Dispositivo ___?
- ___ Distância ___?
- ___ Trnsfer. banheiro
- ___ Higiene banheiro
- ___ Enfeitar-se
- ___ Lavar UE/tronco/LE
- ___ Vestir-se (sem auxílio)
- ___ Vestir-se (com auxílio)
- ___ Sapatos/meias
- ___ Aparelho colocado/retirado

Exercícios em ginásio:
- ___ Elev. tornozelos, ajustes quad/glut ___?
- ___ Lateral calcanhar ___?
- ___ Ergue perna reta ___?
- ___ SAQ (direito) ___?
- ___ SAQ (esquerdo) ___?
- ___ Abdução/adução ___?

	Extensão	HS	Flexão sentado	Perna quad
RK	?	?	?	?
LK	?	?	?	?
Resistência				

- ___ Instrução sobre ajuste do assento elevado do vaso sanitário

TKR dia da cirurgia (data) _____	TKR dia 1 após cirurgia (data) _____	TKR dia 2 após cirurgia (date) _____
	EDUCAÇÃO	
___ Pacote TJR dado ao paciente ___ O que pode e o que não pode, exercícios junto ao leito **Paciente orientado em/demonstra compreensão de** ___ IS, tosse e respir. profunda ___ Exercício com pesos ___ Mobilidade no leito, uso de comadre ___ Controle da dor, PCA	**Paciente orientado sobre/demonstra compreensão de** ___ IS, tosse e respir. profunda ___ Elevação tornozelo e exercícios quad/glút ___ Controle da dor ___ Exerc. com peso ___ **Ensino família agendado para:**	**Paciente orientado sobre/demonstra compreensão de:** ___ IS, tosse e respir. profunda ___ Controle da dor ___ O que pode e o que não pode ___ Exerc. com peso ___ Família presente no ensino
	PLANO DA ALTA	
___ Reforçada participação da família ___ Enfermeiro com registro prof. preenche formul. dos resultados da alta	___ Plano revisado c/paciente/família ___ Transporte D/C identificado ___ Ordens de alta confirmadas	___ Equipamento domiciliar discutido e prescrito ___ Paciente adere ao caminho/via ___ Encaminhamentos realizados: ___ ICF ___ HHC ___ OP ___ Recuper subaguda
	OUTRO	
	NOTAS DO CIRURGIÃO	
Notas operatórias em Notas de evolução	___ Exame como acima, variações registradas ___ Revisão dos registros dia anterior ___ Plano: continuar caminho/via	___ Exame como acima, variações registradas ___ Revisão dos registros dia anterior ___ Plano: continuar caminho/via

IDENTIF. DO PACIENTE		INICIAIS	HORÁRIO	DIA 1 PÓS-OPERAT.	ENF ENF Nutri Fisio TO Méd res Médico Tec Outro	INICIAIS	HORÁRIO	DIA 2 PÓS-OPERAT.	ENF ENF Nutri Fisio TO Méd res Médico Tec Outro	INICIAIS	HORÁRIO
	ENF ENF Nutri Fisio TO Méd res Médico Tec Outro										

Plano Geral

Joelho   ☐ Direito   Diagnóstico: _____   ☐ Esquerdo   ☐ Bilateral
         ☐ Primário   ☐ Revisão   ☐ Unicompartimental

Principais liberações:
Condição suporte de peso (com andador ou 2 muletas)
☐ Não suporta peso   ☐ 25%   ☐ 50%   ☐ Suporta peso total conforme tolerado
Aparelho: _____
CPM
Medicamento anticoagulatório: ☐ Sim   ☐ Não

Variação no plano geral   ☐ Sim

Ver variação
Documentação de caminhos críticos

Dia _____

Comorbidades: (Data ID/Iniciais)
___/___/___ Diabetes   ___/___/___ Hipertensão   ___/___/___ HF   ___/___/___ CAD
___/___/___ Hipotireoidismo   ___/___/___ Asma   ___/___/___ BDH   ___/___/___ DPOC
___/___/___ Obesidade   ___/___/___ CABG

Data/Hora	Dia do caminho	Variação/Problema				Ação realizada/Resultado				Iniciais

Apêndice B

Construção de locais de trabalho saudáveis e cultura da segurança e aprendizagem[1]

1. **Preserve padrões saudáveis no local de trabalho[2]**
   - Comunicação eficiente entre todos os membros da equipe (o que inclui atendimento a um código de conduta e padrões de comportamento profissional)
   - Colaboração real
   - Tomada de decisão eficaz
   - Número adequado de profissionais
   - Reconhecimento significativo
   - Liderança autêntica
2. **Garanta uma cultura da segurança**
   - **Desenvolvimento da habilidade de comunicação** (saber como escutar, falar e fazer registros eficazes). Sua capacidade de uma boa comunicação com pacientes, famílias, colegas e outros profissionais faz a diferença entre atendimento competente e eficiente e outro desleixado, sem profissionalismo e propenso a erros.
   - **Manutenção da segurança do paciente como a prioridade máxima** (p. ex., garantir a identificação segura do paciente e aplicar as regras da *releitura* e *repetição*; seguir rotinas e protocolos com atenção).
   - **Reconhecimento de, pelo fato de sermos humanos, erros OCOR-RERÃO** (comumente, por mais de um motivo).
   - **Enfatizar que, relatar os erros mais do que apontá-los, é fundamental para detectá-los e preveni-los.** Fazer todos se comprometerem "com sua parte" na busca dos fatores que contribuem para os erros (p. ex., fadiga, rupturas na comunicação, corpo funcional inadequado).
   - **Identificar fatores humanos e do sistema que contribuam para os erros** (unir as forças entre as disciplinas para o desenvolvimento de procedimentos e redes de segurança que abordem todos os fatores).
3. **Desenvolvimento de uma cultura da aprendizagem**
   - **Fazer do ensino e da aprendizagem um elemento essencial das atividades cotidianas de seu local de atuação** (enfatizar isso nos valores organizacionais e avaliações do desempenho). Encorajar todos a criarem oportunidades de aprendizagem e partilhamento de informações e estratégias livremente.

- **Estar aberto às abordagens** – promover a autoestima e a confiança (corpo funcional, professores e líderes devem se relacionar com os aprendizes de forma amável, mostrando interesse real por eles como pessoas).
- **Valorizar um bom espírito de equipe** em que todos trabalham em conjunto por metas comuns, numa atmosfera de confiança e respeito (ajudar os aprendizes a sentirem que pertencem à equipe).
- **Criar estratégias de ensino para as pessoas e não para as tarefas.** Promover uma aprendizagem independente, num ambiente seguro; ocorre muita aprendizagem com tentativa e erro e autocorreção.
- **Acentuar que** promover pesquisas, melhoria da qualidade e abordagens baseadas em evidências são "tarefas de todos".

Referências

1. Alfaro-LeFevre, R. (2011). *Critical Thinking Tools:Building Healthy Workplaces and Safety and Learning Cultures.* http://www.AlfaroTeachSmart.com

2. American Association of Critical Care Nurses. Healthy Work Environments Initiatives. Recuperado em 1 de fevereiro, 2011 em: http://www.aacn.org/WD/HWE/Content/hwehome.pcms?menu=Practice&lastmenu

Apêndice C

Elementos fundamentais do pensamento crítico no contexto dos padrões da ANA e das competências QSEN e IOM

PENSAMENTO CRÍTICO

Como raciocinar afastado do contexto clínico (pensamento crítico)
- Solução de problemas, tomada de decisão e juízo
- Segurança e saúde pessoal da família e da comunidade
- Ensino-aprendizagem (sala de aula, *online*, experiências simuladas)
- Trabalho em equipe e colaboração
- Realização de testes
- Uso e criação de dados eletrônicos
- Promoção do autoaperfeiçoamento, controle do estresse e melhoria
- Segurança da comunidade, saúde e aperfeiçoamento
- Raciocínio moral e ético
- Planejamento e controle da vida a longo prazo

Raciocínio no contexto clínico (pensamento crítico e raciocínio clínico)
- Raciocínio diagnóstico (aplicação do processo de enfermagem para determinar, prevenir e controlar os problemas do paciente)*
- Cuidado centrado no paciente[†]
- Solução de problemas, tomada de decisão e juízo
- Segurança e saúde do paciente, cuidador e comunidade
- Raciocínio moral e ético
- Aplicação da prática baseada em evidências[†]
- Trabalho em equipe e colaboração[†]
- Ensino e aprendizagem clínicos
- Uso e criação de dados médicos eletrônicos (informática)[†]
- Autoaperfeiçoamento, controle do estresse
- Melhoria da qualidade (aperfeiçoamento de resultados e sistemas de oferecimento de cuidados)[†]

Comunicação eficaz/hábil
Pensamento baseado em conhecimentos
Pensamento baseado em evidências
Pensamento baseado em padrões
Pensamento analítico
Pensamento criativo/imaginativo
Pensamento intuitivo e lógico
Pensamento colaborativo
Pensamento antecipado
Pensamento em ação
Pensamento retroativo (pensamento reflexivo)

Parceria com pacientes e cuidadores[†]
Ensino de pacientes e famílias[†]
Investigação sistemática*
Esclarecimento de resultados*
Identificação de problemas, questões e riscos*
Prevenção e solução de problemas*
Desenvolvimento e implementação de planos de ação*
Delegação adequada[†]
Monitoração do progresso-avaliação de resultados*
Prevenção de erros – aprendizagem a partir dos erros[†]
Aperfeiçoamento do desempenho e do processo*[†]

---

*Exigido pela American Nurses Association Standards (ANA) (2010) Nursing scope and standards of performance and standards of clinical practice. Washington, DC: American Nurses Publishing.
[†]Relacionado às competências do Quality and Safety Education for Nurses (QSEN) e do Institute of Medicine (IOM). (http://www.qsen.org and http://www.iom.edu)
Key Elements of Critical Thinking in Context of American Nurses Association Standards and Quality and Safety Education for Nurses (QSEN) e o Institute of Medicine (IOM) Competencies. (Fonte: © 2011 http://www.AlfaroTeachSmart.com. Usar com permissão.)

Apêndice D

Dead on! Um jogo para promover o pensamento crítico e o raciocínio clínico

Instruções: O objetivo deste jogo é garantir que você destine às partes essenciais do pensamento o tempo e a atenção que elas exigem, promovendo, desse modo, o pensamento com maior probabilidade de ser "DEAD ON". Obtenha seis bolas e escreva em cada uma delas as letras **D, E, A, D, O, N** com tinta indelével. Inicie com **a bola D** e jogue-a para alguém no grupo. Peça ao grupo para concentrar-se nas respostas às perguntas listadas sob o **"D"** a seguir. Uma vez esgotadas as dúvidas sobre **a bola "D"**, faça o mesmo com cada uma das bolas remanescentes. Garanta a concentração sobre a bola atual. Por exemplo, se alguém expressar sentimentos em vez de fatos com a primeira bola, saliente que as regras determinam que as emoções sejam abordadas quando **a bola "E"** for discutida.

D = Dados

- Que *dados (fatos)* você tem?
- Que *outros dados* são necessários?
- Que *pressupostos* você fez e que dados podem validá-los ou negá-los?

E = Emoções

- Que emoções (reações internas) existem (suas ou dos outros)?
- O que sua intuição lhe diz, e que dados podem validá-la ou negá-la?
- Como os valores afetam seu pensamento (seu, dos outros)?

A = Vantagens (*advantages*, em inglês)

- Qual é a visão, quais são os benefícios e os resultados desejados mais importantes?
- Quais são as vantagens específicas para os *outros* (benefícios/resultados)?
- Quais são as vantagens específicas *para você* (benefícios/resultados)?

D = Desvantagens

- O que poderia sair errado (quais são os riscos)?
- Quais são os inconvenientes/riscos específicos *para os outros?*
- Quais são os inconvenientes/riscos específicos *para você?*
- Que problemas ou dúvidas devem ser abordados para a obtenção de resultados?
- Quanto trabalho será necessário? Você possui os recursos necessários?

O = Com criatividade (*out of the box*)

- *Sair do lugar comum* – pense em abordagens criativas!
- O que podemos fazer para diminuir as desvantagens?
- O que podemos fazer para aumentar a probabilidade de vermos os benefícios?
- Como a tecnologia pode ajudar?
- Qual pesquisa existente que pode ser aplicada?
- Quais recursos humanos que podem ajudar?

N = Agora o quê? (*now what*, em inglês)

- Que problemas, riscos ou dúvidas que *devem* ser abordados?
- Quais são os participantes fundamentais (quem será mais afetado)?
- Quais são os recursos profissionais, comunitários e informais que podem ajudar?
- Qual é o plano (as intervenções necessárias para obter os resultados e evitar os riscos)?
- O que tudo isso envolve?
- O que deixamos de perceber ao abordar as outras bolas? (Examine novamente cada uma das bolas)

© 2003 R. Alfaro-LeFevre. Disponível em: www.AlfaroTeachSmart.com. Usar com permissão.

Glossário

Afetivo, resultados do domínio. Metas mensuráveis que lidam com as mudanças nas atitudes, sentimentos ou valores.

Analisar. Examinar e classificar informações para determinar onde podem ser encaixadas no quadro maior.

Antecipado. Esperado ou previsto.

Atitude. Uma forma de agir, sentir ou pensar, que mostra a disposição, opinião de alguém, etc (p. ex., uma atitude ameaçadora).

Autoridade. O poder ou o direito de agir, prescrever ou tomar uma decisão final.

Base de dados, formulário. *Ver* Investigação, instrumento de.

Base de dados, investigação da. Dados abrangentes coletados no contato inicial com o paciente para obter informações sobre todos os aspectos de sua saúde.

Caminho clínico. *Ver* Caminho crítico.

Caminho crítico. Plano padronizado que prevê o curso da recuperação e cuidado diário exigido para alcançar os resultados a um problema de saúde específico, num período de tempo especificado.

Características definidoras. Conjunto de indícios (sinais, sintomas e riscos [fatores relacionados]) frequentemente associados com um diagnóstico de enfermagem específico.

Cliente, meta do. *Ver* Resultado centralizado no cliente.

Clínico, caminho. *Ver* Caminho crítico.

Cognitivo, resultados do domínio. Metas mensuráveis que lidam com a aquisição de conhecimento ou de habilidades intelectuais.

Competência. Qualidade de possuir o conhecimento e a habilidade necessários para desempenhar uma ação de maneira segura e apropriada, sob várias circunstâncias.

Comportamento de cuidado. Uma forma de agir, que mostra compreensão e respeito pelas ideias, valores, sentimentos, necessidades e desejos do outro.

Crítico. Caracterizado por avaliação e julgamento cuidadoso e exato.

Cuidado, parceiro no. *Ver* Pessoal, cuidador não profissional.

Cuidado, variação no. *Ver* Variação no cuidado.

Dados básicos. Informação que descreve a saúde do paciente antes do início do tratamento (dados do início do atendimento).

Dados objetivos. Informação que é mensurável e observável (p. ex., pressão sanguínea, pulso, estudos diagnósticos).

Dados subjetivos. Informação que o paciente ou cliente dá ao enfermeiro durante a investigação (geralmente registrada como "O paciente afirma que...").

Definitivas, intervenções. O tratamento mais específico exigido para prevenir, resolver ou controlar um problema de saúde.

Definitivo, diagnóstico. Diagnóstico mais específico e mais correto.

Delegação. Transferência da responsabilidade pelo desempenho de uma atividade, mantendo a responsabilidade.

Diagnosticar. Fazer um julgamento e identificar um problema ou ponto forte baseado em evidências a partir de uma investigação.

Diagnóstico, erro. Quando o problema de saúde passou despercebido ou foi identificado incorretamente.

Diagnóstico, raciocínio. Método de raciocínio que envolve o uso específico, deliberado, de pensamento crítico para atingir conclusões sobre o estado de saúde.

Diagnóstico. (1) Segunda etapa do processo de enfermagem. (2) O processo de análise dos dados e de agrupamento de indícios relacionados para realizar julgamentos sobre o estado de saúde. (3) Opinião ou julgamento realizado após o término do processo diagnóstico.

Direto, intervenções de cuidado. Ações realizadas por intermédio da interação com os pacientes (p. ex., ajudar alguém a sair do leito, ensinar alguém sobre diabetes).

Diretos, dados. Informação obtida diretamente do paciente.

Diretrizes. Documentos que descrevem como o atendimento deve ser prestado em situações específicas. *Ver também* Protocolos, Políticas, Procedimentos, Normas e Rotinas.

Empatia. Compreensão dos sentimentos ou percepções do outro, embora não haja o partilhamento dos mesmos sentimentos ou ponto de vista.

Enfermagem, diagnóstico de. Julgamento clínico sobre a resposta de um indivíduo, família ou comunidade aos problemas de saúde potenciais ou reais ou processos de vida. Os diagnósticos de enfermagem proporcionam uma base para a seleção das intervenções de enfermagem para alcançar resultados pelos quais o enfermeiro é responsável. Os diagnósticos de enfermagem são chamados, frequentemente, de reações humanas, porque nós, como enfermeiros, enfocamos como as pessoas estão reagindo às mudanças na saúde ou nas circunstâncias da vida (p. ex., como elas estão reagindo à doença ou ao se tornarem pais).

Enfermagem, domínio. Atividades e ações que o enfermeiro está legalmente qualificado para desempenhar ou prescrever.

Enfermeiro especialista. Enfermeiro com curso de pós-graduação.

Enfermeiro praticante especialista (em inglês, APN). O enfermeiro que, devido às suas credenciais (comumente, término de um mestrado ou outra especialização superior), tem ampla autoridade para agir (pode incluir tratamento de problemas médicos e prescrição de medicamentos).

Enfermeiro, intervenção prescrita pelo. Ação que o enfermeiro pode, legalmente, ordenar ou iniciar de forma independente.

Etiologia. Algo que causa, sabidamente, uma doença.

Evidências, prática baseada em. Práticas clínicas que integram a *melhor pesquisa* com *a especialidade clínica* e *os valores do paciente* para obter os melhores resultados. Exige o conhecimento da força da evidência que apoia suas intervenções.

Acelerar. Apressar.

Fator de risco. Algo que causa ou contribui, sabidamente, para um problema específico (p. ex., visão reduzida contribui para Risco de Lesão).

Fator relacionado. Algo sabidamente associado com um diagnóstico específico. *Ver também* Fator de risco.

Focalizada, investigação. Coleta de dados concentrada na reunião de mais informações sobre uma condição ou problema específico.

Gerenciamento de caso. Abordagem no atendimento do paciente que tem como objetivo melhorar seus resultados e sua satisfação, ao mesmo tempo em que reduz o custo geral e a duração ou a incidência da hospitalização.

Hábitos de inquirição. Hábitos de raciocínio que favorecem sua capacidade de buscar a verdade (p. ex., observando as regras da lógica).

Humanista. *Ver* Cuidado, comportamento de.

Indicadores. Comportamentos concretos, observáveis, que podem ser monitorados para determinar a obtenção de resultados (p. ex., movimento articular, ausência de hiperemia na pele).

Indícios. Informações que fazem com que você chegue a uma conclusão sobre o estado de saúde.

Indireto, intervenções de cuidado. Ações realizadas longe do paciente, mas em seu benefício ou de um grupo de pacientes. Essas ações visam ao controle do ambiente de atendimento de saúde e à colaboração interdisciplinar.

Indiretos, dados. Informações obtidas de fontes que não o paciente (p. ex., a esposa de alguém).

Inferência. Conclusão tirada a partir de um indício (ou mais indícios) do paciente.

Intervenção. Ação realizada para prevenir ou controlar problemas ou maximizar o conforto e o funcionamento humano.

Intuição. Conhecer algo sem ter a evidência de apoio.

Investigação. Primeira etapa do processo de enfermagem, durante a qual os dados são coletados e organizados (informações) em preparação para a segunda etapa, o diagnóstico.

Investigação, instrumento de. Formulário impresso ou eletrônico usado para assegurar que a informação essencial seja reunida e registrada durante a Investigação.

Juízo. Opinião obtida após a análise e a síntese das informações.

Longo prazo, meta de. Objetivo que se espera ser atingido em um período de tempo relativamente longo, geralmente, semanas ou meses.

Mapa de cuidados. *Ver* Caminho crítico.

Médicas, prescrições. Intervenções ordenadas pelo médico ou pelo enfermeiro especializado para tratar um problema clínico.

Médico, diagnóstico. Problema que exige diagnóstico definitivo por médico qualificado ou enfermeiro especializado.

Médico, domínio. Atividades e ações que o médico está legalmente qualificado a desempenhar ou prescrever.

Médico, processo. Método que os médicos usam para apressar o diagnóstico e o tratamento das doenças ou traumatismos. O processo médico enfoca principalmente os problemas com a estrutura e o funcionamento de órgãos ou sistemas.

Melhores práticas. Termo que se refere a maneiras com que alguns problemas são mais bem prevenidos e controlados, da perspectiva de um resultado ou de custos.

Meta do cliente. *Ver* Resultado centralizado no cliente.

Multidisciplinar, plano. Plano desenvolvido em colaboração pelos membros principais da equipe de atendimento de saúde (p. ex., enfermagem, fisioterapia, medicina).

Necessidade. Exigência que, se satisfeita, reduz o estresse e promove uma sensação de adequação e de bem-estar.

Paciente, técnico no cuidado ao. *Ver* Pessoal cuidador não profissional.

Padrão de cuidado. Documento esboçando o nível mínimo de cuidados de rotina prestados a todos os pacientes, em determinadas situações (enfoca o que será observado no paciente para que você saiba que o cuidado foi prestado). *Ver também* Diretrizes.

Padrão de desempenho profissional. Enunciados que descrevem um nível competente de comportamento no papel profissional.

Padrão de prática. Documento esboçando o que o enfermeiro fará ao prestar cuidado em situações específicas. *Ver também* Diretrizes.

Padrões. Enunciados autorizados, por intermédio das quais a profissão de enfermagem descreve as responsabilidades pelas quais respondem seus profissionais. *Ver também* Diretrizes.

Paliativo, cuidado. Cuidado que alivia a dor e o sofrimento, porém não cura.

Parceiro de cuidados. *Ver* Corpo funcional auxiliar, sem licença de prática.

Participantes. Aqueles que são mais afetados pelo plano de cuidados, por exemplo, os pacientes, as famílias, os cuidadores e os terceiros pagantes.

Pessoal cuidador não profissional. Alguém sem licença para praticar a enfermagem, contratado para oferecer cuidados.

Plano padronizado de cuidados. Plano pré-formulado que pode ser usado como guia para apressar o desenvolvimento e a documentação do plano de cuidados. *Ver também* Diretrizes.

Políticas. *Ver* Diretrizes.

Pressuposto. Algo considerado certo sem comprovação de ser verdadeiro.

Primário, prestador de atendimento. Profissional de atendimento de saúde designado para se encarregar de controlar os principais problemas clínicos do paciente (pode ser um médico ou enfermeiro especializado).

Pró-ativo. Maneira de pensar e comportar-se que aceita a responsabilidade pelas próprias ações e toma a iniciativa de planejar antecipadamente e prevenir os problemas (vem de "agir antes").

Procedimentos. *Ver* Diretrizes.

Processos de vida. Eventos ou mudanças que ocorrem durante a vida de uma pessoa (p. ex., crescer, envelhecer, amadurecer, tornar-se pai ou mãe, mudar-se, separar-se, perder alguém ou algo).

Prognóstico. Curso ou resultado previsto de uma doença ou trauma.

Protocolos. *Ver* Diretrizes.

Psicomotores, resultados. Metas mensuráveis que tratam da aquisição de habilidades que exigem coordenação muscular específica, deliberada, para desempenhar uma atividade (p. ex., andar com muletas).

Cuidado de qualidade. Atendimento de saúde de custo efetivo que aumenta a probabilidade de alcançar os resultados desejados e reduz a probabilidade de resultados indesejáveis.

Qualificado. Ter o conhecimento, a habilidade e a autoridade de desempenhar uma ação.

Referência. Um padrão ou ponto de medida de qualidade. No atendimento de saúde, as referências são determinadas por uma análise dos dados coletados durante certo tempo.

Responsável. Ser responsável e responder por alguma coisa. Se a qualidade dos cuidados ao paciente está comprometida, ou diante de surgimento de alegações de conduta de alguém da equipe de enfermagem, sem ética, ilegal, inaceitável ou inapropriada, os enfermeiros devem responder aos pacientes, empregados, comitês de enfermagem e sistemas judiciários cíveis e criminais.

Resultado centralizado no cliente. Declaração que descreve um comportamento mensurável de um cliente, família ou grupo, que reflete o resultado desejado das intervenções (que o problema, ou problemas foram prevenidos, resolvidos ou controlados).

Resultado. O resultado das intervenções prescritas; costuma se referir ao resultado desejado das intervenções (ou seja, que o problema foi prevenido, resolvido ou controlado) e inclui um período de tempo específico no qual se espera que a meta seja atingida.

Risco, diagnóstico de (potencial). Problema de saúde que pode surgir caso ações preventivas não sejam realizadas.

Sinal. Dados objetivos que indicam uma anormalidade.

Síndrome, diagnóstico de. Agrupamento de diagnósticos de enfermagem frequentemente associados com situação ou evento específico.

Sintoma. Dado subjetivo que indica uma anormalidade.

Variação no cuidado. Caso em que o paciente não realizou as atividades ou os resultados no prazo anotado no caminho crítico. Uma variação no cuidado desencadeia investigações adicionais para determinar se o atraso é justificado ou se ações necessitam ser providenciadas para melhorar a probabilidade de o paciente atingir o resultado.

Índice

Nota: números de páginas seguidos da letra *q* indicam material em quadros; números de páginas seguidos de *f* indicam material em figuras e números de páginas seguidos de *t* indicam material em tabelas.

A

Abordabilidade, 53-54
Abordagem holística, 38, 45q
Abordagem prever, prevenir, controlar e promover (PPCP), 122-128
Abordagem SBAR, 87f, 196f
Academic Center for Evidence-Based Practice (ACE), 228
Achados, anormais, 109-110
Aconselhamento, 175-177
Agency for Healthcare Research and Quality (AHRQ), 49
Agrupamento de dados, na investigação
 Alfaro-LeFevre Comprehensive Assessment Map, 105-107, 106f
 necessidades humanas (Maslow), 104-105, 105q, 107q
 padrões de saúde funcional de Gordon, 104-105, 105q
 sistemas do organismo, 104-105, 105q, 107q
 vs. identificação da saúde, 105-107, 106f
Alergias, diagnóstico e, 115q, 150-151
Alimentar, 230-231, 235-236
Ambiente de aprendizagem, 43-44
Ambiente de trabalho, 53q-54q
Ambiente saudável, 8
American Music Therapy Association, 234-235
American Nurses Association (ANA), 121, 128, 131, 162-164, 255
Aprender, por toda a vida, 49
Aspiração, risco de, 121, 132q, 133
Association of periOperative Registered Nurses (AORN), 128-129, 132
Association of Rehabilitation Nurses (ARN), 128-129, 132
Auscultação, no exame físico, 94-95
Autoconscientização, 56q
 alimentação, 132q
 banho/higiene, 132q
 deficiência no autocuidado
 higiene íntima, 132q
 vestir-se/enfeitar-se, 132q
Autoinvestigação, do paciente, 144f-145f
Autoinvestigação do paciente, 139-140, 144f-145f
Autonomia, 41-43
Avaliação
 alcance de resultado
  determinação do, 223-225
  variáveis (fatores) que afetam, 225
 alta do paciente, 225
 aperfeiçoamento dos cuidados e maximização do valor, 229-230, 230q
 condição de risco/perigosa, 231-232, 232q-233q
 definição de, 222-223
 erro medicamentoso, 233-234, 234q
 estrutura, 230-231
 evento-sentinela, 231-232, 232q-233q
 exame de erros, infecções e lesões, 231-232
 exercícios de pensamento crítico e raciocínio clínico, 226-227, 233-234
 fases, 222-224
 melhoria da qualidade (QI), 226-227
 perguntas, estudos da melhoria da qualidade, 230-231, 231q
 plano de cuidados, término, 225, 226q
 prática baseada em evidências (PBE), 228
 prática da reflexão, 228-230
 prevenção de erros, 231-232, 232q-233q
 processo, 230-231
 quase erro, 231-232, 232q-233q
 responsabilidades dos enfermeiros contratados, 231-232
 resultado, 230-231
 satisfação do consumidor, 229-230
 sistemas de cuidados de saúde, 229-231
Avaliação de estrutura, 230-231
Avaliação do processo, 222-224

B

Beneficência, 41-43
Bioterrorismo, 46-47

C

Cadeia de comando, 31-32, 111-112
Caminho crítico
    cuidados orientados, 50
    desvantagens, 96
    planos padronizados, 179-180
    revisão, 150-151
    substituição total do joelho (TKR), 249-252
    vantagens, 96
Capacidade de cuidar, 61-63, 65
Características, como definir, 146-147
Carência de enfermeiros, 49
Carências, de enfermeiros, 49
Cenário de caso, 37q, 64q
Centros de saúde e bem-estar, 51
Cinco certos e quatro etapas da delegação, 197-198, 198q
Classificação das Intervenções de Enfermagem (NIC), 131t
Classificação dos Resultados Sensíveis à Enfermagem (NOC), 131t
Código de conduta, 53q
Código de conduta da equipe de saúde, 53q-54q
Código de Ética da ANA, 41-44
Colaboração, 40-41
Coleta de dados
    abrangente, 77-78
    na investigação, 76-78
    pacientes, 77-78, 77q
    recursos, 76-78, 137-138
Compaixão, 41-43
Competência, definição de, 134
Competências QSEN, 40-41
Complicações, potenciais, 121, 149-151
Comportamento, relações interpessoais e, 57, 59, 60t
Comprometimento
    com o diagnóstico, 121
    com o planejamento, 166-167, 168f
    com princípios éticos, 41-43
    Health Insurance Portability and Accountability Act (HIPAA) of 1996, 43-44

Comunicação
    aberta, 53q-54q
    cultura e, 218
    delegação, 198q
    erros, 95q
    na comunicação e registro de dados, 110-112
    no cenário de caso, 64q
    prejudicada, 149-150, 172-173
Comunicação e registro
    achados anormais, 109-110
    comunicação, 110-112
    decisão sobre anormalidades, 110-111, 111q
    investigação, 75-76
    normal vs. anormal, 110-111, 111q
    princípios e diretrizes, 110-113
Comunicação e registro de dados
    achados anormais, 109-110
    comunicação, 110-112
    decisão do que é anormal, 109-111
    diretrizes, 110-113
    investigação, 75-76
    normal vs. anormal, 110-111, 111q
Conclusão, do plano de cuidados, 226q
Condições de risco/perigosas, 232q-233q
Conforto, intervenções e, 202-203
Conjunto de habilidades, 45q
Constipação
    crônica, 138-140
    diagnóstico e planejamento, 34-35
    diagnósticos de enfermagem, 132q
    intervenções, 182-183
Consulta, planejamento e, 176-177
Contexto, 29-30, 56q, 75-76
Controle da doença, 49, 51
Controle da informação, 226-227
Controle de incapacidade, 86-88
Controle de riscos, 86-89
Coordenação dos cuidados, 199
Crenças, 89
Crenças religiosas, 89
CTIs, 54-55, 56q-58q
    competências IOM, 255
    dados, 257
    desvantagens, 257
    emoções, 257
    habilidades técnicas, 57, 59
    QSEN, 255
Cuidado centralizado no paciente, 40-44

Cuidado paliativo, 51, 259-262
Cuidados orientados por protocolos e vias críticas, 50
Cuidar, 209-210
Culpa, 39-40
Cultura da aprendizagem, 253
Cultura da culpa, 39-41
Cultura da segurança, 218-253

D

Dados do enfermeiro vs. dados do médico, 38
Dados objetivos, 99-101
Dados subjetivos, 99-101
Dados subjetivos vs. objetivos, 99-101
Decisões éticas, 45q
Decisões informadas, 86-89
Deficiência de volume de líquidos, 33-34
Deglutição, prejudicada, 132q
Delegação
    cinco certos/direitos e quatro etapas, 198q
    definição, 197-198
Descarte, 120f, 136-137
Desejo/disposição 61-63
Diagnóstico de enfermagem. Ver também Diagnóstico
    constipação, 132q
    definição de, 127-128
    identificação de, 129t
    vs. diagnósticos médicos, 127-128, 129t
Diagnóstico médico
    definição de, 127-128
    vs. diagnóstico de enfermagem, 129t
Diagnóstico. Ver também Diagnóstico de enfermagem
    aumento de responsabilidades, 121-122
    comprometimento, 121
    condições do provedor passíveis de prevenção (PPCs) e condições adquiridas no atendimento de saúde, 125-126
    controle da doença e incapacidade, 126-127
    definição de, 119
    diagnosticador competente
        instrumento de autoinvestigação do paciente, 139-140, 144f-145f
        princípios fundamentais, 136-140
        raciocínio diagnóstico guia, 139-140, 142f-143f
    recursos e elementos positivos, 139-140, 141q
    responsabilidades de enfermagem, 134, 134t
    termos-chave, 133-137
    uso seguro da intuição, 138-140, 140q-141q
    diagnósticos de enfermagem vs. médicos, 127-128, 130f, 129t
    diagnósticos/problemas comuns de enfermagem, saúde do adulto, 128-129, 132, 132q
    erros diagnósticos
        causas e riscos, 138-140, 139q
        como evitar, 138-140, 140q-141q
    exercício de pensamento crítico e raciocínio clínico, 130-132, 151-154
    falha em salvar e equipes de resposta rápida, 123-126
    identificação de complicações potenciais (PC/CP), 149-151
    identificação de problemas que exigem cuidado multidisciplinar, 151-152
    informática e apoio eletrônico para decidir, 126-127
    investigação, 120, 120f
    mapeamento de problemas, 141, 146, 147f, 148f
    modelo preditivo de cuidados
        terminologias reconhecidas pela ANA, 128-132, 131t
    Padrões da ANA, 121
    prever, prevenir, controlar e promover (PPMP/PPCP), 122-123
    raciocínio clínico, 120
    terminologia padronizada, 127-128
    terminologias, 130-132
    termos médicos padronizados, 128-129, 132
    teste/exame no ponto de cuidado, 126-127
    vias clínicas (mapas de cuidados), 125-126
Diagnósticos de enfermagem de reabilitação, 132q
Diagnósticos de síndrome, 127-128, 136-137
Dignidade, 41-43, 89
Direitos do paciente, 45-46
Dispositivos de contenção/imobilização, 218-220
Diversidade, 56
Doença crônica, 49

Domínio
   da enfermagem, 129t, 135-136
   médico, 129t, 135-136
Domínio cognitivo, 165-166
Domínio da enfermagem, 135-136
Domínio médico, 135-136
Dor, sinais vitais, 95-97

E

Educação, planejamento e, 174-175
Educação do consumidor, 51
Efeitos secundários, 142f, 145f, 150-151, 182-183
Efeitos secundários dos medicamentos, 182-183
Eficiência, intervenções e, 202-203
Eliminação, Padrões de Saúde Funcional de Gordon, 105q
Empatia, 259-262
Encaminhamentos, 151-152, 176-177
Encontros, observação e, 202
Enfermeiros especialistas, 31-32
Enfrentamento-estresse-tolerância, 104-105
Entrevista
   como fazer perguntas na, 91-92, 93t, 93t
   comunicação na, 90-92
   conclusão da, 93-94
   desenvolvimento de habilidades para, 90-91
   escutar na, 91-92
   estudos diagnósticos, 96-97
   exame físico, 94-97, 96q
   observação na, 92-94
Equipes interdisciplinares, 40-41
Erros
   de comunicação, 95q
   de implementação, 200-202
   diagnósticos, 138-140, 139q, 140q-141q
Esclarecimento, pensamento crítico e, 54-55, 57q
Escutar, na entrevista, 91-92
Estado cardíaco, 106f
Estado circulatório, 94-95, 96q
Estado da pele, 96q
Estado gastrintestinal, 96q
Estado geniturinário, 96q
Estado musculoesquelético, 96q
Estado neurológico, 96q
Estado respiratório, 75-76, 96q

Estafilococo áureo resistente à meticilina (MRSA), 46-47
Estudos diagnósticos, 96-97
Ética, código de da ANA, 41-44
Etiologia, 136-137
Eventos-sentinela, 231-232, 232q-233q

F

Fadiga
   diagnóstico de, 37q
   indícios de, 136-137
   sintomas de, 136-137
Fator
   de risco, 122
   relacionado, 133
Feedback, 53-54
Fidelidade, 41-43
Gerenciamento de caso, 49, 169-170

H

Habilidades interpessoais, 57, 59, 90-91
Hartford Institute for Geriatric Nursing, 179-180
Health Insurance Portability and Accountability Act (HIPAA) of 1996, 43-44
Healthy People 2020, 49, 49q
Hierarquia das necessidades, 105q, 107q, 116
Home Health Care Classification (HHCC), 131t
Honestidade, na entrevista, 89

I

Identificadores, do paciente
Implementação
   atualizado, plano de cuidados, 216-217
   avaliação de seu dia de trabalho, 216-217, 219q
   coordenação dos cuidados, 199
   delegação, 197-198, 198q, 199f
   estabelecimento diário de prioridades, 195-198
   etapas, processo de enfermagem, 193
   exercício de pensamento crítico e raciocínio clínico, 206-207, 217-219
   fazer e receber relatórios (passagem de plantão), 194-196, 196f
   intervenções de enfermagem, 202-203

planejamento e avaliação, 193
planos de cuidado e variações dos cuidados, 205
prática baseada em evidências (EBP), 202-205
preocupações éticas e legais, 205-206
registro
    aprendizagem de, 214-215
    diretrizes, 214-216
    finalidades, 209-211
    fluxograma, 210-211, 211f
    folha adicional, 210-211, 213f
    mnemônicos, 216-217
    multidisciplinar, 210-211
    princípios, 211-215
    registro por exceção (CBE), 210-211, 212f
    síndrome do excesso de registros, 214-215
    voltado à fonte, 210-211
vigilância, 200-202, 202f
Impressões, iniciais, 108-110
Inclinação, confirmação de, 155-156
Inclusão dos participantes, 45-46
Indicadores de pensamento crítico (CTIs), 54-55, 56q-58q
Indícios
    definição de, 136-137
    diagnóstico e, 138-140
    investigação, 100-101
Individualidade, 41-43
Individualização, no planejamento, 176-180
Inferências, na investigação, 75-76, 100-101
Informática, 126-128
Inspeção, no exame físico, 94-95
Institute of Medicine (IOM) Core Competencies (Competências Principais do Institute of Medicine), 40-41
Integridade da pele, prejudicada, 132q
Intervenção
    cuidados diretos, 174
    cuidados indiretos, 174
    definitiva, 134
    desempenho da, 202-203
    determinação de, 172-174
    diretrizes, 202-204
    individualização da, 176-180
    resultados para, 164-165
Intolerância à Atividade, 136-137, 143

Intuição, diagnóstico e, 138-140, 140q-141q
Investigação da base de dados, 78-79, 80f-82f
Investigação física
    auscultação, 94-95
    desenvolvimento de habilidades, 94-95
    diretrizes, 94-96
    entrevista, 94-97, 96q
    estudos diagnósticos, 96-97
    inspeção, 94-95
    sistemática da cabeça os pés, 96q
Investigação focalizada, 77-78, 83, 85f, 86f
Investigação rápida de prioridades (QPA), 75-83, 86, 84q
Investigação. *Ver* Comunicação e registro de dados; Entrevista; Exame Físico
    agrupamento de dados relacionados
        Alfaro-LeFevre Comprehensive Assessment Map, 105-107, 106f
        necessidades humanas (Maslow), 104-105, 105q, 107q
        padrões de saúde funcional de Gordon, 104-105, 105q
        sistemas do organismo, 104-105, 105q, 107q
        vs. identificação da saúde, 105-107, 106f
    base de dados (início dos cuidados), 78-79, 79f-82f
    coleta de dados
        abrangente, 77-78
        pacientes, 77-78, 77q
        recursos, 76-78
    comunicação e registro
        achados anormais, 109-110
        decisão do que é anormal, 109-111
        normal vs. anormal, 110-111, 111q
        princípios e diretrizes, 110-113
    controle da doença e incapacitação, 86-88
    controle de riscos e diagnóstico precoce, 86-88-89
    dados subjetivos e objetivos, 99-101
    definição de, 72-73
    diretrizes da entrevista
        conclusão da, 93-94
        desenvolvimento de habilidades, 90-91
        erros de comunicação, 94-95, 95q
        escutar, 91-92
        estabelecimento de comunicação (*rapport*), 90-92
        observação, 92-94

perguntas, 91-93
exame físico
desenvolvimento de habilidades, 94-95
diretrizes, 94-96
estudos diagnósticos, 96-97
sistemático da cabeça aos pés, 96q
exercício de pensamento crítico e raciocínio clínico, 96-99, 102-104, 107-108, 112-114
fases da, 76-77, 76f
foco, 78, 83, 85f, 86f
identificação de indicadores e realização de inferências, 100-101
identificação de padrões/teste das impressões iniciais, 108-110
perguntas de final fechado e final aberto
exemplos, 92-93, 93t
vantagens e desvantagens, 92-93, 93t
prática baseada em evidências (EBP), 83, 86-84
preocupações éticas, culturais e espirituais, 89
prioridade rápida (QPA), 78, 83, 84q
raciocínio clínico sólido, 73-76
recursos padronizados, 83, 86-84, 87f
registros eletrônicos de saúde (EHR), 83, 86-84
validação (confirmação) de dados, 100-103

J

Jean Watson, 62q
Joint Commission, 40-41, 56, 99-100
Justiça, 41-43

L

Lesão por posicionamento perioperatório, risco de, 128-129, 132
Linguagem, 49, 89
Linguagem corporal, 91-94

M

Manutenção do lar, 25
Mapas de cuidados, 96
Melhoria da qualidade (MQ), 40-41, 226-227, 231q
Mentores, 49
Metas, da enfermagem, 27-29
Metas da enfermagem, 27-29

Método de problema, fatores relacionados, sinais e sintomas (PRS), 147-149
Mnemônicos, para registro, 216-217
Modelo do pensamento crítico dos 4 círculos (CT), 54-57, 59, 59f
Modelo preditivo de cuidado
condições de prevenção do provedor (PPCs) e condições adquiridas no atendimento de saúde (HCACs), 125-126
controle da doença e incapacidade, 126-127
diagnóstico de enfermagem, 128-129, 132, 132q
diagnósticos de enfermagem vs. diagnósticos médicos, 127-128, 130f, 129t
diagnósticos/problemas de enfermagem comuns, saúde do adulto, 128-129, 132, 132q
falha em salvar e equipes de resposta rápida, 123-126
informática e apoio eletrônico à decisão, 126-127
prever, prevenir, controlar e promover (PPCP), 122-123
terminologia padronizada, 127-128
terminologias, 130-132
termos médicos padronizados, 128-129, 132
testes no ponto de cuidados, 126-127
vias clínicas/mapas de cuidados, 96
Monitoramento de respostas, 129-130, 193
Mucosa oral, prejudicada, 172-173

N

Necessidades culturais, 45-46
Necessidades da comunidade, 29-30
Necessidades do consumidor, 45
Necessidades espirituais, 115
Necessidades humanas, 104-105, 105q, 107q
Necessidades humanas de Maslow, 104-105, 105q, 107q
Nove certos/direitos da administração de medicamentos, 219-220

O

Observação
encontros e, 202

na entrevista, 95-97
Ordens
 avaliação de, 182q
 individualização de, 179-181
Orientar, 175-177
Os certos na administração de medicamentos, 219-220

P

Padrão de sono, perturbado, 132q
Padrões, no planejamento, 160-162
Padrões de interação, 93-94
Padrões de normalidade, 109-110
Padrões de Saúde Funcional de Gordon, 104-105, 105q
Padrões de saúde no local de trabalho, 218
Padrões de sexualidade, 105q
Palpação, 94-95
Papel, de monitorar, 43-44
Papel de liderança, 46-47
Papel de monitoramento, 43-44
Parceiros do paciente, 45-46
Parcerias, 45-46
Passagem de plantão/turno, 194-196, 196f
Pensamento crítico
 esclarecimento, 54-55, 57q
 exercício de raciocínio clínico
  avaliação, 226-227, 233-234
  diagnóstico, 130-132, 151-154
  implementação, 206-207, 217-219
  investigação, 96-99, 102-104, 107-108, 112-114
  planejamento, 171-173, 182-183, 187
 modelo de pensamento crítico dos 4 círculos (CT), 57, 59, 59f
 Padrões da ANA, 255
 vantagens, 257
Pensar antecipadamente, 37, 199, 255
Pensar em ação, 37, 193, 199, 255
Percepção do *eu*, 105q
Percussão, 94-95
Perguntas
 de final aberto, 92-93, 93t, 93t
 de final fechado, 92-93, 93t, 93t
 melhoria da qualidade, 231q
 negativas, 187-188
Perguntas de final aberto, 92-93, 93t, 93t
 exemplos, 92-93, 93t
 vantagens e desvantagens, 92-93, 93t

Perguntas de final fechado
 exemplos, 92-93, 93t
 vantagens e desvantagens, 92-93, 93t
Planejamento. *Ver também* Resultado
 aconselhamento e orientação, 175-177
 consulta e encaminhamento, 176-177
 controle da dor e da contenção, 161-162
 educação do paciente-fortalecimento de pacientes e famílias, 174-175, 176q
 esclarecimento dos resultados esperados
  compromisso com, 166-167, 168f
  diretrizes, 166-167
  finalidades, 162-164
  metas, objetivos, resultados e indicadores, 162-164
  mnemônico/sigla SMART, 166-167, 167q
  princípios dos resultados centralizados no paciente, 164-166, 165f, 135f
  resultados clínicos, funcionais e de qualidade de vida, 167-169
  resultados da alta e planejamento da alta, 169, 169q, 170f
 exercício de pensamento crítico e raciocínio clínico, 171-173, 182-183, 187
 gerenciamento de caso, 169-170
 individualização das intervenções, 176-180, 177f-178f
 individualização das ordens de enfermagem, 179-181
 intervenções de enfermagem, 172-174
 lista de verificação, plano de cuidados, 181-182, 182q
 monitoramento da condição de saúde e respostas aos cuidados (vigilância), 174
 perguntas-chave, 181-182, 184q
 planos padronizados e eletrônicos, 160-162
 prevenção de infecção, 161-162
 problemas registrados, 169-172, 173q
 propósitos, 160-161, 130f
 que atende às prioridades urgentes, 161-163, 163q
 que trata das necessidades do paciente, 181, 185, 185f, 186f
 raciocínio clínico, 159
 segurança do paciente, 161-162
Plano eletrônico de cuidados, 181, 185, 186f

Prática baseada em evidências
   Academic Center for Evidence-Based Practice (ACE), 228
   avaliação, 228
   implementação, 202-205
   investigação, 83-86
Prazos, 45q
Preceptores, 49
Preocupações culturais, em entrevistas, 89
Preocupações espirituais, na entrevista, 89
Preocupações éticas, 51
Preocupações éticas em entrevistas, 89
Prevenção de infecção, 161-162
Princípios éticos, 41-43
Privacidade, 43-44, 89, 90-91, 95-96
Processo de enfermagem
   aplicação do, 70f
   avaliação no, 27-29, 28f
   benefícios do, 38
   características do, 29-31
   cenário de caso, 37q, 64q
   código de conduta da equipe de saúde, 53q-54q
   código de ética da ANA, 41-44
   competências do QSEN, 40-41
   comportamentos, relações interpessoais, 60t
   cuidados, 61-63
   definição de, 27
   diagnóstico no, 27-29, 28f, 31-32
   enfermeiros especialistas (de prática avançada), 31-32
   habilidades, 45q
   Healthy People 2020, 49q
   implementação do, 27-29, 28f, 31-32
   indicadores de pensamento crítico (CTIs), 54-55, 56q-58q
   investigação no, 27-29, 28f, 31-32
   Jean Watson, 62q
   metas do, 27-29
   modelo CT dos 4 círculos, 54-57, 59, 59f
   NCLEX, 62q
   pensamento crítico (CT) vs. raciocínio clínico (CR), 27-30
   planejamento no, 27-29, 28f, 31-32
   preocupações legais e alcance da prática, 41-42, 42f
   princípios do, 27
   princípios éticos, 41-43
   raciocínio clínico, 43-46
   relações
      avaliação e outras fases, 36-37
      diagnóstico e planejamento, 33-35
      investigação e diagnóstico, 33-34
      planejamento e implementação, 34-36
   segurança e saúde do paciente, 39-41
   segurança, 46q
   ser capaz de cuidar, 62-63, 65
   simulação e orientações, 57, 59-62
   vs. método de solução de problemas, 8, 33t
   vs. processo médico, 38, 39t
Processo médico vs. processo de enfermagem, 39t
Processos, de vida, 136-137
Promoção da saúde, 86-89
Prontuários *online* de pacientes, 50

Q

Qualificações, diagnóstico e, 156-157
Qualificado, definição de, 135-136
Quase erros, 232q-233q
Quedas, risco de
   diagnóstico, 37q
   indicadores da investigação, 80f-82f
   investigação focalizada, 78, 83, 86f

R

Rapport (comunicação), 90-91, 95-96
Redação, de resumos de diagnósticos, 149-150
Regime terapêutico, 139q
Registro
   aprendizagem de, 214-215
   finalidades do, 209-211
   fluxograma, 210-211, 211f
   folha adicional, 210-211, 213f
   implementação, 214-216
   metas, 210-211
   mnemônicos/siglas, 216-217
   multidisciplinar, 210-211
   princípios do, 211-212, 214-215
   registro por exceção (CBE), 210-211, 212f
   síndrome do excesso de registro, 214-215
   voltado à fonte, 210-211
Registro em fluxograma, 210-211
Registro em folha adicional (adendo), 210-211, 213f

Registro multidisciplinar, 210-211
Registro voltado à fonte, 210-211
Relacionamento profissional, 41-43
Relatório, passagem de plantão/turno, 194-196, 196f
Relatório da passagem de plantão/turno, 207, 208
Relatório de erro médico do Institute of Medicine (IOM), 39-40
Resistência, a bactérias, 46-47
Resistência a bactérias, 46-47
Respeito, 40-41
Responsabilidades
　diagnósticos/problemas de enfermagem, 134t
　diversas, 43-44
　enfermeiros em atuação, 231-232
Responsabilidades do enfermeiro em atuação, 231-232
Respostas, humanas, 121
Resultado. *Ver também* Planejamento
　afetivo, 165-166
　alta, 169, 169q
　avaliação, 230-231, 231q
　clínico, 167-168
　cognitivo, 165-166
　componentes, 164-165
　compromisso, 166-167, 168f
　de curto prazo, 164-165
　de longo-prazo, 164-165
　diretrizes, 166-167
　esclarecimento, 162-164
　focalizado e custo-efetivo, 30-31
　funcional, 167-168
　princípios, 164-165
　problemas/intervenções, 164-165
　psicomotor, 165-166
　qualidade de vida, 167-169
　resposta do paciente, 211-212
　sistemas de cuidados de saúde, 229-231
　variáveis no, 225
Resultados centralizados no paciente, 164-166
Resultados da alta, 162-169
Rondas, iniciais, 195-197

S

Satisfação, do consumidor, 27-29, 229-230
Satisfação do consumidor, 27-29, 229-230
Saúde do enfermeiro, 51
Segurança
　carência de enfermeiros e, 49
　delegação e, 197-198, 199f
　envolvimento do paciente, 187-189
　intervenções e, 202-203
　metas nacionais, 40-41
　organizações, 39-40
Serviços ao consumidor, 45
Sigilo, 41-43
Sinais, definição de, 136-137
Síndrome do excesso de registros, 214-215
Sistemas do organismo, no agrupamento de dados, 104-105, 105q, 107q
Sofrimento espiritual, 132q
Solução de problema, 8
Substituição total (TKR), 249-252
Systematized Nomenclature of Medicine-Clinical Terms (SNOWMED CT), 131t

T

Teleatendimento de saúde, 49
Terapias alternativas, 51
Terapias holísticas, 51
Terminologia, padrão, 127-132
Terrorismo, 46-47
Teste no ponto de cuidados, 126-127
Tolerância ao estresse, 104-105, 109-110
Tomada de decisão, 46-47, 58q
Tosse, 95-96

V

Valor, maximização, 230q
Variações, do cuidado, 205
Variações biológicas, 89
Veracidade, 41-43
Verbos
　mensuráveis, 51
　não mensuráveis, 165-166
Violência, risco de, 84q, 102-103, 132q

Problemas médicos comuns e suas complicações potenciais*

ANGINA/INFARTO DO MIOCÁRDIO
Arritmias
Insuficiência cardíaca congestiva/edema pulmonar
Choque (cardiogênico, hipovolêmico)
Infarto, extensão de infarto
Formação de trombo/êmbolo (embolia pulmonar, derrame)
Hipoxemia
Desequilíbrio eletrolítico
Desequilíbrio acidobásico
Pericardite
Tamponamento cardíaco
Parada cardíaca
    Ver ainda Doença Renal

DOENÇAS PULMONARES (ASMA, DPOC, ETC)
Hipoxemia
Desequilíbrio acidobásico e eletrolítico
Insuficiência respiratória
Infecção
    Ver ainda Pneumonia e Angina/Infarto do Miocárdio

PNEUMONIA
Insuficiência respiratória
Desidratação
Sepse/choque séptico
Embolia pulmonar
Hipertensão pulmonar
    Ver ainda Angina/Infarto do miocárdio

DIABETES
Hipoglicemia (choque diabético)
Hiperglicemia (coma diabético)
Circulação comprometida-úlceras de pressão e na perna
Cicatrização retardada de feridas
Hipertensão
Problemas nos olhos (hemorragia de retina)
Infecção
Desidratação
    Ver ainda Angina/Infarto do miocárdio e Insuficiência Renal

HIPERTENSÃO
Derrame (acidente vascular cerebral – AVC)
Ataques isquêmicos passageiros (TIAs)
Crise hipertensiva
    Ver ainda Angina/Infarto do miocárdio e Insuficiência renal

DOENÇA RENAL
Insuficiência cardíaca congestiva
Insuficiência renal
Edema
Hipercalemia
Desequilíbrio eletrolítico/acidobásico
Anemia
    Ver ainda Hipertensão e infecção do trato urinário

INFECÇÃO DO TRATO URINÁRIO (ITU)
Choque séptico
Insuficiência renal

HIV E IMUNOSSUPRESSÃO
Infecções oportunistas (TB, herpes, organismos intestinais, etc.)
Diarreia severa
    Ver ainda Doenças Pulmonares e Pneumonia

FRATURAS
Sangramento (interno ou externo)
Deslocamento de fragmento ósseo
Edema/pontos de pressão
Circulação comprometida
Compressão de nervo
Síndrome do compartimento
Formação de trombo/êmbolo
Infecção

TRAUMA ENCEFÁLICO
Depressão respiratória
Oclusão de via aérea
Aspiração
Sangramento (interno ou externo)
Choque
Edema cerebral
Aumento da pressão intracraniana
Convulsões/coma
Hiper/hipotermia
Infecção

OUTROS TRAUMAS
Ver Anestesia/Procedimentos cirúrgicos invasivos

DEPRESSÃO/TRANSTORNOS PSIQUIÁTRICOS
Distorção da realidade
Desidratação/desnutrição
Suicídio
Violência (contra si ou outros)
Problemas de autoproteção
Efeitos secundários de medicamentos

© 2012 R. Alfaro-LeFevre. Permissão necessária para uso do material em formato digital ou impresso. www.AlfaroTeachSmart.com